消化系统肿瘤学

李博　覃波　任重◎主编

吉林科学技术出版社

图书在版编目（C I P）数据

消化系统肿瘤学 / 李博，覃波，任重主编. -- 长春：吉林科学技术出版社，2019.6
ISBN 978-7-5578-5354-9

Ⅰ. ①消… Ⅱ. ①李… ②覃… ③任… Ⅲ. ①消化系肿瘤一研究 Ⅳ. ①R735

中国版本图书馆CIP数据核字(2019)第102438号

消化系统肿瘤学

XIAOHUA XITONG ZHONGLIUXUE

主　　编　李博　覃波　任重
出 版 人　李　梁
责任编辑　张　楠　朱　萌
封面设计　长春市阴阳鱼文化传媒有限责任公司
制　　版　长春市阴阳鱼文化传媒有限责任公司
幅面尺寸　185mm×260mm
字　　数　307 千字
印　　张　16
印　　数　1—300 册
版　　次　2019年6月第1版
印　　次　2020年1月第1版第2次印刷

出　　版　吉林科学技术出版社
发　　行　吉林科学技术出版社
地　　址　长春市净月区福祉大路5788号出版大厦A座
邮　　编　130021
发行部电话/传真　0431-81629530
储运部电话　0431-8605911
编辑部电话　0431-8162951
网　　址　www.jlstp.net
印　　刷　北京虎彩文化传播有限公司

书　　号　ISBN 978-7-5578-5354-9
定　　价　65.00元

前　言

消化系统肿瘤是恶性肿瘤之一，主要包括消化管和消化腺肿瘤，其中以食管癌、胃癌、肝癌、结直肠癌等较为常见。具有较高的死亡率和发生率，其死亡率占据恶性肿瘤的首位。目前，以手术治疗为主的综合治疗是消化系统肿瘤的常用疗法。此类型肿瘤早期均采用手术治疗，但早期诊断难度大，根治性手术切除率较低，采用放、化疗治疗的术后复发和晚期肿瘤患者通常疗效不佳，且预后较差。随着靶向治疗、化疗、放疗、手术治疗等综合治疗措施的应用，使得消化道肿瘤患者的生存率得到了一定程度的提高。近年来，有研究发现平消胶囊具有显著的抗癌功效，并能减轻化疗中出现的毒性反应，改善患者的生存质量。

本书内容系根据我们及医疗科研团队总结消化系统肿瘤临床诊疗实践汇编而成，系统概括了食管癌、胃癌、大肠癌、小肠肿瘤、胆道肿瘤以及胰腺癌等综合性治疗方式，为消化系统肿瘤临床治疗提供可参考的指导文献，望广大读者借鉴与指摘。

作　者

目　录

第一章　基础理论

第一节　消化系统解剖功能和生理功能

一、消化系统解剖

1．食管（esophagus）

食管为一肌性管道，长约25 ~ 28cm，门齿距食管起点约15cm。食管位于胸腔的纵隔部、脊柱前和气管、心脏后，是连接咽和胃的空瘪管状通道；当有食物通过时即被扩张。

食管分为：①颈段：自食管入口至胸骨柄上沿的胸廓入口处；②胸段：又分为上、中、下三段。食管有三处生理性狭窄：第一处在环状软骨下缘平面，即食管入口处；第二处在主动脉弓水平位，有主动脉和左支气管横跨食管；最后一处在食管下端，即食管穿过膈肌裂孔处。该三处狭窄虽属生理性，但常为瘢痕性狭窄、憩室、肿瘤等病变所在的区域。

食管由黏膜、黏膜下层、肌层和外膜构成。食管无浆膜层，是术后易发生吻合口瘘的因素之一。食管的血液供应来自不同的动脉，尽管这些动脉间有交通支，但不丰富，特别是主动脉弓以上的部位，血液供应尤差，故食管手术后愈合能力较差。

胸导管起于腹主动脉右侧的乳糜池，接受膈以下所有器官和组织的淋巴液；左上肢、头和颈的左半及胸壁、纵隔器官、左肺和左膈的一部分淋巴液也流入胸导管。胸导管破裂、损伤时将流失血液中大量的血浆蛋白等营养物质。

胃肠道（gastrointestinal tract，GI）起自口腔，经过食管、胃和肠，直至肛管；总长约7 ~ 8m。

2．胃（stomach）

位于左上腹部的左膈下，呈囊袋状，约有1 500ml的容量。胃的入口位于食管与胃的连接处，被食管下端的环状平滑肌（贲门括约肌）环绕；当贲门括约肌收缩时即关闭食管与胃之间的通道。胃分为四个区域：贲门、胃底、胃体和幽门部。幽门是胃的出口，幽门部的环状平滑肌形成幽门括约肌，其收缩时即关闭胃与小肠间的通道。

3．小肠（small intestine）

小肠是胃肠道中最长的部分，约占消化道总长的三分之二。小肠分为三个解剖段：上段为十二指肠（duodenum），中段为空肠（jejunum），下段为回肠（ileum）。十二指肠始于幽门，止于十二指肠空肠曲，长约25cm。十二指肠分为四段：球部、降部、横部和升部，呈“C”型环绕胰腺头部；位于降部的乏特（Vater）壶腹部是胆总管和胰管分别或共同开口处，也是胆汁和胰液排入十二指肠的通路；升部与空肠相连并被屈氏（Treitz）韧带固定，成为上、下消化道的分界。空肠长约2.4m，回肠长约3.6m，其间无明显分界。

4．大肠（large bowel）

包括盲肠（cecum）、阑尾（vermiform appendix）、结肠（colon）和直肠（rectum）。盲肠位于右下腹部，是小肠与大肠间的连接部位，其内的回盲瓣控制小肠内容物进入大肠和防止大肠内容物反流入小肠。蚓状阑尾位于盲肠。结肠包括升结肠、横结肠、降结肠、乙状结肠；直肠连接肛管（anus）；肛管系消化道的出口，称为肛门，受由横纹肌形成的肛门内、外括约肌控制。

5．肝脏（liver）

肝脏系实质性器官，呈不规则楔形，大部分位于右上腹的膈下和季肋深部，小部分达左季肋部；上界约位于右锁骨中线第5～6肋间，下界与右肋缘平行；正常肝脏于右肋缘下不能被触及。肝脏以正中裂为界，分左右两半，两者不以叶间裂为界，分为左外叶，左内叶，右前叶，右后叶和尾状叶。

肝脏膈面和脏面，膈面光滑隆起，与横膈贴附，脏面除有多个韧带与周围脏器固定外，主要有肝胃韧带和肝十二指肠韧带，后者包括门静脉，肝动脉，胆总管，淋巴管神经，又称肝蒂。肝脏面由两个纵沟和一个横沟构成H形，横沟处为第一肝门，门静脉，肝动脉和肝总管在此各自分左，右侧支进入肝实质，右纵沟的后上端为肝静脉系统汇入下腔静脉处，称为第二肝门。

6．胆道

包括肝内，外胆管两大胆道系统。

（1）肝内胆管：始于肝内毛细血管，经小间叶胆管，肝段，肝叶胆管，汇集成肝内左右肝管，与肝内门静脉和肝动脉共同由结缔组织（Glisson）包裹，并行统一制。

（2）肝外胆管：包括肝外左右肝管，肝总管，胆囊，胆囊管和胆总管。

①肝外左右肝管和肝总管：肝外左右肝管在肝门下方汇集成肝总管，下行后与胆囊总管汇合形成胆总管。

②胆总管长约7～9cm，直径0.6～0.8cm。胆总管分为十二指肠上段，后十二指肠段，胰腺段和十二指肠壁内段。约80%的个体，其胆总管下端与主胰管在十二指肠内汇合并膨大形成壶腹，称为肝胰（vater）壶腹。肝胰壶腹由Oddi括约肌围绕，起调节和控制胆汁和胰液排放及防止十二指肠液返流的作用。

（3）胆囊（gallbladder）：胆囊位于肝脏脏面的胆囊窝内。呈梨形盲袋，长8～12cm，宽 3 ~ 5cm，容积 40 ~ 60ml，胆囊分底，体，颈三部分。底部为盲端，体部向上弯曲成胆囊颈，颈上部膨大，称 Hartmann 袋，胆囊结石易嵌顿于此。胆囊管，肝总管与肝下缘构成一三角区，称为胆囊三角（Calot 三角），其内有胆囊动脉，副右肝管，是手术时易发生误伤的部位。

7．胰腺（Pancreas）

位于腹膜后，长约 15 ~ 20cm，横于第 1 ~ 2 腰椎前。胰腺分为头，体，颈，尾四部分。胰头位于十二指肠形成的“C”型椎内，胰尾靠近脾门。胰腺的输出管道为胰管，直径约 2 ~ 3mm，近端常与胆总管汇合成壶腹，共同开口于十二指肠乳头，此解剖特点成为胰腺与胆道疾病相互关联的主要因素。

二、消化系统功能

人体细胞代谢需营养物质，这些营养物质来自摄入的食物，包括蛋白质、脂肪、碳水化合物、维生素和矿物质，还包括膳食纤维。

胃肠道的主要消化功能是：摄入的食物进入胃肠道，与含有多种酶类的消化液接触，使食物颗粒分解消化至分子形式，后者被吸收入血液，将未被消化、吸收的食物残渣和其他废物排出体外。

1．咀嚼和吞咽

咀嚼是消化过程之开始。通过咀嚼，食物被粉碎至小颗粒，便于吞咽和与消化酶混合。食物对视觉、嗅觉、味觉刺激均可反射性地引起唾液分泌，后者来自三对腺体：腮腺、颌下腺和舌下腺。每天分泌的唾液约 1.5 升。唾液含有淀粉酶、黏液和水，淀粉酶消化淀粉，后二者有助咀嚼和吞咽。

吞咽受中枢神经系统的延髓中的吞咽中心调节，吞咽食物时，会掩盖住气管开口以防食物被吸入肺，吞咽动作推进食团进入食管上部后该反射动作即结束。

2．食管

食管是输送饮食的管道。通过食管壁的平滑肌有节律地收缩，将食团从食管上部向胃部推进。在食管蠕动过程中，食管下端的括约肌松弛，使食团得以进入胃，随之，该括约肌关闭以防胃内容物返流至食管。食管黏膜对机械性刺激敏感，对不同的食物有不同的运动反应，食物愈粗糙，其蠕动愈有力。

3．胃功能

胃的功能是储存并将食物与之分泌的液体相混合。当食物进入胃内时，胃的腺体即分泌酸性液，含盐酸的该酸性胃液有两大作用：将食物消化至较能吸收状态和杀灭随食物进入的大部分细菌。胃液的分泌量约 2.4L/d。胃液中含的胃蛋白酶，对启动蛋白质的消化极为重要；胃黏膜分泌的内因子与饮食中的维生素 B12 结合有助后者在回肠吸收，内因子缺乏可致维生素 B12 吸收障碍而发生恶性贫血。

食物在胃内被搅拌并粉碎成较小的颗粒，称之为食糜。食糜在胃内停留的时间约半至数小时，其取决于食糜颗粒的大小、膳食的组成等因素。胃的蠕动将食糜推向幽门，幽门括约肌的收缩使部分消化的食糜进入小肠。激素、神经和胃分泌液中的局部调节物控制胃的分泌和运动。

4．肠功能

（1）小肠：主要功能是继续消化和吸收来自胃的食糜和其中的营养素。小肠壁的肠腺分泌黏液、激素、电解质和酶类。黏液涂层于肠黏膜细胞表面使其免受盐酸的侵蚀。激素分泌受神经和肠分泌物的调节，并控制小肠腺体的分泌率和胃肠道运动。小肠自身每天分泌的肠液量约为3升，呈弱碱性。

小肠自身每天分泌的肠液约为3升，除此之外，还含有来自胰腺、肝脏分泌的胆汁。由于中和了胃酸，故小肠液呈弱碱性。在食糜的刺激下，小肠产生两种收缩运动：节段式收缩和蠕动，前者使肠内容物得以来回搅拌，后者使肠内容物进入结肠。进入小肠的内容物在经机械性和消化液中酶类的化学性消化过程后，成为可吸收的小分子物质，如碳水化合物分解成双糖和单糖；蛋白质分解成氨基酸和肽；脂肪被乳化成一酰甘油酯和脂肪酸。营养素经空肠吸收至起始部位，肠黏膜绒毛产生消化酶并吸收和转运营养素至血循环。

（2）结肠：进食后约4小时，食物残渣到达末端回肠并经回盲瓣缓慢进入结肠。随着回盲瓣的开启或关闭，小肠内容物进入结肠或结肠内容物被阻止返流入回肠。结肠内的微生物完成残余物质的降解，尤其是尚未消化或未吸收的蛋白质和胆盐。结肠分泌黏液和电解质，后者主要为碳酸氢钠，用于中和结肠微生物所产生的终末产物。前者保护结肠黏膜和润滑粪便。结肠缓慢、较弱的蠕动波使其内容物缓慢向前并使水和电解质得以有效再吸收。在下一餐后，结肠产生间歇性的强烈的蠕动波将肠内容物大幅度向前推进，约在餐后12小时，食物残渣到达直肠。

肠腔内未消化的食物、无机物、水和微生物形成粪便，后者含75%的水和25%的固体。由于肠道微生物降解胆汁和形成化学物质而使粪便成为棕色并有气味。一般，胃肠道每天约产生150ml气体，其被吸收入门静脉和经肝脏解毒或经肛门排出。

（3）直肠：腹部肌肉收缩产生腹内压力促进结肠排空，直肠肌肉的反射性收缩和肛门内括约肌的松弛促使粪便排出。

5．肝功能

肝脏的主要生理功能是分泌胆汁，参与代谢，合成凝血物质和解毒，其次还具吞噬和造血作用。

（1）分泌胆汁：肝脏每天分泌600 ~ 1 000ml胆汁，胆汁的97%为水分，其余成分包括胆汁酸，胆盐，胆色素，胆固醇，磷脂酰胆碱，脂肪酸，酶类和电解质。

胆汁的生理功能主要为：①乳化脂肪，以助吸收；②帮助脂溶性维生素的吸收；③抑制肠内细菌的繁殖；④刺激肠蠕动；⑤中和胃酸。

（2）参与代谢

①糖代谢：能将经门静脉进入肝脏的葡萄糖转化为糖源储存，当体内血糖降低时，又将肝糖原分解为葡萄糖并释放了血循环，以维持血糖浓度在一定水平。

②蛋白质代谢：对外源性（经胃肠道消化吸收）和内源性（体内蛋白质分解）氨基酸起重新合成人体代谢所需的多种蛋白质，脱氢，转氨作用。

③脂肪代谢：通过对脂肪的代谢，将维持体内脂内物质的浓度的比例。

④维生素代谢：参与多种维生素的代谢和储存，了解维生素 A，K 和 B 族。

⑤灭能作用：肝脏对雌激素和抗利尿激素具有灭能作用。

⑥合成凝血物质：肝脏合成的凝血物质包括纤维蛋白质，凝血酶原和凝血因子Ⅴ，Ⅶ，Ⅷ，Ⅸ，Ⅺ，Ⅻ。

⑦解毒：肝脏具有强大的解毒功能，其通过分解，氧化和结合等方式将体内的代谢产物和毒素排出体外。

⑧吞噬：肝脏的 Kupffer 细胞经过吞噬作用，处理细菌，色素，和其他物质。

⑨造血：肝脏间接参与造血。

6．胆道系统功能

胆道系统具有分泌，储存，浓缩和输送胆汁的功能。

（1）胆囊

①浓缩和储存胆汁：由肝细胞和胆管分泌的胆汁大部分进入胆囊，少部分直接进入十二指肠。胆道黏膜能吸收胆汁中 90% 的水和部分电解质，主要作用使胆汁被浓缩 5 ~ 10 倍并得以储存于胆囊内。

②排出胆汁：进食后，肠黏膜释放缩胆囊素，使胆囊收缩和 Oddi 括约肌松弛。胆囊收缩产生的压力（2.94kPa）促使胆汁排入经胆总管并进入十二指肠。

③分泌黏液：胆囊黏膜约每小时可分泌 20ml 黏液，主要含粘蛋白，有保护和润滑胆囊黏膜及有利胆汁排出的作用。

（2）胆管：可分泌部分胆汁，同时具有排出胆汁的功能。约 95% 的胆汁在肠道内被重吸收，称为胆汁的肠肝循环，此循环有利保持胆盐池的稳定。

第二节　肿瘤病理学

肿瘤是机体细胞在内外致瘤因素长期协同作用下导致其基因水平的突变和功能调控异常，从而促使细胞持续过度增殖并导致发生转化而形成的新生物。

一、肿瘤的异型性

1．病理学概念

肿瘤的异型性是指肿瘤的细胞形态和组织结构与其同源组织的正常形态和结构比较所产生的不同程度的差异。

2．肿瘤组织结构的异型性

良性肿瘤组织的异型性不明显，一般都与其发源组织相似。恶性肿瘤的组织结构异型性显著，组织学表现为肿瘤的主质与间质成分分布紊乱，肿瘤细胞失去了原有的正常排列极向或层次。

3．肿瘤细胞的异型性

①细胞的多形性；②细胞核的多形性；③细胞核浆比例的异常；④细胞核染色质异常；⑤细胞内生化、组化特性的异常；⑥细胞超微结构的异常。

二、肿瘤的生物学特性

1．肿瘤的分化

分化的概念：原始幼稚细胞在个体发育过程中，逐渐进化为成熟组织的过程，包括：组织的结构、细胞的功能、代谢等。肿瘤的分化：表示肿瘤细胞相对成熟程度。肿瘤细胞分化越好提示其组织学形态结构与其同源的正常组织越近似；分化差表示其分化幼稚，甚至完全丧失了同源组织的正常结构功能和形态特征。对大多数肿瘤而言，分化程度低一般可提示肿瘤的恶性程度高。

2．肿瘤的生长

①膨胀性生长；②外生性生长；③浸润性生长。

良性肿瘤多数以膨胀性或外生性生长方式为主，形态表现为结节状，界限清楚，包膜完整，不侵袭周围正常组织，一般缓慢生长，不明显破坏器官的结构和功能，但可对局部器官、组织造成压迫或阻塞。

浸润性生长方式是恶性肿瘤的共性，在体表或腔道可表现为外生性、乳头状、菜花状；浸润性生长的肿瘤无包膜，界限不清，难以确认范围，生长迅速，侵袭性强，浸润周围组织，破坏正常组织器官结构，导致功能障碍。

3．肿瘤的扩散

①局部浸润；②直接蔓延；③血型播散。

4．肿瘤的转移

肿瘤细胞可直接浸润组织间隙形成直接蔓延或种植性播散，也可能侵入组织间淋巴管或血管，早期形成脉管瘤栓、区域淋巴结转移，晚期导致远处器官或组织的转移性肿瘤。

三、良恶性肿瘤的区别

良性肿瘤和恶性肿瘤在生物学特点上是明显不同的。可以从组织分化程度，核分裂，生长速度，生长方式，继发改变，转移，复发和对机体的影响几方面加以区别。

表 1-2-1 良恶性肿瘤对比

生物特性	良性肿瘤	恶性肿瘤
生长方式	膨胀性或外生性	侵袭性
生长速度	缓慢	迅速
边界、包膜	清楚 / 有包膜	不清楚 / 无包膜
侵袭性	无，少数局部浸润	侵袭、蔓延
转移	不转移	转移
复发	完整切除不复发	易复发

四、肿瘤的命名和分类

1．命名

一般根据组织发生即组织来源来命名。有时还结合组织形态特点命名。

2．分类

肿瘤的分类通常是以其组织发生为依据（即来源于何种组织），每一类别又分为良性与恶性两大类。

3．肿瘤分类和命名原则

（1）发生组织：如上皮、间叶、神经外胚叶、生殖细胞、淋巴造血组织、内分泌细胞、胚胎残余……，等等。

（2）部位器官：头颈部，消化系统，呼吸系统，淋巴造血系统，泌尿生殖器官，中枢神经系统，涎腺，等等。

（3）分类标准：确切、客观地体现肿瘤的生物学特征，分类标准具备良好的可重复性和广泛的应用性。

（4）命名规则：构成元素包括肿瘤的发生组织，部位器官，以及良恶性词汇。

良性肿瘤，包括不同组织来源的肿瘤，上皮组织、间叶组织以及其他组织：称之为“瘤”，如腺瘤，囊腺瘤，乳头状瘤，平滑肌瘤，脂肪瘤，血管瘤，软骨瘤，神经纤维瘤，错构瘤，成熟型畸胎瘤，化学感受器瘤，胰岛细胞瘤，等等。

恶性上皮组织肿瘤：称之为“癌”，如鳞癌，腺癌，肉瘤样癌，等等。

恶性间叶组织肿瘤：称之为“肉瘤”如骨肉瘤，脂肪肉瘤，横纹肌肉瘤，等等。

部分肿瘤称之为“母细胞瘤”，其中包括良性和恶性肿瘤：如胶质母细胞瘤，神经母细胞瘤（恶性），软骨母细胞瘤（良性），等等。

某些恶性肿瘤也称为“瘤”，如淋巴瘤，内胚窦瘤，精原细胞瘤，等等。

性质介乎于良性和恶性之间的一类肿瘤归纳为交界性肿瘤，如卵巢交界性浆液性或黏液性囊腺瘤，等等。

少部分肿瘤或肿瘤相关性病变目前仍采用描述性命名，如血管平滑肌脂肪瘤，恶性纤维组织细胞瘤，巨细胞性血管纤维瘤，侵袭性纤维瘤病，手术后梭形细胞结节，等等。还有一部分肿瘤仍沿用了最初的姓氏命名，如 Warthin 瘤，Wilms 瘤，Krukenberg 瘤，Bowen 病，Hodgkin 病，Kaposis 肉瘤，等等。

五、恶性肿瘤的早期改变

1．癌前疾病

是指一类统计学上具有明显癌变危险的疾病；如结肠家族性腺瘤性息肉病。癌前病变：是指一类可能发展为恶性肿瘤的前驱阶段病变，如不治疗即可能转变为癌；如鳞状上皮重度不典型增生 / 原位癌。

2．上皮内瘤变（intraepithelial neoplasia）

包含各类上皮的非典型增生性病变，组织学表现为上皮内细胞不同程度的异型增生（dysplasia）。上皮内瘤变分为轻度、中度和重度（即高级别：high grade）三级。高级别上皮内瘤变提示为癌前病变，包括以往描述的上皮重度不典型增生和原位癌，病变具有高癌变危险性和不可逆转性。

3．原位癌

同上所述。组织学表现为上皮细胞重度不典型增生，其病变程度已达到累及上皮全层，但上皮基底膜结构完整，病变未浸润基底膜以下的组织。

4．早期癌

一般特指消化道的浅表浸润性癌（TNM 分期：T_{is}）。如早期食管癌：食管黏膜内癌或黏膜下癌，尚未发生区域淋巴结转移。

六、癌与肉瘤的区别

从组织来源，发病率，大体特点，组织学特点和转移方式等加以区别。

表 1-2-2　癌与肉瘤的区别

鉴别要点	癌	肉瘤
组织来源	上皮组织	间叶组织
发病率	较常见，约为肉瘤的 9 倍，多见于 40 岁以上的成人	较少见，大多见于青少年
大体特点	质较硬，实质与间质分界清楚，纤维组织有增生	肉瘤组织多弥漫分布，实质内血管丰富纤维组织少
组织结构	实质与间质分界清楚，巢片状结构，纤维增生	瘤细胞弥漫分布实质与间质分界不清，间质富于血管，缺乏纤维成分
网状纤维	瘤细胞间多无网状纤维	肉瘤细胞间多有网状纤维
转移途径	多经淋巴道转移	多经血道转移

七、内分泌系统肿瘤

1．常见部位器官及组织学类型

（1）常见部位或器官：呼吸系统，消化系统，胰腺，甲状腺C细胞，肾上腺，垂体，以及弥散神经内分泌系统（APUD tumours），等等。

（2）常见组织学类型：类癌，小细胞癌，甲状腺髓样癌，胰岛细胞瘤，肾上腺嗜铬细胞瘤，颈动脉体瘤，等等。

2．病理特征

肿瘤细胞丰富、间质成分较少并富于血管或血窦是内分泌肿瘤的共同特征，同时还具有肿瘤细胞缺乏异型性、细胞核缺乏多形性、少见有坏死以及核分裂象罕见的共性；但这些共同的组织学特征在小细胞癌例外。相反，小细胞癌具有缺乏分化特征，坏死显著，核分裂象活跃，预后差等特征。

八、多种组织构成的肿瘤

1．病理学概念

不同源组织构成的肿瘤。

2．常见组织学类型

畸胎瘤；癌肉瘤；纤维上皮性肿瘤；

九、肿瘤的病理学检查方法

1．常规检查方法

脱落细胞学检查；活体组织检查。

2．组织化学染色方法和应用

通过组织化学染色的方法检测肿瘤细胞质中某种物质的存在，用于鉴别肿瘤组织来源和类型，如黏液、糖蛋白、黑色素、含铁血黄素等。

3．免疫组化染色方法和应用

应用抗原与抗体特异性结合的免疫学原理，通过化学反应使标记抗体的显色剂（荧光素、酶、金属离子、同位素）显色来确定组织细胞内抗原（多肽和蛋白质），对其进行定位、定性及定量的研究，从而达到鉴别肿瘤组织来源和亚型分类的目的。

4．肿瘤标志物及其检测意义

肿瘤标志物是由肿瘤组织自身产生的、具有特异性识别功能的生化物质，通过检测它们的存在和表达情况，可以间接地反映肿瘤的组织学来源和生物学特性，从而鉴别肿瘤的不同组织学类型或亚类（见第五节肿瘤免疫学基础 [五] 肿瘤免疫学诊断）。目前，某些肿瘤治疗方案的确立也依据特异性肿瘤标志物的表达情况。

第三节　肿瘤流行病学

一、基本概念

（一）定义

肿瘤流行病学是研究肿瘤在人群中的分布规律，流行原因和预防措施的一门学科。

（二）任务

肿瘤流行病学的主要任务是掌握癌情，探讨肿瘤的病因，预防肿瘤发生的措施以及考核肿瘤预防措施的效果。

（三）研究对象

以群体为对象，而不是临床上的某个显性病人。肿瘤流行病学研究立足于总体，即观察的对象不仅限于临床的显性肿瘤患者，隐性患者，还包括处于癌前状态的患者。

（四）常用的流行病学研究方法

流行病学研究方法的分类目前有多种，从流行病学研究的性质来分，大致可分为描述流行病学研究、分析流行病学研究、实验流行病学研究、理论性研究四大类。

描述流行病学研究主要有横断面研究、生态学研究等方法。

分析流行病学研究主要有病例对照研究、队列研究等方法。

实验流行病学研究主要有临床实验、现场实验、社区干预等方法。

理论性研究主要有理论流行病学、流行病学方法研究等方法。

（五）肿瘤流行病学研究资料来源

1．肿瘤的登记报告

主要包括以人群或医院为基础的登记报告，是掌握肿瘤发病，死亡动态的一种基本方法。

2．肿瘤死亡回顾调查

对既往居民死亡及死亡原因的调查，它可以在较短时间内获得关于较大地区内居民的死亡情况和死因全貌的资料，尤其对恶性肿瘤的流行病学调查有很大的帮助。

3．肿瘤患病情况调查

反映该地区恶性肿瘤发病水平和分布特点。

4．肿瘤病理资料

在既无登记报告资料又无肿瘤普查资料时，病理诊断材料有时可提供有用线索。

（六）恶性肿瘤负担的描述指标

1．肿瘤发病率

是指一定时间内，某特定人群中某种恶性肿瘤新发病例出现的频率。计算发病率时，可根据研究疾病及研究问题的特点来选择时间单位，恶性肿瘤一般以年为时间单位，常以10万分率来表示。计算公式如下：

$$\text{肿瘤发病率}=\frac{\text{一定时期某人群某恶性肿瘤新发病例数}}{\text{同时期暴露人数}}\times 100000/10\text{万}$$

2．肿瘤患病率

也称为现患率、流行率。是指在特定时间内，特定人群中某种肿瘤新旧病例数所占的比例。计算公式如下：

$$\text{肿瘤发病率}=\frac{\text{特定时期某人群某恶性肿瘤新旧发病例数}}{\text{同时期观察人数}}\times 100000/10\text{万}$$

其与发病率的区别表现在以下两个方面：（1）患病率的分子为特定时间内所调查人群中某种肿瘤的新旧病例数，而发病率的分子为一定时间内暴露人群中新发生的病例数。（2）患病率是由横断面调查获得的疾病频率，衡量肿瘤存在和流行的情况，是一种静态指标。而发病率是由发病报告或队列研究获得的疾病频率，衡量疾病的出现，为动态指标。

患病率主要受发病率和病程的影响。如果某地某病的发病率和病程在相当长的时间内保持稳定，则患病率、发病率和病程三者之间存在如下关系：

$$\text{患病率}=\text{发病率}\times\text{平均病程}$$

患病率升高和降低的意义视各种疾病的实际情况而定。如某种肿瘤的患病率增高，既可以是发病率真的增高，也可以是因治疗的改进使患者寿命延长所致。因此，患病率的资料要结合发病率、治愈率等方面的资料进行综合分析，才能做出正确的结论。

3．肿瘤死亡率

是指某人群在一定时期内死于某种肿瘤的人数在该人群中所占的比例。肿瘤死亡率是测量人群某种肿瘤死亡危险的常用指标。其分子为某种肿瘤的死亡人数，分母为该人群年平均人口数。计算公式如下：

$$\text{肿瘤死亡率}=\frac{\text{某人群某年某恶性肿瘤死亡例数}}{\text{该人群同年平均人口数}}\times 100000/10\text{万}$$

4．构成比与率的区别

构成比说明某一事物内部各组成部分所占的比重或分布，常以百分数表示，构成比的分子部分包括在分母部分，因此，构成比不能说明某事件发生的频率或者强度，不同地区、不同条件下的构成比不能当作率使用，这种构成比也不能相互比较。构成比的计算公式为：

$$构成比=\frac{某一组成部分的数值}{同一事物各组成部分的数值总和}\times 100\%$$

5．标准化率

在分析肿瘤发病 / 死亡率的动态变化或比较不同地区、单位、职业的肿瘤发病率时，要考虑到人口的性别、年龄等其他因素构成的影响。即不同地区人群之间的发病 / 死亡率的比较必须经过标准化的处理方可进行。

二、恶性肿瘤的流行情况

恶性肿瘤是全球第三大死因。世界卫生组织 2002 年统计资料表明，全球恶性肿瘤新发病例 1 090 万，死亡人数 670 万，现患人数 2 460 万。2005 年统计恶性肿瘤死亡人数已经上升到 760 万。全球因恶性肿瘤死亡的人数已占总死亡人数的 12%，20 年后全球每年死于恶性肿瘤的人数将达到 1 000 万，每年新增人数达 1 500 万。此外，恶性肿瘤是造成全球 15 ~ 64 岁工作年龄人口死亡和伤残的第一位原因。

目前全世界发病率最高的恶性肿瘤是肺癌，每年新增患者 120 万，占肿瘤死亡的 17.8%。其次为乳腺癌，每年新增患者 100 万；随后依次为结直肠癌（94 万人）、胃癌（87 万人）、肝癌（56 万人）、宫颈癌（47 万人）、食管癌（41 万人）。其中危害最严重的为肺癌、胃癌和肝癌，分别占恶性肿瘤死亡的 17.8%，10.4% 和 8.8%。

三、肿瘤的预防与控制

（一）概述

无论在发达国家或发展中国家，恶性肿瘤的危害不容忽视，由于人口的老龄化等原因，使得恶性肿瘤增长的趋势不减，恶性肿瘤的预防与控制已经成为世界各国无法回避的公共卫生问题。

在环境因素致癌的理论提出后，人们发现 80% ~ 90% 的肿瘤是由环境因素造成的，包括生活方式、膳食、社会经济和文化等。因此从理论上说，大部分人类肿瘤是可避免的。已有的研究表明：癌症的死亡中 1/3 与吸烟有关，1/3 与不合理膳食有关，其余 1/3 与感染、职业暴露及环境污染等有关，仅 1% ~ 3% 为遗传因素所致。这种定量的估计为癌症的预防与控制提供了明确的思路。

WHO 提出的“1/3 肿瘤病人可以预防、1/3 肿瘤病人可以治愈、1/3 肿瘤病人可以延长生命提高生存质量”是对肿瘤预防与控制工作的高度概括，也是肿瘤防治工作为之努力的目标。

（二）恶性肿瘤的三级预防措施

1．肿瘤的一级预防（即病因学预防）

是指对一般人群消除或降低致癌因素，促进健康，防患于未然的预防措施。有效的一级预防措施包括以下几个方面：

（1）戒烟：吸烟与肺癌等癌症的因果关系已被全球多次流行病学研究所确定，提供了迄今为止人类预防癌症的最好机会，并为若干发达国家的实践所证实。控制吸烟可减少大约 80% 以上的肺癌和 30% 的总癌死亡。20 世纪 90 年代美国男性肺癌的发病及死亡率的下降趋势，带动了 20 世纪 90 年代美国肿瘤的总发病及死亡也呈下降趋势，归功于大规模地戒烟。

（2）合理膳食：膳食的作用具有普遍性，研究的焦点主要集中于膳食内脂肪和维生素的摄入。食用大量蔬菜和水果，会减少某些肿瘤的发生。

（3）节制饮酒：饮酒会诱发许多肿瘤，主要咽、口腔、食管，并与吸烟有协同作用。

（4）免疫接种：已明确证实人乳头瘤病毒（HPV）与女性子宫颈的癌的发生有关、乙肝病毒（HBV）增加原发性肝癌的危险。由 WHO 资助的抗 HBV 感染的疫苗接种预防新生儿乙型肝炎进而降低肝癌发生的试验已在我国启东进行了 18 年。HPV 疫苗预防子宫颈癌已经进入三期临床试验。

（5）防止职业癌：如防止工作环境中的电离辐射、石棉等。

（6）健康教育健康促进：把已知的肿瘤的危险因素、保护因素通过各种形式、途径告诉广大群众，使他们建立合理的饮食习惯、健康的生活方式等。

2．肿瘤的二级预防（即发病学预防）

是指对特定高风险人群筛检癌前病变或早期肿瘤病例，从而进行早期发现，早期预防和早期治疗，其措施包括筛查和干预实验。

（1）宫颈癌筛查

宫颈涂片已取得了广泛的认同，是降低宫颈癌死亡率的首选方法。高危性 HPV 检测目前在许多国家已开始用于高风险人群筛查。

（2）乳腺癌的筛查

在拍片技术比较高的条件下对乳房拍片，可降低乳腺癌死亡率；向群众教授乳房自检。

（3）结直肠癌筛查

大便隐血（FOB）筛查早期结直肠癌；乙状结肠镜普查可明显降低死亡率。

（4）胃癌的普查

胃癌的内镜筛查在日本已取成功，使早期胃癌的发现率超过 40%。

（5）食管癌的早期诊断和治疗

我国林县开展的内镜下碘染色 + 指示性活检筛查食管癌，取得了良好的效果。检查发现的食管上皮重度不典型增生 / 原位癌可采取内镜黏膜切除、氩离子凝固治疗等微创治疗，效果良好。

3. 肿瘤的三级预防

是指对现患肿瘤病人防止复发，减少其并发症，防止致残，提高生存率和康复率，以及减轻由肿瘤引起的疼痛等措施，如三阶梯止痛、临终关怀等。

第四节　肿瘤的 TNM 分期

和其他疾病一样，肿瘤临床分期的目的是反映疾病的发展阶段，从而为制订治疗计划和估价预后提供依据。目前临床常用的主要是 TNM 分类，由法国学者 Pierre Denoix 在 1943—1952 年间发展，1952 年国际抗癌联盟（UICC）为了统一肿瘤学登记、统计和分类，成立了“肿瘤命名和统计学会”。以后在 1953 年与国际放射学大会成立的“国际肿瘤分期和治疗效果评定委员会”联合召开会议，一致同意将 TNM 分类系统为肿瘤临床分类的方法，并制订所有部位肿瘤的分类方法。1958 年首先出版了乳腺癌和喉癌临床 TNM 分期和疗效评价的方法。1960—1967 年间出版了 9 本小册子 23 部位的分类建议，1968 年综合为一册专著。另一个在癌症分期方面做出重要贡献的组织是美国癌症联合会（AJCC），它组织了包括临床、统计和登记领域专家的专门工作组，全面深入地设计和不断修订，完善了癌症的 TNM 分期方案，它于 1977 年出版了第一版癌症分期手册。UICC 对 AJCC 的工作表示了肯定，两个组织成为合作伙伴，在 20 世纪 80 年代中期 UICC 和 AJCC 分别出版了 TNM 分类方法《国际抗癌联盟肿瘤 TNM 分期》和《AJCC 癌症分期手册》两本书，标志着有关癌症 TNM 分期在国际上达成一致，得到各国癌症机构的承认。两本书经修订补充后多次再版，至 2002 年已出版了第六版，目前《AJCC 癌症分期手册》已译成中文版发行。

一、TNM 分期的原则

20 世纪中叶 TNM 形成的初期，手术是肿瘤治疗的主要手段，甚至是唯一的手段。TNM 分期主要是为适应手术治疗而制订的。T 代表了原发肿瘤本身的情况，N 代表引流淋巴结的受侵，M 代表远处转移。在 TNM 三个字母右下方附加一些数字，表明某一具体肿瘤恶化的范围程度，如 T_0、T_1、T_2、T_3、T_4；N_0、N_1、N_2、N_3；M_0、M1。

T 表明原发肿瘤，根据肿瘤大小和局部范围分为五级（T_0、T_1、T_2、T_3、T_4），分级标准在各个部位（器官）的肿瘤均有所不同，在许多部还可加上另外两种分级：T_{is}（原位癌）及 T_0（未见原发肿瘤）。

N 用以说明区域淋巴结的情况，按淋巴结的受累范围可分为四级（N_0、N_1、N_2、N_3），其标准在各个部位不同。对区域淋巴结的情况难以做出估计时，则用符号 N_x。

对于多数肿瘤来说，M 代表远处转移，M_0 代表无远处转移，M_1 代表有远处转移。早期是无淋巴结转移，中期是有局部淋巴结转移但仍可切除，晚期是不能手术切除的同义语。这些概念沿用至今，可以看出有些虽然是不足的，从现在角度来看，应当再有 M_2、M_3，分别代表都有哪些组织或器官受侵，也应标明受侵的程度。

半个世纪以来，在国际抗癌联盟（UICC）和美国癌症联合会（AJCC）的组织下，这一系统不断充实、完善，已经成为临床肿瘤学界的“共同语言”。但从现在肿瘤临床研究和治疗发展的角度来看，仍然有很多不足。不但如此，应当有能够反映肿瘤发展趋向（速度）和机体方面的指标才能比较全面地指导治疗和预测可能的预后。通过对每一部位的癌症侵犯的范围精确的描述和组织学分类，可以达到以下目的：

（1）指导临床医师制定治疗计划；

（2）在一定程度上预测病人的预后；

（3）有助于评价疗效；

（4）有利于各治疗中心的信息交流；

（5）有利于对人类癌症的连续研究。

通过 T_0、T_1、T_2、T_3、T_4；N_0、N_1、N_2、N_3；M_0、M_1 即可简明扼要地描述肿瘤侵犯的范围。

适用于全身各部位癌症的基本规则为：

1. 在各部位的 TNM 分类中全部病例均应有组织学证实，无组织学证实者应另做报告。同时，应做必要的检查以满足确定 T、N、M 的需要；每一肿瘤有两种分类：

临床分类（治疗前临床分类）：以 TNM（或 cTNM）表示之。这一分类法是基于未经治疗前，来自体检、影像学、内窥镜、活组织切片及其他各种有关检查和手术探查所获得的证据。如需要详细的分类，可采用细分法（T_1a、T_1b 或 N_2a、N_2b 等）。

病理学分类（手术后组织病理学分类）：以 pTNM 表示之。这一分类法是基于未经治疗前所获得的诊断依据，再由手术和病理检查所获得的其他诊断依据来补充或修正。对原发肿瘤（pT）的病理诊断，需切除原发肿瘤或进行能最大范围地估计原发肿瘤的或组织检查。对区域性淋巴结的病理诊断（pN），需清除足够数量的淋巴结，方能证实区域淋巴结无转移（pN_0 或 pN）的最严重级。对远处转移的病理诊断（pM），需作组织学检查。

pT——原发肿瘤

pT_x：术后对原发肿瘤不能做出组织病理学估计。

pT_0：术后组织病理学检查未发现原发肿瘤。

pT_{is}：原位癌。

pT_4：术后组织学证实的原发肿瘤范围（按序递增）。

pN——区域淋巴结

pN_x：术后对区域淋巴结不能做出组织病理学估计。

pN_0：术后组织病理学检查未发现区域淋巴结转移。

pN_1，pN_2，pN_3：术后经组织病理学证实的区域淋巴结受累范围（按顺序递增）。

注：原发肿瘤直接蔓延侵入淋巴结，分类上归为淋巴结转移。当淋巴结大小作为 pN 分类的一个标准时（如乳腺癌），则测定其转移部分的大小，而不是测定整个淋巴结。

pM——远处转移

pM_x. 对远处转移不能做出组织病理学估计；

pM_0：组织病理学检查无远处转移；

pM_1：组织病理学证实有远处转移。进一步指明 pM_1 转移部位的代号见前述。

2．分期确定 T、N、M 和 / 或 pT、pN、pM 后，就可依此来分期。TNM 分类和分期一经确定后，在病例记录中即不得更改。临床分期对选择治疗方案和评价疗效是必要的，而病理分期则提供最确切的资料，来估计预后和预测最终转归。

TNM 系统分类确切合理，并一目了然地记录了疾病的解剖范围。对某肿瘤而言，T 分为四级，N 分为三级，M 分为二级。这样，TNM 就有 24 个组别。因此为了便于分析及列表显示，有必要把这些组别归纳成为数个合适的 TNM 期别。采取这样的分期，是为了尽可能使同一期内的癌症病例，就生存的基础而言具有一定程度的一致性，而不同期别的生存率差别显著。

二、其他分期

另有一些肿瘤，TNM 分期不能准确反映与预后的关系，或在诊断时即是全身性疾病，因此为了解决治疗问题需要另外建立分期系统。其中比较重要的有小细胞肺癌、淋巴瘤、白血病、多发性骨髓瘤等。

第二章　肿瘤的诊断与肿瘤标志物

第一节　肿瘤诊断的内容

肿瘤的临床诊断和其他疾病的诊断相似，即包括询问病史、体格检查、常规化验和特殊检查（包括影像学、免疫学、内窥镜和病理学等）。

一、询问病史

一切疾病的诊断必须从询问病史入手，肿瘤的诊断也一样。对于前来就诊的病人，临床医师必须首先认真、细致地询问病史，注意倾听患者主诉及其回答病史询问的要点，采集全面准确的病史是正确诊断的重要依据之一。根据病者诉述的病史、起病原因和病程发展情况进行分析、归纳、判断，以便有目的地进行全面而有重点的体格检查及其他特殊检查。综合病史和临床有关项目检查并做出正确的诊断。在询问病史时应注意下述几方面：

（一）肿瘤的临床表现

肿瘤患者因肿瘤发生的部位和性质不同，其临床表现多种多样，归纳如下：

1．局部表现

（1）肿块

此为肿瘤患者常见的主诉，病者常常由于自己摸到或发现身体某部有肿块就诊。肿块可发生于身体的任何部位，位于或邻近体表者，如皮肤、软组织、乳房、睾丸、肢体、口腔、鼻腔、肛管、直肠下段均可扪及；有时可在颌下、锁骨上、腋窝、腹股沟处扪及转移淋巴结；内脏肿瘤较大时也可扪及。

（2）肿瘤引起的阻塞症状

多见于呼吸道、消化道患者，如喉癌、舌根癌引起呼吸困难；肺癌完全或部分阻塞支气管引起肺不张和各种呼吸道症状；食管癌引起吞噎感、吞咽疼痛、吞咽困难；胃窦癌引起幽门梗阻，病者发生恶心、呕吐、胃胀痛；肠肿瘤阻塞肠腔时，引起肠梗阻症状（腹痛、腹胀、恶心、呕吐、肠鸣音亢进，甚至不能排便、排气）。

（3）肿瘤引起的压迫症状

纵隔肿瘤，如恶性淋巴瘤、胸腺瘤、畸胎瘤或纵隔转移癌压迫上腔静脉时，出现头、面、颈、上胸壁肿胀，胸壁静脉怒张，呼吸困难，发绀等症状；甲状腺癌压迫气管、食管、喉返神经时，可引起呼吸困难，吞咽困难，声嘶；腹膜后原发或继发肿瘤压迫双侧输尿管，可导致尿少、无尿和尿毒症；前列腺癌压迫尿道口时，引起尿频、尿痛、排尿困难和尿潴留。

（4）肿瘤破坏所在器官结构和功能

骨恶性肿瘤破坏骨，影响邻近关节功能障碍，甚至引起病理性骨折，使患肢功能丧失；脑肿瘤压迫、破坏患处脑组织功能，引起相应的定位症状（抽搐、偏瘫、失语等）与颅内压增高症状（头痛、呕吐、视力障碍）；肺癌、胃肠道癌、膀胱癌等破坏所在器官，患者发生咯血、呕血、便血、血尿。

（5）疼痛

亦为患者就诊时常见的主诉。肿瘤初期一般无疼痛，但发生于神经的肿瘤或肿瘤压迫邻近神经，或起源于实质器官以及骨骼内肿瘤生长过速，引起所在器官的包膜或骨膜膨胀紧张，产生钝痛或隐痛；肿瘤阻塞空腔器官，如胃肠道、泌尿道，产生疼痛，甚至剧痛；晚期肿瘤，侵犯神经丛、压迫神经根可发生顽固性疼痛；腹腔肿瘤大出血，或引起胃肠穿孔发生急性腹痛；肿瘤骨转移可产生骨痛。

（6）病理性分泌物

发生于口、鼻、鼻咽腔、消化道、呼吸道、泌尿道、生殖道等器官的肿瘤，如腔内溃破或合并感染，常有血性、脓性、黏液性或腐臭性分泌物自腔道排出。如鼻咽癌涕血、肺癌血痰、泌尿道癌血尿、直肠癌便血等。

（7）清疡

发生于皮肤、黏膜、口腔、鼻咽腔、呼吸道、消化道、宫颈、阴道、外阴等处肿瘤，常易溃烂合并感染，有腥臭分泌物或血性液排出。皮肤癌患者多以溃疡为主诉就医。

2．全身表现

肿瘤的早期无明显的全身症状，随着肿瘤的发展，可出现下列症状：

（1）发热不少肿瘤患者以发热为主诉。发热常见于恶性淋巴瘤、肝癌、肺癌、骨肉瘤、胃癌、结肠癌、胰腺癌及晚期癌患者；热型不一，一般持续低热，亦有持续性高热和弛张热。恶性肿瘤合并发热的机理有：肿瘤细胞、白细胞和体内其他正常细胞产生“内源性致热源，作用于丘脑下部，引起体温调节障碍；肿瘤内出血、坏死，产生毒性物质，使机体对异性蛋白过敏；合并感染；少见的体温调节中枢转移。

（2）进行性消瘦、贫血、乏力为晚期癌症患者多见的症状。食道、胃、肝、胰、结肠的癌症患者，因进食、消化、吸收障碍，较多发生此类症状。凡40岁以上主诉为进行性消瘦、贫血的患者，均应细心检查。

（3）黄疢如病人主诉为黄疸，首先应考虑胰头、胆总管下段、胆胰管或十二指肠乳头等处发生肿瘤的可能，为肿瘤压迫与阻塞胆总管末端所致。原发性肝癌、转移至开的癌结节压迫肝门区肝管，亦可出现黄疸。

3．肿瘤伴随综合征

恶性肿瘤的临床表现，除了肿瘤原发和或转移性引起外，还有由肿瘤产生的异常生物学活性物质引起患者的全身临床表现，统称为肿瘤伴随综合征（paraneoplastic syndrome）或副癌综合征，也称肿瘤“远隔效应”。本综合征有时可在肿瘤局部症状出现前呈现，及时发现这些征象，有助于原发肿瘤的早期诊断。

（1）皮肤与结缔组织方面表现

①瘙痒：恶性淋巴瘤，尤其是何杰金氏病，常以皮肤瘙痒为首发症状。脑瘤特征性瘙痒限于鼻孔。其他伴发的有白血病，内脏肿瘤。凡 40 岁以上有进行性瘙痒病者，提示有恶性肿瘤可能。②黑棘皮病：本病特征是皮肤呈乳头状增殖，弥漫性色素沉着，过度角化和皮损呈对称性分布于皮肤皱褶部位（颈、腋、会阴、肛门、外生殖器、腹股沟、大腿内侧、脐部、肘与膝关节屈侧等）。多见于 40 岁以上患者。最常伴有胃肠道、肝、胰、肺和乳腺癌。常在癌症确诊前出现。③皮肌炎：是以对称性进行性近端肌肉软弱和典型的皮肤损伤为特征的炎症性肌病。伴发的肿瘤以乳腺癌、肺癌为多，其次为卵巢、宫颈、胃、大肠癌及恶性淋巴瘤也与鼻咽癌并存。常在肿瘤有症状前出现。④匐行性回状红斑：是一种全身性皮炎，奇形怪状，斑马样或红斑块样改变；常见于食管、乳腺、肺、胃和宫颈癌。⑤带状疱疹：伴发的肿瘤以恶性淋巴瘤最多。其他有胃、肺、肠、前列腺、食道、阴茎、子宫颈、乳腺癌等。目前认为，这是由于免疫功能低下病毒感染的结果。

（2）肺源性骨关节增生

主要表现为杵状指、肺性关节痛、骨膜炎和男性乳房肥大。见于肺癌、胸膜间皮瘤及已发生胸内转移的恶性肿瘤（结肠癌、喉癌、乳腺癌、卵巢癌、成骨肉瘤、何杰金氏病等）。此症多数出现于原发肿瘤症状前几个月。

（3）神经系统方面表现

①多发性肌炎：症状通常是近端肌进行性无力，手臂伸肌比屈肌先受累，病变肌肉有触痛但不萎缩，反射可以消失或减弱。乳腺、宫颈、胆囊、肺、肾、卵巢、胰腺、前列腺、直肠、甲状腺癌以及白血病和淋巴瘤都可伴有此综合征。②周围神经炎：症状为四肢感觉异常及疼痛，以致丧失感觉，可伴有肌无力最常见于肺癌，亦见于多发性骨髓瘤、何杰金氏病、白血病、胰、胃、结肠、乳腺和卵巢癌。③肌无力综合征：初发症状多为肌力减退、乏力，随后出现上肢无力、口腔干燥、眼睑下垂、复视、轻度视力障碍、声音嘶哑和阳痿等症状，肌力低下以下肢近端肌群最显著。常伴发于肺癌，可在肺癌确诊前几个月至几年出现。

（4）心血管方面表现

①游走性血栓性静脉炎：其特征是静脉炎局部疼痛和压痛，可触及索状物，局部水肿，但不伴红、热等炎症表现；具有游走性，在不同的部位反复出现。任何内脏肿瘤均可出现，以胰腺癌最多。②非细菌性血栓性心内膜炎：原因不明，表现为血纤维蛋白在心瓣膜积贮成疣状血栓，导致脑、冠状动脉或四肢的动脉栓塞和猝死。多见于胃、肺或胰腺癌。

（5）内分泌与代谢方面表现

①皮质醇增多症：亦称“异位促肾上腺皮质激素（ACTH）分泌综合征”。患者可有皮肤色素沉着、虚弱、肌无力、水肿、糖尿、高血压及低钾性碱中毒等，亦可出现精神障碍。此综合征最多见于肺癌、恶性胸腺瘤和胰腺瘤，偶见于乳腺、胃、结肠、宫颈癌等患者。此征可与肿瘤其他症状同时、之前或之后出现。②高钙血症：临床表现为厌食、恶心、呕吐、便秘、嗜睡和精神错乱。最常见于肺、肾和乳腺肿瘤，也可见于肝癌和结肠癌，高血钙症，是癌症患者常见的并发症。③低血糖症：功能性胰岛细胞瘤是最常见的产生低血糖的肿瘤，其次为肝癌，偶见盆、腹腔腹膜后间叶组织肿瘤。④高血糖症；以肾上腺嗜铬细胞瘤为多，次为胰腺癌。⑤低钠血症；患者可有恶心、呕吐和嗜睡，有些患者表现出水中毒症状。见于肺、胰腺、胸腺、十二指肠癌和恶性淋巴瘤。⑥类癌综合征：临床表现为阵发性潮红、发绀、腹痛、腹泻和哮喘样发作等。通常见于消化道（阑尾、结肠和直肠）类癌，亦见于支气管腺瘤、肺癌、甲状腺髓样癌和胰腺癌等。

（6）血液方面表现

①慢性贫血：常见于内脏癌症患者。原因可能是由于出血、营养缺乏、红细胞生成障碍、红细胞寿命缩短而溶血增多等。②红细胞增多症：多见于肝癌与肾癌患者。其原因是肿瘤产生一种类似或相同于由肾、肝产生的促红细胞生成素含量增高。③类白血病反应：癌症患者可发生嗜酸细胞增多症、较常见于结肠、胰腺、胃和乳腺癌患者。淋巴细胞类白血病反应可发生于乳腺、胃肠和肺癌患者；可能与肿瘤的坏死或肿瘤毒性物质释放或病灶转移有关。④纤维蛋白溶解性紫癜：肺癌、前列腺癌、急性白血病、胰腺癌等患者可伴纤维蛋白原缺乏引起的出血性紫癜。⑤血小板增多：多见于慢粒、何杰金氏淋巴瘤及其他实体瘤，无法解释的血小板增多可能是肿瘤的早期征象。

4．十大警告信号

根据我国特点，全国肿瘤防办提出了我国常见肿瘤的十大警告信号，这可作为人们考虑癌症早期征兆的参考。

（1）乳腺、皮肤、舌部或者身体任何部位有可触及的或不消的肿块。

（2）疣（赘瘤）或黑痣明显变化（如颜色加深、迅速增大、瘙痒、脱毛、渗液、溃疡、出血）。

（3）持续性消化不良。

（4）吞咽食物时哽噎感、疼痛、胸骨后闷胀不适、食管内异物感或上腹疼痛。

（5）耳鸣、听力减退、鼻塞、鼻衄、抽吸咳出的鼻咽分泌物带血、头痛、颈部肿块。

（6）月经期不正常的大出血，月经期外或绝经后不规则的阴道出血，接触性出血。

（7）持续性声音嘶哑、干咳、痰中带血。

（8）原因不明的大便带血及黏液或腹泻、便秘交替，原因不明的血尿。

（9）久治不愈的伤口、溃疡。

（10）原因不明的较长时间体重减轻。

（二）患者的性别、年龄

癌多发生于中年以上和老年人，但肝癌、结肠与直肠癌、甲状腺痛等亦见于青少年。肉瘤一般以青少年及儿童多见，少数亦见于中年和老年人。消化道癌、肺癌以男人为多，乳腺癌主要发生于40岁以上的妇女，极少数男性也患乳腺癌。小儿恶性肿瘤以起源于淋巴、造血组织、神经组织和间叶组织较多；肾母细胞瘤、神经母细胞瘤、视网膜母细胞瘤在4～5岁以前发生最多。

（三）病程

良性肿瘤的病程较长，可存在数年以至数十年，如在短期内迅速增大，意味着转变为恶性的可能。恶性肿瘤发展较快，病程较短。

（四）肿瘤家族史

乳腺癌、子宫癌、胃癌、直肠癌、视网膜母细胞瘤、白血病等可能有遗传倾向。故必须询问家族成员中有无肿瘤发病情况。

二、体格检查

体格检查是肿瘤的最重要部分。通常根据病人主诉某些症状的特点，对有关器官组织进行仔细的和有目的的体格检查。为了避免误诊和漏诊，常规对所有疑为肿瘤的患者采用视诊、闻诊、触诊、叩诊和听诊五法进行全身检查和肿瘤局部检查。

（一）全身检查

全身检查的目的在于确定病人是否患肿瘤，为良性或恶性，原发性或继发性，身体其他器官组织有无转移，同时检查重要器官的功能情况，以决定能否耐受手术或放疗、化疗等措施。

1．视诊

观察病人的精神状态、体质和营养状况，以判断肿瘤对全身的影响程度。局部视诊，需从头、面、五官、颈、胸、腹、背、脊柱、四肢、肛门和外生殖器等处观察肿瘤大小、形态和异常表现，了解肿瘤的局部概况。如边缘隆起、基底凹凸不平的溃疡，一般为皮肤癌。头、面、颈、胸壁皮下浮肿、颈部以及上胸壁静脉怒张、气促、多为纵隔肿瘤压迫上腔静脉与气管所致。

2．闻诊

发生于皮肤、口腔、鼻咽腔、外阴、肛管、宫颈等癌症，因溃烂、感染可排出恶臭分泌物，患者就诊检查时，常可闻到腥臭气味。

3．触诊

为体表及深部肿块的重要检查方法。凡在肢体皮肤、软组织、骨骼、淋巴结、腮腺、甲状腺、乳腺、口腔、鼻咽腔、肛管、直肠、子宫及附件、阴道和腹腔等处的肿瘤，均需进行触诊检查或双合诊检查。触诊可初步确定肿瘤的发生部位、表面情况、形状、边界、活动度、硬度、大小，有无波动、压痛、搏动，局部温度是否升高、局部淋巴结与邻近器官是否受累。

4．叩诊

常用于胸腔和腹腔器官的物理检查。肺癌合并胸腔积液时，患侧叩诊呈浊音。恶性肿瘤侵犯心包、心脏，引起心包积液，叩诊心脏浊音界加宽。腹部叩诊为实音，可能为实体性肿瘤，但在肿瘤上面覆盖有肠管时，叩诊发出鼓音。

5．听诊

喉癌破坏声带，甲状腺癌或纵隔肿瘤压迫喉返神经，引起声音嘶哑。肺癌引起肺不张，听诊时可发现呼吸音减弱或消失。结肠癌、直肠癌患者合并肠梗阻时，于腹壁可听到肠蠕动音亢进和高调气过水音。血管丰富的肿瘤，如骨肉瘤、甲状腺癌、肝癌、胰腺癌和蔓状血管瘤、动脉瘤等处，常可听到震颤性或响亮的血管杂音。

（二）局部检查

局部检查的目的在于确定肿瘤发生的部位与周围组织的关系，着重检查肿块与区域淋巴结受累情况。

1．肿块检查

为肿瘤患者最常有的临床表现，注意检查肿块下述几项特点：

（1）肿瘤部位

以视诊、触诊明确肿瘤发生部位及肿瘤侵袭范围。内脏肿瘤除触诊外，通常须做特殊检查（如影像学检查、内窥镜检查）来确定部位。

（2）肿瘤大小

肿瘤的长度、宽度和厚度以厘米记录，一般仅能测量肿瘤的长度和宽度（肿瘤的最长径和最大垂直直径）。

（3）肿瘤的形状

良性肿瘤多为圆形或椭圆形，如纤维瘤、神经纤维瘤、腺瘤，而脂肪瘤呈分叶状；恶性肿瘤多呈不规则。

（4）肿瘤边界

良性肿瘤有完整的包膜。边界清楚，恶性肿瘤浸润生长，边界不清。

（5）肿瘤的硬度

癌多坚硬或韧实，其中央坏死有囊性感；脂肪瘤质软；纤维瘤、纤维肉瘤、横纹肌肉瘤等质韧实；恶性淋巴瘤如橡皮样硬度，略带弹性；甲状腺、乳腺及卵巢囊性肿瘤呈囊性感，但囊内充满液体则韧实；骨肉瘤一般坚硬；海绵状淋巴管瘤质软有压缩性。

（6）肿瘤表面

注意肿瘤表面皮肤颜色是否正常或潮红，有无结节、平滑或凹凸不平，肿瘤与皮肤或基底有无粘连，皮肤及皮下静脉怒张情况，有无溃疡。良性肿瘤表面多平滑。恶性肿瘤表面多凹凸不平，静脉怒张明显或溃疡；皮肤基底细胞癌溃烂后多呈鼠咬状溃疡。

（7）活动度

良性肿瘤与周围组织无粘连，活动度好；恶性肿瘤早期多可活动或活动度受限，中后期活动度低或完全固定。

（8）压病

如肿块有压痛，通常为炎症、外伤或血肿；肿瘤肿块一般无压痛，如溃烂、感染或压迫邻近神经者多有轻、中度或重度压痛。

（9）皮肤温度

肿块局部皮肤温度升高，提示为炎症或血管性肿瘤；某些富于血管的肿瘤，如骨肉瘤、血管肉瘤、妊娠哺乳期乳腺癌，其患部皮肤及皮下血管充血．局部皮肤温度多较高。

（10）搏动和血管杂音

主动脉瘤、动静脉瘘、蔓状血管瘤以及富于血管的恶性肿瘤（如骨肉瘤）的患部，可触到搏动和听到血管杂音。肝癌肿块表面腹壁亦可听到血管杂音。

2．体表淋巴结检查

体表淋巴结检查。对于区别淋巴结肿大的原因，了解肿瘤患者有无区域淋巴结转移和制定治疗方案有重要意义。体表淋巴结主要有左右侧的颈部、腋窝和腹股沟穴大淋巴结群，还有左右肘部和腋窝淋巴结。全身体格检查时，着重检查双颈部、腋窝和腹股沟部位淋巴结。对于肿瘤发生部位的淋巴引流区域，要仔细检查有无淋巴结肿大，淋巴结硬度、大小、数目、分散或融合等。

三、常规化验

化验主要是血、尿、粪三大常规检查，这对于肿瘤的确诊有相当大的帮助。如白细胞增多并在周围血中发现幼稚的白细胞，应考虑白血病。泌尿系统的肿瘤，尿液中常见到红细胞。骨髓瘤的病人，尿中有时出现本周氏蛋白。尿的妊娠试验是绒毛膜上皮癌的主要诊断根据。尿液离心沉淀，可以找到泌尿系统肿瘤细胞。大便有黏液和红细胞，应考虑是直肠癌。潜血试验长期阳性提示胃肠道癌出血的可能。

血沉、碱性磷酸酶、乳酸脱氢酶等项目已列入肿瘤病人的常规检查。

四、特殊检查

根据患者的病史和体格检查的结果，有目的地选做某些检查项目。临床医师必须熟悉各项检查的意义、指征和局限性。过多无意义的检查既延误时间，浪费钱，又增加病人的痛苦，应尽量避免。

（一）影像学检查

包括 X 射线照片，计算机 X 射线体层摄影（CT），磁共振成像（MRI），超声波，放射性药物显像，放射免疫显像（RII），发射计算机断层（ECT）。

（二）内窥镜检查

内窥镜用于临床，能及时发现受检器官、腔道肿瘤，特别早期癌症或息肉恶变，异型增生以及溃疡癌变。包括食管、气管、胸腔、腹腔、子宫、膀胱、结肠等检查。常用的内窥镜有：食管镜、支气管镜、结肠镜、膀胱镜、胃镜、腹腔镜等。

（三）病理检查

病理学检查是目前肿瘤诊断最为可靠的方法之一。

1．细胞学检查

主要是收集胃液、痰液、胸腔积液、腹水、尿液和阴道分泌物离心沉淀涂片或直接涂用特殊染色法在显微镜下找癌细胞。此法具有简便、安全、准确、迅速和经济等特点。

2．组织学检查

为了明确病理组织学诊断，首先获得必要的组织做检查。常用的方法有：

（1）咬取活检：皮肤或黏膜上的肿块，用活检钳在肿瘤边缘与正常组织之间咬取标本。

（2）切取活检：在肿瘤边缘切取足够组织，淋巴结活检，要求取出有完整包膜的淋巴结。

（3）切除活检：体表肿瘤很小者，应将肿块全切除，切除时应包括肿瘤周围少许正常组织。

（4）针吸活检：用特制的针穿刺吸取组织送病理做组织学检查或做细胞涂片检查。常用于体表肿块、淋巴结、口腔、甲状腺、乳腺肿块等。

（5）刮取活检：多用于肿块表面、瘘管、子宫颈等处的肿瘤。用刮匙在肿块表面刮下组织，做病理切片检查，也可做细胞学检查。

第二节　内镜检查

一、概述

（一）内镜的历史

内镜最初从 1805 年硬式的直管，以烛光为光源，经历了半可曲式内镜、纤维内镜和电子内镜，发展至今已能深入全身各个系统的外腔，管腔内和闭合式的体腔内（如胸腔、腹腔、关节腔等）进行观察、诊断和各种病变治疗。

（二）内镜诊断的常用方法

1．形态的观察

内镜的检查最主要的是通过肉眼直接的形态学的诊断，并经活组织的检查来明确病变的性质。通过目镜或荧屏的显示，对检查的脏器进行仔细的观察：黏膜的光整度，色泽改变、血管纹理改变，有否隆起或浸润性改变，溃疡边缘有否虫蚀状，有否杵状粗大黏膜，黏膜有否中断，溃疡表面苔的浊厚度，表面有否渗血或出血的现象，周围黏膜有否僵硬感，内腔的扩张是否佳，以及动态观察收缩和蠕动的情况。电子内镜的视频处理系统具有放大倍率的功能，对微细结构和微小病变能放大观察。如用 Olympus240 型的电子系统能对组织的微细结构和微小病变清晰观察，有利于微小癌的诊断与鉴别。

2．染色

应用染色剂美兰和刚果红或荧光染色剂量对可疑部位喷撒染色，通过色素沉积的对比度（对比法）和色素吸收的深浅，或观察荧光显示以判别病变良恶性质，了解病灶浸润的浸润范围，使对病变部位能准确地取材。

3．摄影录像

发现病后，进行摄影和录像，可进行动态的追踪随访。

4．病理活检

对疑有病变的部位，要通过活检明确病变性质。如良恶性溃疡的鉴别，腺瘤早期癌变的诊断，癌的分化程度的确定均须通过活检后证实。

5．细胞刷涂片

对早期病变，或自然腔道病灶阻塞，进行活检有困难，作细胞刷涂片有利提高诊断的准确率。

6．穿刺细胞学诊断

对黏膜下病变或黏膜下浸润性病变可通过内镜的注射针进行穿刺涂片细胞学诊断有利明确病变性质。

二、内镜在肿瘤诊断中的应用

（一）食管镜

食管镜为直（前）视型，长 60cm，可检查食管，贲门及一部分胃。目前已被胃镜所替代已不再有单纯的食管镜。

1．适应证

（1）有吞咽不畅，进食梗阻，胸骨后疼痛，呃噎，恶心，呕血，不明原因的消瘦等症状者；以及吞服异物，食管或贲门癌手术后随访，食管癌放疗后复查。

（2）X线钡餐检查，疑有食管、贲门病变性质未明；食管充盈缺损，食管静脉曲张或食管癌需进一步明确诊断者。

（3）病理或细胞学证实为食管癌在术前或放疗前需要了解病灶范围者，或锁骨区淋巴结穿刺为转移性鳞癌或腺癌，需找原发灶。

（4）早期食管癌，细胞学检查证实为食管癌但是X线摄片无法显示病灶，治疗前需病灶定位者。

2．食管常见病变诊断与鉴别诊断

（1）早期食管癌

早期食管癌是指癌组织仅侵及黏膜或黏膜下层的食管癌，早期食管癌内镜下形态可分为三型。

①表面隆起型：黏膜较充血水肿伴有小片或点状的微隆起表面可伴有浅表的糜烂，触之较易出血，通常管壁的蠕动和收缩正常。

②表面平坦型：黏膜微红呈二度灼伤样改变，表面粗糙呈点状或颗粒状改变，通常管壁的蠕动和收缩很好。

③表面凹陷型：黏膜通常呈浅表糜烂或浅表的溃疡，边缘不光整，有虫浊状的改变，管壁的蠕动较差，尚能收缩。

复旦大学附属肿瘤医院共发现27例早期食管癌，以浅表平坦型为最难诊断，内镜下的形态仅仅表现为黏膜色泽和粗糙的改变，肉眼很难诊断，主要靠黏膜活检得以确诊。因此，如果发现黏膜有异常不能凭主观臆断，而应该通过活检来明确诊断。

（2）进展性食管癌

进展性食管癌是指癌肿已侵入了肌层或超过了固有肌层者，病变以食管中下段为多，病灶直径大多在3cm以上，根据内镜下的形态可分为以下几种类型：

①隆起型：肿块呈息肉状或菜花状突如食管腔内，表面黏膜有糜烂坏死，触之极易出血，通常周围黏膜浸润不明显。

②溃疡型：溃疡基底部坏死组织蚀厚，表面高低不平，易出血。边缘组织有不规则增生，呈虫蚀状或小结节状隆起。

③溃疡浸润型：溃疡周围的黏膜有广泛浸润，食管的管腔通常扩张较差，内镜很难通过病变处。

④狭窄型：癌肿往往呈黏膜下广泛浸润食管的四壁，形成管腔严重的狭窄，以致内镜根本无法通过。

（3）鉴别诊断

①食管平滑肌瘤：食管平滑肌瘤是食管最常见的良性肿瘤，病变位于黏膜下，呈椭圆或半球状隆起突出于食管腔内，表面黏膜光滑色泽正常，小的似花生米，大的似半个乒乓球，通常管腔的扩张尚好，对这种病灶不能活检咬取，因为活检造成黏膜的损伤与黏膜下的肌瘤粘连，使外科医生不能行剥离性手术，只能做食管的切除术。

②食管息肉：食管的息肉较少见，大多数的息肉发生在食管贲门的移行部，绝大多数

为无蒂型，小直径在 0.5cm，大的直径在 1cm 左右，表面黏膜光滑，色泽正常或微红，均可经内镜下灼除。

③食管平滑肌肉瘤：食管平滑肌肉瘤是肉瘤中较多见的一种，内镜下形态有隆起型、溃疡型、浸润型三种，外观同癌极易混淆，周围组织较脆易出血，通常经病理检查才鉴别。

④食管乳头状瘤：食管乳头状瘤较少见，内镜下形态如同小的息肉样增生隆起，好发于食管下段，质地比息肉要硬，通常不会癌变，可经内镜下电灼和微波治疗。

（4）早期食管癌的定位方法

早期食管癌有时钡餐透视无法显示病变，给放射治疗的设野带来困难。接受手术者在术中病灶无法扪及，难以确定切除的范围。因此，作者对身高 1.58m ~ 1.78m 的病人进行食管镜下病灶定位与体表标志比较的研究，结果见表 2-2-1。应用此方法可解决 X 线摄片无显示的早期食管癌的放疗设野的定位问题。

早期食管癌钡餐透视或 X 线摄片检查均无法显示病变范围，给放射治疗的设野定位带来困难。有的在术中无法扪及病灶，难以确定切除病变上下缘的范围。内镜下食管腔内定位与体表定位的对照，这样对 X 线透视下无法显示的早期食管癌只要根据内镜的诊断报告，以距门齿多少厘米对照体外的骨性标志就能在体表定出肿瘤的上下缘（表 2-2-1）。

表 2-2-1　食管镜距门齿的距离与体外解剖位置的相对位置

距门齿下（cm）	相当胸柱椎体	相当胸前骨性标志	相当食管腔内位置
15 ~ 16cm	与颈 6 椎体同高	环状软骨	食管开口处
19 ~ 20cm	胸 1 平 T2 椎体	胸骨颈切迹	升主动脉移行为主动脉及主气管
24 ~ 25cm	胸 3 平 T4 椎体上 1/3	胸骨角	交叉为支气
32 ~ 33cm	胸 6 平 T7 椎体下缘	胸骨体 1/2 中点	左心房压迹起始部
35 ~ 36cm	胸 8 平 T9 椎体下缘	胸骨体剑突联合部	左心房压迹最深处
39 ~ 40cm	胸 9 平 T10 椎体下缘	剑突上 1/3	膈食管裂孔狭窄部
41 ~ 42cm	胸 10 平 T11 椎体下缘	剑突下缘	贲门（贲门口或小弯侧）

（二）胃镜

目前胃镜都是直视型，斜视型胃镜基本已淘汰，长度为 100cm，可观查咽喉、食管、胃，十二指肠球部和降段的病变。

1．诊断适应证

上腹部不适或疼痛：上消化道出血（呕血，黑便）；上腹扪及肿块，肛指检查发现直肠膀胱窝有种植；消瘦，贫血；腹胀；锁骨区转移癌找原发灶；食管，贲门，胃手术后随访检查；全身性疾患需了解胃肠道情况者；有食管镜适应证患者。

X 线钡餐疑有以下病变：胃、十二指肠病变性质难定；胃、十二指肠癌需病理证实，拟胃溃疡需明确诊断；幽门梗阻；拟上消化道异物。

2．禁忌证

病情重危不能耐受者；重度食管静脉曲张可能导致大出血，而不具备应急止血措施；蜂窝组织性胃炎；有溃疡穿孔迹象者；病毒性肝炎活动期。

3．早期胃癌的内镜表现

（1）一点癌（一钳癌）：一点癌即胃黏膜活检时诊断为癌，而手术切除的标本上却找不到癌组织。内镜下主要表现为局部黏膜色泽的改变发红、Ⅱ度灼伤样改变或呈点状糜烂的改变。在复旦大学附属肿瘤医院 17 800 例胃镜检查中，发现早期胃癌 92 例，其中一点癌 3 例（3.2%）。有些早期的微小癌仅凭肉眼很难诊断，主要由病理活检诊断发现。

（2）Ⅰ型早期胃癌（隆起型）：此型临床较少见，内镜下表现为息肉样隆起，表面结节状或凹凸不平，隆起的顶部可有浅表溃疡坏死组织覆盖。

（3）Ⅱ型早期胃癌（浅表型）：此型可分为 3 个亚型：①Ⅱ a 型早期胃癌（浅表隆起型）内镜下通常病灶稍高于正常黏膜，一般不超出正常黏膜的 2 倍。表面粗糙或凹凸不平，被覆有浅表糜烂或溃疡，边缘不规则。在上述 92 例早期胃癌中，Ⅱ a 型 11 例（12%）。②Ⅱ b 型早期胃癌（浅表平坦型）内镜下主要表现为黏膜色泽改变，黏膜充血呈Ⅱ度灼伤样改变，病灶不高于黏膜面，局部黏膜呈熨烫样平整但表面较粗糙。在上述 92 例早期胃癌中，Ⅱ b 型 4 例（4.3%）。③Ⅱ c 型早期胃癌（浅表凹陷型）此型在内镜下主要表现为浅表的凹陷，伴有浅表的糜烂或溃疡，病灶的边缘不规则，呈锯齿状或虫状改变。在 92 例早期胃癌中，此型共 54 例（58.6%）。

上述三种亚型有时交叉混合为混合型，临床最常见的是Ⅱ a+ Ⅱ b 型。内镜下主要表现为病灶稍高出黏膜面而病灶中央呈浅表凹陷，表面有浅表糜烂或溃疡坏死物覆盖。在 92 例早期胃癌中，此型有 23 例（25.1%）。

4．进展期胃癌的内镜诊断

（1）隆起型胃癌：内镜下主要表现为半球状或蕈样，肿块突入胃腔，表面呈结节或分叶状，有浅表糜烂、溃疡或有浊厚的苔覆盖。复旦大学附属肿瘤医院在检查发现 2 498 例胃癌中，此型有 137 例（5.4%）。

（2）溃疡性胃癌：内镜下主要表现为局限性溃疡，溃疡边缘有不规则堤岸状增生隆起，与正常黏膜分界清楚，周围黏膜无明显的浸润感。此型与良性巨大型溃疡较难鉴别，尤其有霉菌感染后良性巨大溃疡被覆有浊厚苔酷似溃疡型癌，有时要取决于病理活检的诊断。在 2 498 例胃癌中，此型有 589 例（29.8%）。

（3）溃疡浸润型癌（Borrmann's Ⅲ type）：内镜下主要表现为溃疡比较弥漫，病灶常占据胃的两个分区。溃疡的一方边缘通常有不规则点状增生隆起，而另一方边缘没有明显的边界。周围黏膜僵硬有浸润感，溃疡表面有岛状增生凸起，在 2 498 例胃癌中，此型最常见，为 1 278 例（58.9%）。

（4）局限或弥漫浸润型癌：内镜下主要表现为胃腔扩张差，胃壁黏膜消失，呈粗糙和僵硬的改变，有浸润感，黏膜表面明显水肿或浅表糜烂。如位于胃一个分区为局限浸润型癌。如胃壁弥漫性增厚和僵硬，胃体腔狭小或扩张差，则为弥漫浸润型癌。典型病例似皮革制成的囊袋，故有“革袋胃和皮革胃”之称。在 2 498 例胃癌中，此型共 144 例（6.9%）。

5．鉴别诊断

（1）胃溃疡：由于胃癌无特征性的症状和体征，其临床表现酷似胃溃疡，特别是青年人胃癌常被误诊为胃溃疡或慢性胃炎。胃溃疡的某些典型 X 线表现可作为诊断依据，胃癌如龛影一般突出于腔外，直径在 2cm 以内，其口部光滑整齐，周围黏膜呈辐射状，胃壁柔软可扩张等；进展期溃疡型癌的龛影较大，且位于腔内，常伴有指压痕及裂隙征，胃黏膜皱襞破坏，局部胃壁僵硬，胃腔扩张性差等。但某些胼胝性溃疡，由于其周围及基底部伴有炎性纤维组织增生，使龛影部分陷于胃腔内，当周围纤维组织增生程度不匀而使其隆起高度不一致时，易与溃疡型癌相混淆，这须进一步作胃镜活检予以鉴别。

（2）胃息肉：胃息肉来源于胃黏膜上皮的良性肿瘤，确切的名称应称之为胃腺瘤或腺瘤性息肉。可发生于任何年龄，但以 60 ~ 70 岁为多见。较小的腺瘤可无任何症状，较大者可引起上腹部饱胀不适、隐痛、恶心。带蒂的腺瘤可脱垂入十二指肠而引起间歇发作性幽门梗阻，甚或导致胃十二指肠套叠。腺瘤表面黏膜又可因糜烂、溃疡出血而引起黑便，临床表现可酷似胃癌。X 线钡餐检查显示为 1cm 左右直径、边界完整的圆形充盈缺损。带蒂腺瘤推压时可移动部位。胃腺瘤常与隆起型早期胃癌型混淆，当腺瘤直径 >2cm，特别是其基底宽度大于高度，表面不光整而成高低不平时，应首先考虑为恶性病变，常需经胃镜活检而予以确诊。

（3）胃平滑肌瘤：可发生于任何年龄，多见于 50 岁以上。肿瘤大多为单发性，2 ~ 4cm 大小，好发于胃窦及胃体部，呈圆形或椭圆形。患者常有上腹部饱胀不适、隐痛或胀痛，当肿瘤增大供血不足而形成溃疡时，亦可出现间歇性呕血或黑粪。按肿瘤的部位及形态，可将其分为黏膜下型、浆膜下型及哑铃型三型。黏膜下型，X 线钡餐检查可见圆形或椭圆形边界清楚之充盈缺损，表面黏膜有溃疡形成时可见龛影，但其周围黏膜及胃蠕动均正常；浆膜下型仅见胃受压或推移现象。约有 2% 可恶变成平滑肌肉瘤。

（3）胃巨皱襞症（Ménétrier 病）：好发于胃大弯增粗之胃黏膜皱襞呈脑回状折曲。X 线钡餐检查胃黏膜呈环状或迂曲变形，有时与浸润型胃癌所致的皱襞改变相混淆，而浸润型胃癌黏膜及胃腔变形常固定不变。

（4）原发性恶性淋巴瘤：胃原发性淋巴瘤占胃恶性肿瘤的 0.5% ~ 8%，多见于青壮年，好发于胃窦、幽门前区及胃小弯。病变源于黏膜下层的淋巴组织可向周围扩展而累及胃壁全层，病灶的浆膜或黏膜常完整。当病灶浸润黏膜时 40% ~ 80% 患者发生大小不等、深浅不一的溃疡。按胃淋巴瘤的大体形态可分为，息肉样增生型：扁平隆起、突入胃腔，黏膜多完整；溃疡型：溃疡可大可小，亦可为大小不等、深浅不一的多发性溃疡；浸润型：局限性时皱襞隆起、增厚、折叠呈脑回状，酷似 Ménétrier 病，弥漫浸润型与革袋样胃癌相似；结节型：黏膜表面呈多发性结节状隆起，可伴有黏膜浅表糜烂。

（5）胃平滑肌肉瘤：胃平滑肌肉瘤占胃恶性肿瘤的 0.25% ~ 3%，胃肉瘤的 20%，多见于中老年，好发于胃底、胃体。瘤体一般较大，常在 10cm 以上，呈球形或半球形，由于瘤体巨大其中央部常因血供不足而形成溃疡。按肿瘤部位可分为：胃内型（黏膜下型）：肿瘤突入胃腔内；胃外型（浆膜下型）：肿瘤向胃外生长；胃壁型（哑铃型）：肿瘤同时向胃内、胃外生长。

6．内镜下病理活检的方法

（1）重视活组织检查：早期胃癌，尤其是微小胃癌、Ⅱa或Ⅱb型早期胃癌，在内镜下单凭肉眼很难确诊为癌。在上述92例早期胃癌中，肉眼形态学诊断为癌的有83例（84.5%），8例（15.5%）由病理活检诊断。因而，内镜下肉眼能否诊断为早期胃癌并非重要，重要的是内镜医生要能识别胃黏膜微小的非正常的变异，如点状增生、糜烂、凹陷或溃疡等病变，不凭主观臆断而重视胃黏膜的活组织检查。

（2）重视首块的活检：早期胃癌病变范围较小，首块活检如未准确咬取病变部位，活检后引起的局部出血将掩盖病变部位，影响再次活检的准确性。在92例早期胃癌中，8例（8.7%）首块活检诊断为重度不典型增生和癌疑而进行内镜下第2次活检。因而要正确的咬取活组织，应在插入活检前，先把胃内注入的气体或病变处的黏液吸净，然后活检钳插入至内镜下，看清后缩回钳孔，接着调节角度把要取活检的部位暴露在最佳位置，这样活检钳稍一伸出就能又快又准咬取病变的部位。

（3）取活检的部位和方法：内镜下活检咬取的部位，应根据病变形态的不同有所区别。黏膜粗糙增生改变，应取增生隆起部位；如为凹陷型病变伴点状增生，应取点状增生处；如为凹陷型病变伴有浅表糜烂，应取正常与糜烂交界处。如为糜烂性的病变，活检应咬取糜烂交界处而且应偏糜烂处；如为溃疡性病变，应取坏死与增生交接处偏溃疡处组织。如所取坏死组织太多则无法制片诊断。浸润性病变，应在同一部位连续向下取3 ~ 4块，有利于取到黏膜下浸润的癌组织。取材应多个方向，每一块活检物应制成一张病理切片。

7．癌前期病变的内镜监视随访

对癌前期病变患者进行定期的胃镜随访检查和监视具有一定的意义。复旦大学肿瘤医院对首次胃镜检查疑为癌前期病变患者，进行定期胃镜的动态随访观察，在119例中度不典型增生患者发现早期胃癌6例（5.9%），在108例萎缩性胃黏膜炎伴肠化患者中发现微小胃癌1例（0.9%）。对这些癌前期病变患者，应进行定期的动态随访检查以发现早期胃癌。通常萎缩性胃炎和肠化患者每2年进行胃镜的检查。有轻度不典型增生者每年进行检查，中度不典型增生者6个月进行检查，重度不典型增生者3个月内必须进行随访检查。

（三）十二指肠镜

十二指肠镜为侧视型镜，长120cm，可送达十二指肠空肠曲，能进行十二指肠全段检查，对胃检查尤其观察胃角显示清晰，但对食管不能满意显示，故不能对食管病变尤其是上中段食管做出诊断，因此适合检查部位为胃与十二指肠。

1．经内镜胰胆管造影（ERCP）

ERCP于1968年由Mucunne首创，自20世纪70年代以来成为诊断胰胆肿瘤和疾病新方法之一。ERCP能显示胰管，胆管及其分支，对管腔内和周围病变累及均有诊断价值；如未浸润病灶虽在胰腺和肝脏实质内，但ERCP可以阴性。目前ERCP可结合腹腔镜，超声内镜对胰、胆、肝脏进行进一步检查诊断。

（1）ERCP 的适应证

肝、胆、胰腺良，恶性肿瘤，炎症以及结石的鉴别；原因不明的黄疸（除外病毒性肝炎）；腹痛向腰背放射；可疑胆石症；胆道手术后仍有症状者；原因未明的消瘦；慢性腹泻；中上腹部肿瘤；壶腹癌；胰腺囊肿；慢性胰腺炎；胃肠道钡餐检查发现胃，十二指肠外压或十二指肠窗扩大；胃癌排除胰浸润；转移性腺癌，可疑原发灶来自胰，胆系；乳头旁十二指肠憩室；糖尿病等。

（2）ERCP 的禁忌证

急性胰腺炎，慢性胰腺炎急性发作；急性胆管感染；急性肝管感染；急性病毒性肝炎；胆管蛔虫伴有脓血分泌者；碘造影剂过敏者；不能耐受或配合内镜检查者；食管，贲门，幽门梗阻，内镜无法进入十二指肠者。

2．经内镜乳头括约肌或括约肌切开（EST）

EST 由德，日学者等报道并创用的两种内镜手术方法，是在 ERCP 基础上发展成的内镜专项技术，为非外科方式的腔内手术，解决了大量病例的治疗。

（1）EST 的适应证

梗阻性黄疸，尤其因壶腹部周围肿瘤引起者；胆管结石，尤以胆囊截除术后残余结石；胆管下端狭窄，梗阻，特别是胆管，十二指肠壁段狭窄；结石嵌顿胆管下端。胆管感染，特别是由于结石并发梗阻性化脓性炎症；胆管蛔虫合并结石或胆管下端狭窄；乳头旁胆总管十二指肠癌；不能耐受腹部手术的慢性胆管感染梗阻性病变。

（2）EST 的禁忌证

结石位于肝管内且胆总管下端狭窄，以及多部位结石伴有胆管下端狭窄段过长者。

3．经内镜胆管引流（ENRBD）

（1）ENRBD 的适应证：癌性梗阻性黄疸；胆管感染，尤其因引流不畅者；胆管梗阻，如结石嵌顿，壶腹癌；化脓性胆管炎，伴有中毒性休克的紧急抢救；配合 EST 术前，术中与术后留置应用与监护，观察；ERCP 补充检查者。

（2）管内引流管留置十二指肠内为胆管内引流（ERBD）。

（3）胆管内引流管外露段通过鼻腔移至体外则称为胆管外引流（ENBD）。

（四）小肠镜

小肠是消化道中最长的一段，上端与胃相连，下端与大肠相连。成人全长约 6 ~ 7m，是整个消化道全长的 75%，可分为十二指肠、空肠及回肠三个部分。

1．适应证

（1）消化道出血，已排除胃和大肠内的病变的出血。

（2）X 线钡餐检查已有可疑的病变。

（3）原因不明的腹痛，已行胃镜和大肠镜的检查。

（4）吸收不良综合征。

（5）术中需要了解小肠内的情况。

2．禁忌证

（1）一般内镜检查禁忌证者。

（2）急性胰腺炎发作者。

（3）急性胆囊炎发作者。

（4）腹部手术史伴有腹腔广泛粘连者。

（5）有活动性出血者。

3．小肠镜的检查方法

小肠镜的检查方法主要包括推进法、探条法、肠带诱导法以及术中的检查法、母子镜检查法。

（1）推进式检查法

实际上是加长的上消化道内镜，故术前准备和检查方法同上消化道内镜。在进入十二指肠降部后，采用循腔钩拉套叠法。当内镜进入100cm左右时，已插达或超过曲氏韧带，这时进镜最困难，应采取熟练的钩拉和套叠方法，避免肠襻的形成及镜身的弯曲，通过调节角度钮循腔前进，少注气，一般均可顺利进入空肠。通过屈氏韧带后，镜身的走向可分为顺时针型（右型）和逆时针型（左型）两种，以逆时针型容易插入。

（2）探条式检查法

探条式小肠镜可像Miller-Abott那样插入，让患者吞下镜头，送入内镜至十二指肠，用水或水银充盈头端水囊，可借助肠蠕动，推动水囊带动内镜前进，或在X线透视下变换体位，或给药物加速肠蠕动，加快推进速度。也有人将磁性液体注入囊内，再在体表用强力磁石推动肠镜向纵深推进。可用透视检测小肠镜插入深度。

此型小肠镜的优点是镜身细而柔软，患者痛苦小、安全，适用于儿童及一般情况较差的患者，也适用于推进式未能插入深部小肠的患者以及肠带诱导法不能通过的肠狭窄患者；可以进入空肠下部甚至回盲。缺点为检查时间长，不能活检及缺乏转角装置，一旦退镜即不能使镜身再前进，一般仅能观察到50% ~ 70%的黏膜。

（3）肠带诱导式小肠镜检查法

将聚乙烯塑料管（长7m，外径1.9mm，末端连水囊）经口送入胃内，进入十二指肠后，向囊内注入水或水银，随肠蠕动向下部肠管推进。多数患者次日上午可从肛门排出塑料管，注射甲氧氯普胺可使排出加速。塑料管排出后将其前端固定于肛门外，再将塑料管末端从小肠镜头端活检通道口送入，从操作部活检通道阀伸出。小肠镜经口送入牵引肛门口的塑料管头端，小肠镜即循肠腔下行，10分钟左右可达末端回肠，然后取出塑料管，退镜观察全部小肠并活检。小肠镜也可以从肛门逆行送入肠内。为避免检查中疼痛，需用麻醉剂。

（4）术中小肠镜检查法

怀疑肠道疾病，剖腹探查不易确定病变性质及部位时，可在手术台上经口或肛门或从肠切口插入小肠镜，将肠管用手套在内镜上能够观察全部小肠黏膜，判定原因不明的消化道出血的部位。Bowden等报告8例出血患者中的6例得以确诊。缺点为需剖腹探查，且有手术带来的危险，对新近有出血的病人及检查时正在出血的病人观察不满意，人为肠套叠可引起肠黏膜损伤。

（5）母子式小肠镜 SIF-MS

SIF-MS 型小肠镜含母镜及子镜，母镜长 199.5cm，插入部外径 13mm，镜头 4 个转角方向，子镜长 371cm，插入部直径 5.8mm。头端有 4 个转角方向。插入方法：小肠镜在 X 线透视下由两位术者操作。第一术者进行母镜的角度钮操作，第二术者进行子镜角度钮操作，并经子镜观察小肠。根据推进式小肠镜插入方法，把母镜插至十二指肠空肠曲，使母镜拉成直线，通过母镜的活检钳道把子镜向小肠内插入。然后，第二术者操作子镜转角钮，观察小肠管腔，第一术者随之把子镜逐渐向小肠深部插入，观察完毕后，先取出子镜，再拔出母镜。

此型小肠镜的优点为操作简便易行，子镜可通过狭窄部，可取活检。缺点为子镜太细，析像能力较差，不耐用，超出母镜的距离短，不能观察深部小肠。

4．小肠肿瘤内镜诊断

小肠肿瘤发生率较低，占胃肠道肿瘤的 1% ~ 5%。许多小肠肿瘤没有症状，可一生不被发现。无症状小肠肿瘤多为良性，而有症状肿瘤 60% ~ 75% 为恶性。梗阻、出血为小肠肿瘤的主要症状。小肠肿瘤一般见于老年人，以 50 ~ 70 岁多见，男女发病率大致相等，恶性略多于良性。

（1）小肠癌：最常见，占小肠恶性肿瘤的 50%，发病部位以十二指肠为最多，尤以降部为甚，依次为空肠、回肠，约 90% 腺癌位于十二指肠及近端空肠，多单发。镜下表现常为结节和息肉样，也可表现为溃疡或脆性增生。

（2）腺瘤：也较常见（14%），多见于十二指肠及回肠，外观与结肠腺瘤相似，为向肠腔内突出的结节状肿物，可单发或多发，腺瘤可仅累及一段小肠或整个小肠，有时也可能与全胃肠道腺瘤同时存在。

（3）类癌：起源于肠嗜铬细胞占小肠恶性肿瘤的 45%，回肠最多见（84%），其他依次为空肠（10%）、十二指肠及 Meckel 憩室。可为单发或多发，表现为黏膜下灰黄色小硬结，边缘清楚，质硬，多多数直径在 1.5cm 以内。

5．鉴别诊断

（1）平滑肌瘤：最常见，约占小肠良性肿瘤的 23%。主要发生于空肠，十二指肠最少。多发生于固有肌层，肿瘤多单发，大小不一，从数毫米至数厘米。

（2）脂肪瘤：占小肠良性肿瘤的第二位（18%），多位于回肠。小肠脂肪瘤发生率比胃脂肪瘤高 3 倍，但不如结肠多见。该肿瘤为一界限明显的脂肪组织肿块，多源于黏膜下，呈膨胀性生长，多单发，大小不等，血管少，常呈分叶状。

（3）平滑肌肉瘤：占小肠恶性肿瘤的 10% ~ 20%，常见于回肠（约 50%），空肠次之（40%），十二指肠最少。该肿瘤源自小肠壁肌层，常单发，偶多发。内镜表现随肿瘤大小及生长方式（腔内、壁间或腔外）而有所不同。一般呈圆形或椭圆形，表面暗红色，带有结节状突起，瘤体较硬韧，常较巨大，可压迫肠腔或引起黏膜溃疡。

（4）淋巴瘤：原发淋巴瘤很少见，而累及胃肠道的淋巴瘤较多。原发小肠淋巴瘤占小肠恶性肿瘤的40% ~ 50%，也有作者报告达60%以上，居小肠恶性肿瘤的首位。多见于回肠，尤其是末端回肠，十二指肠最少见。多数只累及一段小肠，10% ~ 25%患者可有多处病灶。

（五）结肠镜

结肠镜对诊断大肠肿瘤、癌前期病变，对研究大肠的多原发癌和早期诊断大肠癌提供了条件，解决了众多的临床诊断和治疗的疑难问题。复旦大学附属肿瘤医院近20年来进行了2.6万余例结肠镜检查总结了，以下结肠镜的操作技巧、并发症的预防、临床应用的经验。

1．适应证

（1）腹块，尤其是左下或右下腹块；

（2）慢性腹泻或大便习惯改变；

（3）进行性消瘦伴乏力；

（4）便血或黑便，已排除上消化道的病变；

（5）不明原因的贫血；

（6）已发现转移性腺癌寻找原发灶；

（7）血清癌胚抗原（CEA）升高；

（8）大肠癌术前的全结肠检查或术后的随访；

（9）钡灌肠或乙状结肠镜发现或疑有病变；

（0）术中的全结肠检查，术前无法行全结肠检查。

2．禁忌证

（1）腹腔大动脉瘤；

（2）有腹膜炎或肠穿孔的症状；

（3）严重的心、脑血管病变；

（4）活动性出血性结肠病变；

（5）急性放射性结、直肠炎；

（6）晚期癌肿伴盆腔转移或明显腹水；

（7）腹或盆腔手术后有严重和广泛肠粘连。

上述为相对禁忌证，应视病人的具体情况及术者操作技术熟练程度，必要时仍可进行检查。

3．肠肿瘤内镜下的诊断与鉴别诊断

（1）大肠腺瘤

大肠黏膜上任何可见的突起，不论其大小、形状及组织学类型，均称为息肉，与大肠癌发病有关的仅为肿瘤性息肉（即腺瘤）。

①管状腺瘤：大肠中最常见的一种良性肿瘤，占全部大肠腺瘤的75% ~ 80%，可分布在大肠的各个肠段，以直肠和乙状结肠内为多见（占70%）。腺瘤大多有蒂，呈球状或

椭圆形，表面光滑，色泽较红，从 0.2cm 到 2.5cm 大小不等，绝大多数在 1cm 以内，有的似米粒或绿豆大小，在内镜下可经活检钳整个咬除。管状腺瘤的癌变率约 10% ~ 15%。根据复旦大学附属肿瘤医院病理科经内镜检查发现的 117 例大肠腺瘤癌变的组织学分析，管状腺瘤的癌变率为 15.6%。

②绒毛状腺瘤：为大肠内较少见的一种腺瘤，约占所有大肠内腺瘤的 15%。腺瘤表面有一层绒毛和乳头状突起，伴有黏液覆着，经内镜下美兰或刚果红染色可清晰地显示。腺瘤的外形似草莓或菜花状，有的呈分叶状结构，基底通常较宽，有的可有蒂，大小从 0.6cm ~ 9cm。组织较松软塌附在肠壁上，较脆，触之易出血。绒毛状腺瘤的癌变率为 50% 以上。

③混合性腺瘤：混合性腺瘤即管状绒毛状腺瘤，内镜下形态具有管状和绒毛状腺瘤两种结构的特征。可有蒂或无蒂，一般体积较大，约 50% 大于 1.5cm。生物学行为同绒毛状腺瘤，有程度不同的不典型增生的出现。癌变率为 30% ~ 40%。

④多发性腺瘤：腺瘤往往呈多发性散发在各个肠段，2 个以上至 100 个以下，绝大多数病例在 50 个以下。大肠内多发性腺癌一般无明显的家族史或遗传基因的失常。腺瘤大小从 0.2cm 到 1.5cm 不等，管状腺瘤或混合型腺瘤可同时存在。有时腺癌密布于一处，伴有糜烂或溃疡、坏死，常提示癌变，癌变率在 25% ~ 100%。

⑤家族性多发性腺瘤病：家族性多发性腺瘤病又称遗传性息肉病，是一种遗传基因失常引起的疾病，一般均有明显的家族史。大肠内腺瘤在 100 个以上，呈弥漫性分布，以左半结肠为多，其次为盲肠。大小从 0.2cm ~ 2cm 不等，大多数有蒂似葡萄样悬挂在肠壁上，多的可达上千或上万个无法计数。如腺瘤呈巢状分布在一处极易发生癌变，癌变率高达 25% ~ 100%。家族性多发性腺瘤病患者术前应用结肠镜行全结肠检查，而且必须进入末端回肠检查，这样即可了解盲肠或直肠内的腺瘤是否能经高频电灼摘除，又可以检查末端回肠内是否有腺瘤，如末端回肠内有腺瘤，做全结直肠的切除术就失去了根治的意义。

（2）早期大肠癌的诊断

①诊断标准

日本结肠癌研究会，将癌限于黏膜层（M-a）和浸润黏膜下层（Sma），不论淋巴结是否转移者归为早期大肠癌。也有把浸润肌层未穿破浆膜层局部淋巴结无转移者，也归为早期大肠癌。前者的 5 年生存率为 35% ~ 50%，后者 5 年生存率高达 45% ~ 75%。

②早期癌分类

早期大肠癌根据外观生长的方式可分为两类。一类为息肉型（PG-ca），又可分为有蒂型（Ⅰp）和无蒂型（Ⅰs）两型。另一类为非息肉型（NPG-ca），又可分为隆起型（Ⅱa），平整型（Ⅱb）和凹陷型（Ⅱc），有时三种形态交叉混杂出现，临床较常见的是扁平隆起伴中央凹陷型（Ⅱa+Ⅱc）。根据其组织是否含腺瘤成分又可分为腺瘤型早期癌和非腺瘤型早期癌。

复旦大学附属肿瘤医院在过去的 20 年中，共发现早期大肠癌 122 例，其中息肉型 94 例，有蒂型 55 例，无蒂型 39 例。非息肉型 18 例，其中Ⅱa 型 8 例，Ⅱc 型 3 例，Ⅱa+Ⅱc 型 7 例。腺瘤性早期癌 119 例，非腺瘤性早期癌 3 例。Webb 认为大肠腺瘤可能存在早期癌变在内镜下的表现为：组织易破碎；糜烂或溃疡；组织坚硬感；基宽体狭；呈分叶状；不对称性；大小情况；色泽改变；大体生长方式。肠镜下肉眼判断腺瘤有否癌变，主要为前四项，肉眼的形态诊断符合率为 85.4%，病理活检诊断的符合率为 95.8%，有 4 例病理活检为重度不典型增生，电灼后做全瘤的连续病理切片，发现黏膜内有局限癌变，故判断腺瘤有否癌变除肉眼和病理活检的综合诊断外，对电切后的腺瘤，不论活检证实的有无癌变，都应做全瘤的连续病理切片，然后根据癌变浸润的深度对是否进一步采取补充外科的肠段切除术或追加根治性手术具有一定的指导价值。

③内镜下治疗术后补充外科手术

局限于黏膜层早期大肠癌，经内镜下或外科局部切除术，已达到根治的目的，一般认为无须追加根治性手术，因黏膜层无淋巴管不会导致局部淋巴结转移。但有人认为有以下情况之一者，必须补充外科根治手术：①有蒂腺瘤癌变，癌组织浸润蒂部黏膜下层者或广基腺瘤癌变，癌组织浸润基底部；②癌组织的分化程度差；③癌组织浸润淋巴管和静脉或淋巴管内和静脉内有癌栓形成者。

（3）进展期大肠癌诊断

①隆起型在内镜下主要表现为半球状或蕈状型肿块，突入腔内，体积一般较大平均直径在 5cm 左右，表面凹凸不平呈结节状，形似菜花，触之易出血，伴有浅表糜烂，溃疡或污秽的坏死物覆盖。

②溃疡型在内镜下主要表现为局限性的溃疡，溃疡边缘有结节状围堤样增生隆起，形似火山口，与正常黏膜分界清楚，周围黏膜无浸润感，通常肠腔尚能扩张，结肠镜仍然能通过病灶处。

③溃疡浸润型在内镜下主要的特点为溃疡的一边呈围堤状增生隆起与正常黏膜分界明显，周围黏膜无浸润感，而溃疡另一边肠腔扩张差，肠壁僵硬，肠腔逐渐狭窄，以至结肠镜无法通过病灶处。

④局限浸润型多见于直肠部位，内镜下主要表现为环形的管壁僵硬，肠腔扩张差，黏膜表面充血水肿或浅表糜烂，通常活检应于一个部位向下取 3 ~ 4 块组织才能取到癌组织，有些患者在手术中作局部的切取活检才能得以病理学的证实。

（4）多原发大肠癌

大肠癌不同于其他消化道的恶性肿瘤，多原发癌的发生率在 4% ~ 11%，大肠的癌前期病变——腺瘤同时存在高达 35% ~ 75%，因此认识并及时发现予以积极治疗颇为重要。就目前而言，结肠镜是诊断大肠多原发癌最好，最简便，最有效的方法。

①术前检查

术前肠镜检查不但可取得病理诊断，而且对病灶定位，浸润范围做出诊断；观察肿瘤远侧或近侧肠段内有否同时第二原发癌或腺瘤；对发现的同时第二原发癌或腺瘤提示手术时一并切除。

②术中检查

术中结肠镜检查能使一次手术及时切除大肠内多个原发病灶，有利发现早期多原发癌和防止癌前期病变——大肠腺瘤术后演变为第二，第三原发癌有重要意义。术中结肠镜检查的操作方法：a. 剖腹后分离肿瘤部位，有部分患者仍可以从原肛门插入在术者的帮助导引下通过病灶处行全结肠检查；b. 剖腹后切除肿瘤行结，直肠或结肠，结肠的端端吻合，术后仍从原肛门插入行全结肠检查；c. 低位直肠癌必需行腹，会阴联合根治切除术患者，必须切开结肠，从结肠的切断插入结肠镜行全结肠检查。前两种方法简单方便，不需无菌操作，后一种需无菌操作。

③术后检查

早期癌中有 25%，晚期癌中有 60% 的病人因肿瘤堵塞无法进行术前结肠镜全面检查，因而无法了解肿瘤远侧肠段内的情况。对其中又无条件行术中结肠镜检查者，在术后 3 个月内应尽早进行结肠镜随访检查，这样不但能发现早期的同时多原发性大肠癌，更重要的是发现大肠腺瘤予以电灼切除，以避免了术后第二，第三原发大肠癌的发生。因此有必要对大肠癌术后病人，定期进行结肠镜的终身随访检查。通常术后 3 个月作首次肠镜的随访检查，6 个月后重复一次，如无病变发现，以后每年一次随访检查连续 4 年，4 年后无任何病变发生改为每 2 ~ 3 年一次，直至终身。

4．大肠肿瘤的鉴别诊断

（1）平滑肌瘤：较常见的大肠良性肿瘤，呈椭圆形或半球状的隆起，表面黏膜光滑，肿瘤质地较硬。主要发生于直肠，多发生于固有肌层，肿瘤多单发，大小不一，从数毫米至数厘米。

（2）脂肪瘤：最多见的大肠良性病变，亦可呈椭圆或半球状的隆起，表面黏膜光滑，肿瘤质地偏软，色泽淡黄。多发生于直肠，该肿瘤为明显的脂肪组织肿块，多源于黏膜下，呈膨胀性生长，多单发，大小不等，血管少，常呈分叶状。

（3）类癌：大肠较多见的低度恶性肿瘤，起源于肠嗜铬细胞。表现为黏膜下灰黄色小硬结，边缘清楚，质硬，好发于直肠和乙状结肠，多数直径在 1.5cm 以内，单发或多发（30%），

（4）平滑肌肉瘤：大肠较少见的恶性肿瘤，起源于肠壁肌层，常单发，偶多发。内镜表现随肿瘤大小及生长方式（腔内、壁间或腔外）而有所不同。一般呈圆形或椭圆形，表面暗红色，带有结节状突起，瘤体较硬韧，常较巨大，可压迫肠腔或引起黏膜溃疡。

（5）淋巴瘤：原发淋巴瘤很少见，而累及胃肠道的淋巴瘤较多。原发大肠淋巴瘤主要发生于空肠、盲肠、升结肠。多发生于固有肌层，肿瘤多单发，大小不一，从数毫米至数厘米。

（六）腹腔镜

腹腔镜在目前仍为硬镜的结构，配合软性的导光纤维，用于临床腹、盆腔病变和肿瘤的诊断。

1．腹腔镜检查的适应证

（1）合并腹水的腹膜疾患，在鉴别恶性肿瘤、结核与多发性浆膜炎有诊断困难时；

（2）经化验、超声、X 线血管造影、同位素扫描等检查仍不能确定肝病的诊断时；

（3）黄疸的鉴别诊断困难者，或胆道疾患胆囊造影模糊不清，疑为胆道疾患又未能确诊者；黄疸持续 6 周不能除外肝外梗阻的可能时；

（4）脾脏疾患特别是需要脾穿刺者，或为了要确定有无脾静脉栓塞时；

（5）胃、小肠、结肠疾患，需确定有无病变转移和疾病的范围时；

（6）有待证实的胰腺、肾脏肿瘤或囊肿，及其大小，范围时；

（7）疑有腹部肿瘤，但其他各项检查不能确诊者；

（8）妇科疾患，包括宫外孕、卵巢囊肿、子宫肌瘤等。

2．禁忌证

（1）心力衰竭或严重的循环衰竭；

（2）腹腔的急性炎症；

（3）各种腹部手术后的严重粘连；

（4）严重的心、肺疾患。

3．正常解剖腹腔镜下的形态

在腹膜无粘连且检查顺利时，在腹腔镜下可以见到的如下：横膈未被肝脏及其他器官所遮部分；肝脏右叶及左叶表面；胆囊和胃前壁的浆膜面，包括小弯、胃窦及幽门部；十二指肠水平部的浆膜面；部分小肠；回盲部及盲肠；阑尾（盲肠后位者除外）；升、横、降、乙状结肠；膀胱上部；卵巢、输卵管及子宫；腹股沟内环部；腹腔前壁的腹膜。

4．肝癌的腹腔镜下诊断与鉴别诊断

（1）原发性肝癌

肝脏多伴有硬化；癌结节形状不规则；大小不等；癌结节中心无凹陷；与肝实质的边界不清。

（2）继发性肝癌

肝脏实质多为正常；癌结节多为圆或椭圆形；大小多为均等；癌结节中心有脐样凹陷；与肝实质的边界清楚。

第三节　肿瘤标志物

肿瘤标志物（Tumor Marker）是 1978 年由 Herberman 在美国召开的人类肿瘤免疫诊断会上提出的。次年，在英国第七届肿瘤发生生物学和医学会议上被大家确认，并应用于临床。1975 年，由 Kohler 和 Milstein 创建了淋巴细胞杂交瘤技术，并制备了许多单克隆抗体。1979 年，Koprowski 用结肠癌细胞制备的单克隆抗体，能识别糖类抗原（carbohydrate antigen，CA199）。近 20 年来由于免疫学、生物化学、分子生物学、细胞工程学和遗传工程学以及相应新技术的发展，对于肿瘤细胞膜结构、功能有了新的认识，并发现了一系列特异性酶、蛋白质、受体和癌基因与肿瘤的发生机制有关，作为新的肿瘤标志物。

生物化学肿瘤标志物是肿瘤细胞产生并分泌到体液中的，常用血清作为测定的样品，由于血清的稀释，检测阳性率不够高，若直接收集肿瘤组织或其附近组织分泌的体液进行测定，可提高检出敏感性和特异性。例如，经内窥镜采集胰液测定 CA724 和 CA199 含量，可明显提高胰腺癌的检出率；用乳汁作为 CA153 和 CEA 的测定样品，则乳腺癌的阳性率也大大提高。又因同一种肿瘤可含有一种或多种肿瘤标志物，而不同或同种肿瘤的不同组织类型，既可有相同的肿瘤标志物，也可有不同的肿瘤标志物，因此应选择几种特异性高的肿瘤标志物联合测定某一肿瘤，以利于提高阳性率。

肿瘤标志物的分类和命名十分复杂，尚未统一，目前常用的肿瘤标志物分为蛋白质类、糖类、脂类、酶类、激素类、多胺类以及病毒类进行简述。

一、蛋白质肿瘤标志物

蛋白质类的肿瘤标志物较多，表 2-3-1 显示了主要的标志物。

表 2-3-1　蛋白质类肿瘤标志物

蛋白质	肿瘤
甲胎蛋白	肝细胞性肝癌、胚胎细胞癌
癌胚抗原	消化道恶性肿瘤
β_2 微球蛋白	多发性骨髓瘤、淋巴系统肿瘤
本周氏蛋白	多发性骨髓瘤
铁蛋白	白血病、小儿畸胎瘤
胰胚胎抗原	胰腺癌
血清蛋白	肝癌、多发性骨髓瘤
M 蛋白	骨髓瘤、淋巴瘤
细胞角蛋白 19 片段	非小细胞肺癌
血清肝癌特异性蛋白	原发性或转移性肝癌

1．甲胎蛋白及其异质体

甲胎蛋白（AFP）是 1956 年 Bergstrandh 和 Czar 在人胎儿血清中发现的一种单一多聚体肽链的糖蛋白，其分子量平均为 68 000，是由胎儿生长发育中卵黄囊和肝细胞合成，胃肠道细胞也可合成一部分。妊娠期由胎儿产生的 AFP 含量持续增高，至妊娠 12 ~ 14 周胎儿血浆中 AFP 值可达到 3g/L；随后即逐渐降低，出生后，AFP 合成很快受抑制，其含量降至 50mg/L，周岁末婴儿的浓度接近于成人水平。通常，健康成人浓度低于 25μg/L。在细胞恶变过程中，某些细胞基因被重新激活，细胞重新开始合成 AFP，以致其含量在肿瘤患者体内明显增加，故测定血清 AFP 浓度对各相应恶性肿瘤的早期诊断和治疗监测具有重要参考价值。

AFP 是原发性肝细胞性肝癌的最灵敏、最特异的肿瘤标志物，在原发性肝癌病人中的

AFP的阳性率在80%以上。AFP可用于原发性肝癌的鉴别诊断，当AFP>200μg/L，持续8周，ALT正常，排除妊娠、生殖细胞恶性肿瘤，则临床诊断为原发性肝癌，少数肝硬化病例亦有AFP增高，但都为“一过性”升高，持续时间大多不超过2个月。睾丸、卵巢、腹膜后恶性畸胎瘤，消化道肿瘤，如胃癌，尤其是伴有肝转移，AFP亦有增高。卵巢内胚窦癌的AFP也明显升高。手术切除或介入治疗后，有效者AFP下降，若降低不多提示手术切除不彻底，若降低后复又上升，提示手术后肿瘤复发或发生转移。因此AFP不仅用于诊断，而且用于疗效观察和预后判断。AFP还可用于鉴别绒癌与妊娠，前者不增高，先兆流产降低，预后不良的稽留流产，AFP值偏高。

近年研究表明，AFP存在异质体，其分子结构大部分相同，但碳水化合物链不同，在原发性肝癌、转移性肝癌、胚胎细胞肿瘤和活动性肝病中增高的多种AFP异质体中，其糖链结构也有所不同。由于各种AFP中糖基可对植物凝集素（lectins）出现不同的亲和性，故可用不同的植物凝集素来鉴别诊断，目前常用的有刀豆素A（ConA）和扁豆凝集素A（LCA）。用ConA亲和型和不亲和型鉴别原发性肝癌和胚胎肿瘤：原发性肝癌的ConA亲和型AFP>80%，胚胎细胞肿瘤的ConA亲和型AFP<50%；鉴别原发性肝癌和转移性肝癌：原发性肝癌ConA不亲和型AFP<20%，转移性肝癌>26%；可作为化疗指标，原发性肝癌增殖的癌细胞可产生ConA亲和型AFP，若化疗后ConA亲和型比例明显下降，提示癌细胞杀灭。LCA亲和型和不亲和型AFP可用于鉴别原发性肝癌与良性活动性肝病：原发性肝癌LCA不亲和型AFP明显低于良性活动性肝病，可将LCA不亲和型AFP<75%定为原发性肝癌诊断的界限，其阳性率为87.2%，特异性为97.5%。有利于检测原发性小肝癌（癌灶直径≤3cm）和AFP低浓度（AFP<400ng/L）的原发性肝癌：小原发性肝癌和低浓度AFP增高的原发性肝癌，其LCA亲和型比例明显高于良性肝病；对慢性肝病定期检测LCA亲和型AFP，有助于早期发现肝硬化癌变病例，肝硬化癌变时，LCA亲和型AFP百分比明显提高。

2．癌胚抗原

癌胚抗原（CEA）由Gold和Freedman于1965年从胎儿及结肠癌组织中发现，是一种分子量约为200 000的含多糖的蛋白复合物，其中45%为蛋白质。胎儿胃肠道及某些组织细胞具有合成CEA的能力，通常在妊娠期的前6个月内CEA含量增高，出生后血清中含量已很低下。健康成人血清中CEA浓度小于2.5μg/L，但是正常的参考范围为<15μg/L。CEA属于非器官特异性肿瘤相关抗原，分泌CEA的肿瘤大多位于管腔脏器，如消化道、呼吸道、泌尿道等，由肿瘤细胞分泌的血清CEA均有增高，但大于60μg/L仅见于结肠癌、直肠癌、胃癌和肺癌，最近发现消化道恶性肿瘤患者存在着CEA的异质体，将原发性结肠癌的生理盐水提取物，经等电聚焦电泳显示8 ~ 12个CEA峰，已知其中3个峰为癌特异性峰，称CEA-S，其余可能属于正常的结肠交叉反应抗原簇或致癌过程中的其他过量产物。

研究证明单克隆抗体对结、直肠癌有较高特异性，被认为是评价结、直肠癌患者临床状态的可靠试验。采用常规测定和动态观察CEA含量对结、直肠癌患者术后随访及监测肿瘤扩散和复发有较高价值。CEA 值升高表明有病变残存或进展。外科手术切除肿瘤后 6 周，CEA 水平一般恢复正常，否则提示有残存肿瘤。肺癌、乳腺癌、膀胱癌和卵巢癌患者血清 CEA 含量亦可明显增加，但 70% 为转移性癌。所以肿瘤患者血清中 CEA 含量增高程度和肿瘤转移与否具有一定的相关性。连续随访定量检测血清 CEA 含量，对肿瘤病情判断更具意义。必须指出，在消化道和肝胆系统良性疾患时，CEA 含量也可上升，说明其缺乏特异性，但 CEA 定量测定被公认为是结、直肠癌的辅助诊断和治疗监测手段之一。

其他生物体液如胰液和胆汁内 CEA 定量可用于诊断胰腺或胆道癌，浆液性渗出液的 CEA 定量可作为细胞学检查的辅助手段，尿液 CEA 定量可作为判断膀胱癌预后的参考。血清 CEA 定量结合甲状腺降钙素测定有助于甲状腺髓样癌的诊断和复发的预测。

3．细胞角蛋白 19 片段

细胞角蛋白（Cytokeratin）是一类分子量为 40 000 ~ 70 000 的细胞结构蛋白，各种上皮细胞内均有分布。根据所带电荷、免疫反应、mRNA 杂交及肽链特征可将人类上皮细胞中的角蛋白分为两型，即酸性角蛋白（Ⅰ型）和中性角蛋白（Ⅱ型），Ⅱ型比Ⅰ型的分子量约大 8 000，表达时往往是Ⅰ型成对存在。

应用双向电泳可将人类上皮细胞角蛋白分离出 20 条区带，分别命名为 CK1-20，肿瘤细胞中含量最丰富的是 CK18 和 CK19。CK19 是一种酸性多肽，分子量为 40000，主要分布在单层上皮细胞，如肠上皮、胰管、胆囊、子宫内膜、输卵管及肺泡上皮细胞。在健康人群中的参考范围为 <3.6μg/L。当上述细胞癌变时可释放 CK19 的片段进入血液循环，过度地表达了这种蛋白，又称 CYFRA21-1。

细胞角蛋白 19 片段（CYFRA21-1）含量在肺癌患者血清中明显增高，对小细胞肺癌的检出率为 21%，而对鳞癌的阳性率可达 70%，特异性亦高于 CEA 和 SCC。腺癌阳性率为 63%，大细胞肺癌为 75%。CYFRA21-1 对非小细胞肺癌的表达水平随临床分期的进展而升高，其阳性率在Ⅰ期、Ⅱ期为 38% 左右，Ⅲ期为 43% ~ 79%，CYFRA21-1 对 NSCLC 的早期诊断、疗效监测和预后判断均有重要价值。CYFRA21-1 也是膀胱癌标志物，检测尿中 CYFRA21-1 浓度，可用来筛查膀胱癌。CYFRA21-1 可用于鉴别乳腺癌和乳腺良性疾病，乳腺癌患者血清中 CYFRA21-1 水平与临床分期呈正相关，它还可判断疗效和提示预后。CYFRA21-1 对头颈部肿瘤、宫颈癌等的诊断须与糖类抗原、CEA 等肿瘤标志物联合检测，综合判断。

4．β_2 微球蛋白

β_2 微球蛋白（β-MG）是 Berggard 和 Bearn 于 1966 年从肾脏病患者尿中分离出的一种蛋白质，是由 100 个氨基酸组成的单链多肽，分子量为 11 800，电泳时显于 β_{2m} 区带，故被命名为 β_2 微球蛋白。β_2-MG 是人体白细胞抗原的一个 β 轻链，为体内所有正常有核细胞能合成的一种低分子蛋白质，正常人 β_2-MG 合成和从细胞膜上释放，血液中含量甚微且相当恒定。β_2-MG 因分子量小，可从肾小球滤过，在近端肾小管被重吸收，并完全分解，因而在尿液中含量甚微。

由于肿瘤细胞的代谢活性高，可直接产生 β_2-MG 或刺激免疫活性细胞产生 β_2-MG，

血液中 β_2-MG 可明显升高。在肿瘤检测中是一项灵敏指标，尤其在各类白血病、霍奇金病、多发性骨髓瘤的诊断中是一项有价值的诊断指标。在肺癌、乳腺癌、消化道癌及子宫颈癌等中也可见增高，由于在肿瘤早期，血清 β_2-MG 可明显高于正常值，故有助于鉴别良、恶性口腔肿瘤。脑脊液中 β_2-MG 的检测对脑膜白血病的诊断具有特别的意义。β_2-MG 对肾脏疾病的诊断与鉴别诊断也有一定的临床价值，如果尿中 β_2-MG 增高，而血中正常或增高，则提示肾小管受损或同时伴有肾小球滤过障碍。上尿路感染、各种肾小管损害、肾病及 SLE、肾炎、肾功能不全、肾性糖尿病，尿中 β_2-MG 含量均有不同程度的升高。

5．铁蛋白

铁蛋白（SF）是 1884 年 Schmiedeber 发现的水溶性铁贮存蛋白，1937 年被命名，1965 年 Richter 等从恶性肿瘤细胞株中分离出 SF，并发现 SF 存在于肝脏及多种组织和体液中。这是一种脱铁蛋白组成的具有大分子结构的 24 个亚单位聚集而成，每个铁蛋白分子可贮存 4 500 个铁原子，是体内铁贮存的主要形式之一。SF 的正常参考范围是：男 20 ~ 250μg/L，女 10 ~ 120μg/L

SF 具有两个亚基，为肝脏型（L 型）和心脏型（H 型）。当肝细胞坏死或受损时 SF 大量释放入血中，同时肝脏处理循环中 SF 能力下降亦可引起 SF 升高。76% 原发性肝癌患者 SF 明显升高并与 AFP 浓度无相关性，SF 与 AFP 联合检测可明显提高阳性检出率，AFP 阴性或低浓度的原发性肝癌病人 SF 可明显增高，两者联检阳性检出率可达 95.6%。因此，检测 SF 对原发性肝癌诊断起互补作用。

血液疾病和恶性淋巴瘤等均可引起 SF 增高，但 SF 水平在正常人和恶性疾病患者之间有重叠，可测定 SF 和血清铁的比值加以区别，正常人此比值为 0.3 ~ 1.7，恶性血液病人此比值升高，阳性率可达 90%。胃癌、直肠癌、食道癌、乳癌等，如无转移，SF 不升高或很少升高，若转移至骨髓、肝、淋巴结、脾脏后，SF 水平显著增加，因此动态观察此项指标对判断上述肿瘤有无转移和预后均有一定的临床意义。

6．本周氏蛋白

本周氏蛋白（Bence-Jones）是 1845 年由 Bence 和 Jones 首次描述了这种蛋白，它可被磺基水杨酸、三氯醋酸、硝酸和盐酸沉淀，加热到 45℃ ~ 60℃时，沉淀又再现，故又称凝溶蛋白。1963 年 Edelman 对骨髓瘤球蛋白轻链的胰蛋白酶水解产物和同一患者的本周氏蛋白进行比较，结果表明本周氏蛋白由完整的轻链组成，它的一级结构是由 214 个氨基酸残基组成的多肽链，在大多数病例中，本周氏蛋白的沉淀系数为 3.6S，分子量为 45 000，属于游离轻链的双体，当沉淀系数为 1.8S 时，分子量为 22 500，多属于单体。

本周氏蛋白是多发性骨髓瘤的典型标志物，免疫球蛋白的轻链可分为 Kappa（κ-Ig）和 Lambda（λ-Ig）两类，一个克隆的浆细胞中只能产生其中一种，任何一种免疫球蛋白分子不会同时出现两种轻链型。慢性骨髓瘤、骨肉瘤等均会引起本周氏蛋白阳性，肾病时也会阳性。健康人群中，本周氏蛋白为阴性。

二、糖类肿瘤标志物

糖类抗原（Carbohydrate antigen，CA）是从肿瘤组织或某些肿瘤细胞株中分离出的含糖复合物，糖类抗原的检测多用单克隆抗体法，有的还同时用两种不同位点的单抗做成双位点固相酶免疫试剂，以提高其特异性。糖类肿瘤标志物小结在表 2-3-2。

表 2-3-2　糖类肿瘤标志物

糖类抗原	肿瘤
MCA	乳腺癌、卵巢癌
Du-PAN-2	胰腺癌、卵巢癌、胃肠癌
PSA 和 f-PSA	前列腺癌
SCC	鳞状上皮癌
CA724	胃肠癌、卵巢癌
CA125	卵巢癌、子宫内膜癌
CA50	胰腺癌和结、直肠癌
CA19-9	胰腺癌和胆管癌
CA15-3	乳腺癌、卵巢癌

1．CA15-3

CA15-3 是从乳腺癌患者的组织碎片和胞质中提取的糖类抗原物质，有两种单克隆抗体 115D8 和 DF3，它们于 1984 年被命名。正常健康者血清中 CA15-3 含量低于 30ku/L。乳腺癌患者血清 CA15-3 含量明显增高。CA15-3 是乳腺癌追踪监视的较特异的指标，虽然对乳腺癌的早期诊断意义报道不一，但是对乳腺癌治疗后监视复发是较好的指标。乳腺癌的复发患者中早期阳性检出率可达 73%，复发患者 CA15-3 升高可比出现临床症状早 1 ~ 13 个月。卵巢癌、子宫内膜癌、宫颈癌、肺癌和胃肠癌也有一定的阳性检出率，应予以鉴别，特别要排除部分妊娠引起的含量升高。当乳腺癌有肝及骨转移时 CA15-3 增高，与 CEA 同时检测可提高诊断符合率。少数肝硬化患者也有轻度升高。

2．CA19-9

Koprowski 等人于 1979 年用结肠细胞株免疫 BALB/c 纯种小鼠并与骨髓瘤进行杂交得到一株单克隆抗体。该抗体能识别相应的肿瘤抗原，该抗原被命名为 CA19-9。后来的研究发现 CA19-9 是与唾液酸乳 -N- 岩藻糖 Ⅱ 有关的低聚糖，系肿瘤病人血清中的一种类粘蛋白成分，分子量 >500 万，在碱性条件下 37℃时含量甚微。血清 CA19-9 阳性临界值为 37ku/L。胰腺癌、胆管癌阳性检出率最高，大约为 85%，大部分病例超过 240ku/L，故 CA19-9 可单独作为胰、胆管肿瘤标志物应用于临床。CA19-9 低于 1 000ku/L 的肿瘤常为早、中期，可手术切除肿瘤，高者提示肿瘤晚期，可能已发生远处器官转移，手术的切除率只有 5%。少数胰腺炎病人也可轻度升高，但一般不大于 100ku/L，阻塞性黄疸一般中等水平升高，当黄疸消退后可恢复正常，因此，CA19-9 可用来鉴别胰腺癌和胰腺炎。胰腺癌根治性手术后，血清 CA19-9 水平迅速降至正常范围，如术后血清 CA19-9 降低后再升高，往往提示肿瘤复发或远处转移，上升的血清 CA19-9 一般发生在有复发或转移临床表现之前 2 ~ 9 个月，具有早期诊断复发的意义。CA19-9 对结肠癌、胃癌也有较高的灵敏度，达 55% 左右。肝癌病人 CA19-9 阳性检出率约为 58% 左右，特别是在 AFP 阴性病人中 CA19-9 有相当的阳性检出率。测定 CA19-9 对恶性肿瘤的疗效随访、术后监测有重要意义，升高可作为肿瘤复发转移的亚临床诊断或重要的辅助诊断指标。

3．CA50

CA50 是一种以唾液酸酯和唾液酸糖蛋白为主要成分的糖类抗原，存在于结肠、直肠、胃、空回肠、肺、胰、胆囊、膀胱、子宫以及肝脏等肿瘤组织中，正常组织不产生 CA50，只有恶变时才会升高。健康人血清中的水平为 <20ku/L。CA50 是由 Lindholm 从结肠癌、直肠腺癌 Colo-205 细胞株的一系列单克隆抗体筛选出来的一株抗原，对结、直肠癌能有强烈反应，而不与骨髓细胞反应的单克隆抗体。该抗体识别的抗原称 CA50，它对恶性肿瘤的诊断和鉴别有重要意义。当结、直肠、胃、胰腺、子宫、卵巢、膀胱、肺、肝脏、前列腺、乳腺等组织发生癌变时，可发生不同程度的升高。其中阳性率较高的有胰腺、胆管癌，可达 90%，前列腺癌 76% ~ 80%，子宫癌 88%，消化道及卵巢肿瘤亦有较高价值，是判断预后、监测病情的有用指标。另外，恶性胸腹水中有较高的阳性检出率。

4．CA125

Bast 等人于 1983 年用卵巢浆液性乳突囊腺癌细胞系 OVCA433 免疫 BALB/c 小鼠，经与骨髓瘤细胞杂交得到的一株单克隆抗体，该抗体识别的抗原称为 CA125，其结构成分主要是高分子糖蛋白复合物，分子量在 200 000 ~ 1 000 000 之间，正常组织中 CA125 含量极低，在间皮细胞组织苗勒氏管上皮有微量存在，健康人血清中的水平 <35ku/L。CA125 对卵巢上皮腺癌有重要诊断价值，是卵巢癌最敏感的指标，且特异性高，当卵巢癌复发时，临床确诊前几个月便可呈现 CA125 增高，尤其是卵巢癌发生远处转移时血清 CA125 明显升高。动态观察血清 CA125 浓度有助于卵巢癌的预后评价和治疗监控。对其他妇科恶性肿瘤（如子宫内膜癌、子宫肉瘤、输卵管癌、宫颈癌等）有辅助诊断价值。妊娠及子宫内膜异位症等良性妇科疾病血清 CA125 水平亦可有所升高，但多不大于 100ku/L。血清 CA125 水平在胃肠道恶性肿瘤（如胰腺癌、结直肠癌、胆管癌、肝癌等）、肺癌、乳腺癌患者中也可见升高。临床上Ⅲ期癌变时 CA125 水平大多大于 400ku/L。

5．CA724

CA724 是 1981 年从乳腺癌肝转移病灶中得到的一种与 CEA、CA125、CA199 和 CA153 均不同的肿瘤相关蛋白 -TAG72，分子量 >100 000，属于粘蛋白类癌胚抗原。CA724 对胃癌有较高的敏感性（59%），特异性可达 100%，若与 CEA 联合检测可提高灵敏度，达 70% 以上。卵巢癌、结肠癌、胰腺癌和非小细胞肺癌也可增高。吸取囊内液定量测定 CEA、CA125、CA153、CA724 可用于胰腺囊性肿瘤的良、恶性鉴别诊断，黏液性囊腺癌囊液中的 CA724 水平明显高于假性囊肿，良性囊性瘤的 CA724 水平为中等，与其他囊肿或良性囊肿之间在统计学上有明显差异。CA724 的正常参考范围为 <6ku/L。

6．鳞状上皮细胞癌抗原

鳞状上皮细胞癌抗原（SCC）是由 Kato 于 1977 年从子宫颈癌组织中提取的一种组织抗原 TA-4。该抗原存在于正常组织，但含量极微，也存在于不同器官鳞状上皮细胞癌患者的血清中。正常人血清中 SCC 含量 <2.5μg/L，SCC 对子宫颈癌有较高的诊断价值，阳性率 83%，最高值可超过 100μg/L，其含量高低与肿瘤的侵犯程度及是否转移有关，定期检测 SCC 有助于监控宫颈癌患者的病情。肺鳞状上皮细胞癌患者的血清 SCC 浓度升高，阳性率随病情发展而上升，有利于病情预测，是肺鳞状上皮细胞癌的首选标志物。SCC 对食管鳞癌的检出敏感性达 46%，对阴茎鳞癌的敏感性为 30% ~ 35%。此外，SCC 在喉、咽舌、软腭的被覆上皮癌患者中均可呈中度增高，由于这些部位的肿瘤尚无其他肿瘤标志物可供检测，故检测 SCC 有一定的意义。

7．前列腺特异性抗原

前列腺特异性抗原（PSA）是由 Wang 等人从前列腺组织中分离出来的丝氨酸蛋白酶，分子量为 33 000 ~ 35 000，是一种由前列腺上皮细胞合成和分泌的糖蛋白，仅存在于前列腺上皮细胞的胞质、导管上皮和黏液内，故具有器官特异性，达 90% ~ 97%，敏感性为 87% ~ 89%。正常男性血清中 PSA 含量低于 4μg/L，升高仅见于前列腺癌、前列腺良性增生以及相邻泌尿生殖组织炎症，对前列腺癌的检出高于直肠指检的两倍，可用于鉴别直肠指检未能检出的前列腺癌。PSA 可用于前列腺人群普查，也可用于前列腺癌治疗的监控，90% 患者治疗后血清 PSA 值可降至不能检出的低微水平，若术后血清 PSA 升高，提示有残存肿瘤。放疗后疗效显著，50% 以上患者在 2 个月内血清 PSA 降至正常。

PSA 在血液中以游离态和结合态两种形式存在，结合态 PSA 是 PSA 与 α_1- 胰凝乳蛋白酶（ACT）或 α_2- 巨球蛋白（α_2-MG）等抗蛋白酶结合物，而游离态 PSA（f-PSA）则不具备结合酶的活性，正常情况下 f-PSA 水平占总 PSA 的 0.1 ~ 0.2 左右。PSA 属器官特异性，但不具备肿瘤特异性，良性前列腺疾病与前列腺癌病人的 PSA 有一定重叠，应用 f-PSA / PSA 比值可鉴别诊断前列腺癌与前列腺良性增生，特别是对前列腺癌的早期诊断更具有临床意义。在前列腺病人，当总 PSA 低水平增高时（4 ~ 10μg/L），f-PSA 水平不呈比例升高，f-PSA/PSA<0.1 时，前列腺癌的确诊概率明显增大。前列腺癌病人 f-PSA/PSA 比值明显小于前列腺良性增生病人，具有显著性差异（P<0.01）。

8．Du-PAN-2

Du-PAN-2 是胰腺癌的标志物，它是一种粘蛋白，分子量在 100 000 ~ 500 000，80% 是糖。核心蛋白 cDNA 已被克隆和序列化，氨基酸序列显示含有 1 295 氨基酸残基伴 42 个重组序列的 126 000 蛋白。Du-PAN-2 抗原主要存在于胰腺、胆管、乳腺和支气管的上皮腺管内，在唾液腺、胃、大肠和小肠细胞内也可检测到低水平。Du-PAN-2 水平升高见于胰腺癌，阳性率为 54% ~ 61%，胆管癌阳性率为 44% ~ 47%，肝细胞性肝癌也可增高。70% ~ 80% 胰腺癌患者 Du-PAN-2 与 CA199 两者增高的水平是类同的。正常参考范围为 <100ku/L，鉴别良性和恶性肿瘤的临界值为 300 ~ 400ku/L。

9．类粘蛋白肿瘤相关抗原

类粘蛋白肿瘤相关抗原（MCA）是一种分子量为 350 000 的糖蛋白，在乳腺癌细胞表面用 b-12 单克隆抗体可检测到，分子表位也可被 CA153 试验中的 DF3 和 115D8 抗体所识别。MCA 的正常参考范围为 <14ku/L 。60% 转移性乳腺癌患者的 MCA 可明显增高，卵巢癌、子宫颈癌、子宫内膜和前列腺癌 MCA 水平亦可增高，良性乳腺肿瘤患者和妊娠期孕妇的 MCA 水平可轻微上升。MCA 水平与 CA153 有一定相关性，但与 CEA 无关，在监控乳腺癌的转移和复发时，MCA 与 CA153 呈平行关系。

三、酶类肿瘤标志物

在正常细胞癌变过程中，与细胞分化或增殖有关的组织特异性酶或同工酶活性降低或消失，并同时出现胚胎型同工酶或异位酶升高。恶性肿瘤患者的酶活力变化可能与下列因素有关：①肿瘤组织本身可产生异常含量的酶；②肿瘤存在使机体某些组织诱导并生成大量的酶；③肿瘤细胞通透性增高，导致肿瘤细胞内的酶类进入血流；④肿瘤组织压迫管腔而使某些酶返流入血；⑤因各器官功能不良导致各种酶的灭活和排泄障碍。

肿瘤组织中同工酶谱的三大主要类型为：①胚胎型同工酶，肿瘤组织中胚胎型同工酶明显增加，使同工酶谱退回到胚胎时未分化组织类型，此变化与恶性肿瘤发展成正比。②胎盘型同工酶，肿瘤组织中也可表达胎盘中的同工酶，目前发现肿瘤组织中异常表达的胚胎型和胎盘型同工酶达 20 余种。③异位型同工酶，是指肿瘤组织异常表达了其他成年组织的同工酶类型。主要的酶类肿瘤标志物列于表 2-3-3。

表 2-3-3　酶类肿瘤标志物

酶类	肿瘤
碱性磷酸酶及其同工酶	骨转移癌、肝癌
谷胱甘肽转移酶	消化道恶性肿瘤
淀粉酶	胰腺癌
脂肪酶	胰腺癌、胆管癌
前列腺酸性磷酸酶	前列腺癌
乳酸脱氢酶	卵巢癌
γ- 谷氨酰转肽酶	肝癌、肿瘤肝转移
α_1- 抗胰蛋白酶	早期肝癌
N- 乙酸 -β-D- 氨基葡萄糖苷酶	肝癌（非特异性）
亮氨酸氨基肽酶	胰腺癌
甘氨酸脯氨酸二肽氨肽酶	早期肝癌、胃癌
鸟氨酸脱羧酶	大肠癌
胰弹性蛋白酶 I	胰头癌
岩藻糖苷酶	原发性肝癌
神经元特异性烯醇化酶	小细胞性肺癌、神经母细胞瘤

1．神经元特异性烯醇化酶

神经元特异性烯醇化酶（NSE）是 1965 年 More 等在研究神经系统特异性蛋白时在神经组织中发现的高酸蛋白，分子量为 78 000，当时根据它的层析位置称为 14-3-2 蛋白，后研究发现 14-3-2 蛋白具有烯醇化酶性质，且仅存在于神经组织中，故命名为 NSE。自然界中存在 5 种烯醇化酶同工酶（分别为 αα、ββ、γγ、αβ、αγ），它们均是胞质二聚体酶，由 α、β、γ 三种亚基组成，均需 Mg++ 作为辅助因子，脑组织中存在 αα、ββ、γγ 三种烯醇化酶同工酶，神经元特异性烯醇化酶为 γγ 型。正常人血清中含量为 <13μg/L。

小细胞肺癌（SCLC）发病率占原发性肺癌的 20% ~ 25%。SCLC 的大多数患者血清 NSE 水平明显升高，比其他肺癌和正常对照组高 5 ~ 20 倍，具有较高的特异性，阳性率可达 65% ~ 100%。目前已公认 NSE 为小细胞肺癌的高特异性、高灵敏性的肿瘤标志物。血清 NSE 活性水平与小细胞肺癌的临床病程相平行，与小细胞肺癌转移程度相关，可用于临床监测和疗效评价。神经母细胞瘤是最常见的儿童肿瘤，NSE 作为神经母细胞瘤的标志物，对该病的早期诊断具有较高的临床应用价值。神经母细胞瘤患者的尿中 NSE 水平也有一定程度升高，治疗后降至正常。血清 NSE 水平的测定对于监测疗效和预测复发均有重要的参考价值，比测定尿液中儿茶酚胺的代谢更有意义。胰岛细胞瘤、嗜铬细胞瘤、甲状腺瘤等的血清 NSE 水平均明显高于正常人，测定 NSE 活性水平可用于这些肿瘤的诊断及治疗监测。

2．岩藻糖苷酶

岩藻糖苷酶（AFU）是一种非特异性溶酶体酸性水解酶，存在于肝、脑、肺、肾、胰等溶酶体内。AFU 主要生理功能是参与含岩藻糖基的糖蛋白、糖脂等分解代谢。AFU 存在 8 种不同等电点的同工酶，其范围在 3.5 ~ 6.5 之间，正常人的 AFU 同工酶有两种类型：低峰值型和Ⅳ主峰型；乙型肝炎患者出现 3 种 AFU 同工酶：Ⅷ主峰型，Ⅳ、Ⅷ双峰型和Ⅳ主峰、Ⅴ次峰型。原发性肝癌患者血清 AFU 同工酶变化复杂，有 5 种类型：低峰值型，Ⅳ、Ⅴ双峰型，Ⅲ、Ⅳ双峰型，Ⅴ型和Ⅳ型。根据各自的峰型特点，AFU 同工酶对正常人、肝炎和原发性肝癌患者的鉴别诊断具有一定的临床应用价值。

AFU 是原发性肝癌的一种主要标志物，正常人血清 AFU 含量 <10u/L，原发性肝癌病人血清中 AFU 活性明显升高，但与 AFP 之间无一定相关性。在 AFP 检测结果正常的原发性肝癌病人中，AFU 阳性率为 90%，两者联合检测诊断率可达 93.4%。原发性肝癌病人血清 AFU 活性与肿瘤是否转移及分化程度无关，肿瘤切除后 AFU 下降，肿瘤复发时重新升高。

3．谷胱甘肽转移酶

谷胱甘肽转移酶（GST）是一种具有多种生理功能的蛋白质，它能催化机体内有害的极性化合物与谷胱甘肽结合，还可由非酶结合方式将体内毒物排出，从而达到解毒目的。GST 按其等电点可分为阳离子同工酶（pI8.5 ~ 8.6）、中性同工酶（pI6.3 ~ 7.1）、阴离子同工酶（pI4.6 ~ 4.8）三大类，其分子形式分别为 α、μ、π，相应分子量各为 52 000、54 000、79 000。GST-α 主要存在于成人的肝脏，约占肝脏可溶性蛋白的 5%，当肝组织受损时会迅速释放到血液中。GST-μ 主要见于肾脏、胎儿肝脏，在正常肝脏中则见不到，主要存在于肝肿瘤、结肠癌和胃癌组织中。因此，GST-μ 也是一种重要的肿瘤标志物。

消化系统恶性肿瘤患者血清 GST 值均超过 15.4μg/L，消化系统良性疾病的血清 GST 值均在正常范围内。消化系统肿瘤患者 GST-π 水平增高，阳性率达 50% ~ 70%，增高的血清 GST-π 可能来自肿瘤细胞本身，能在多种变异细胞中出现 GST-π。研究发现，Ⅲ、Ⅳ期胃癌患者的平均血清 GST-π 水平明显高于Ⅰ、Ⅱ期患者，但即使是Ⅰ期胃癌，也有 47.6% 患者的血清 GST-π 水平增高。由于早期胃癌无其他理想的标志物，所以血清 GST-π 试验对胃癌的检测是值得推荐的一种标志物。血清 GST-π 水平还能有效地观察手术和其他治疗的效果。胃癌手术后 2 周左右，增高的血清 GST-π 即恢复正常，说明已成功地摘除了肿瘤实体。

4．胰弹性蛋白酶Ⅰ

人胰弹性蛋白酶Ⅰ（HPE Ⅰ）产生于胰腺腺泡，在外分泌液中以酶原的形式存在，并被胰蛋白酶所激活，HPE 分为Ⅰ和Ⅱ两种亚型。它的正常参考范围是：207g/L ± 154g/L

急性胰腺炎患者的血清 HPE Ⅰ明显上升，是临床上诊断急性胰腺炎的一种新方法。HPE Ⅰ测定对早期直径小于 3cm 的胰头癌具有非常高的诊断价值。国外报道 HPE Ⅰ定量对胰腺乳头状癌和胰头癌的阳性率分别为 88% 和 86%，对胰腺体部癌的阳性率为 25%。若能与 CEA 定量联合检测，可提高对胰腺癌的阳性检出率。HPE Ⅰ对其他肿瘤如胃癌、肺癌、肠癌、食道癌和恶性淋巴瘤均无交叉反应，除非癌肿已浸润胰腺部位。HPE Ⅰ对胰腺肿瘤特别是胰头癌有一定的特异性，但必须排除急、慢性胰腺炎的可能。

5．鸟氨酸脱羧酶

鸟氨酸脱羧酶（ODC）是多胺生物合成过程中的限速酶，它以半寿期短和可诱导性为特征。在控制细胞的生长、增殖和分化以及促癌等方面具有重要作用。由于 ODC 与许多增生性疾病，尤其是与肿瘤密切相关，故可作为某些肿瘤的生化标志物之一。ODC 的正常参考范围是：<10IU/L

ODC 可作为大肠癌的标志物，因为在大肠癌变过程中存在 ODC 的诱导，检测 ODC 有助于早期诊断和早期治疗。Koo 等发现在大肠肿瘤黏膜的 ODC 测定中，女性 ODC 活性较男性为高，这种性别差异可能反映了激素在多胺代谢中的作用。

6．甘氨酸脯氨酸二肽氨肽酶

甘氨酸脯氨酸二肽氨肽酶（GPDA）存在于肝、肾、唾液腺细胞、微粒体内，能水解甘氨酰脯氨酸 β 萘酰胺。该酶检测主要用于诊断肝癌，特别是对于 AFP 阴性的肝癌患者，更具有早期诊断价值。肝癌病人 GPDA 活性平均为 198u/L ± 101u/L，显著高于正常人，慢性肝炎、肝硬化、胆石症、阻塞性黄疸等胆道疾病多正常或偏高。而药物性肝损伤、原发性胆汁性肝硬化引起的肝内胆汁淤积病人 GPDA 活性明显增高，其阳性率高于其他肝病，具有重要诊断价值。GPDA 与 γ-GT 高度相关，但两者升高机制不同，GPDA 升高是由于肝损害时该酶自肝细胞微粒体内释放入血中引起，而 γ-GT 升高则是肝细胞微粒体内酶合成增加引起。GPDA 也可用于胃癌和良性胃病的鉴别诊断，70% 左右的胃癌病人的血清 GPDA 明显下降，胃癌切除后，病人血清 GPDA 呈回升趋势。GPDA 对胃癌的诊断灵敏度可达 71%，特异性高达 93%，对胃癌的早期诊断与筛选有重要的实用价值。

GPDA 的正常参考范围是：44 ~ 116u/L；

肝癌诊断界值：可疑 134 ~ 200u/L，阳性 >200u/L；胃癌诊断界值：<26u/L。

7．N- 乙酸 -β-D- 氨基葡萄糖苷酶

N- 乙酸 -β-D- 氨基葡萄糖苷酶（NAG）是一种细胞内溶酶体中的水解酶，脏器中以肾脏含量最丰富，血清中仅有少量存在。它的正常参考范围为 <28u/L。在某些肝病、糖尿病、恶性肿瘤和肾损伤时，血清 NAG 活性明显增高。肝癌患者和阻塞性黄疸患者的血清 NAG 活性升高明显，而且阳性率高，肝癌患者为 94%，而阻塞性黄疸病人 NAG 全部升高，这可能是由于胆汁淤积，诱发了肝细胞生成 NAG 增多。

8．碱性磷酸酶及其同工酶

碱性磷酸酶（AKP）是一种膜结合酶，广泛存在于身体各组织中。AKP 的正常参考范围是：45 ~ 260u/L。AKP 主要有三种类型：肝型、胎盘（晚期）型和肠型。来自骨、肾、脾、肺、胰、心以及早期胎盘（6 ~ 10 周）的 AKP，其免疫性与肝型相同。骨骼和肝脏的原发性和继发性癌肿时血清 AKP 增高。侵犯骨组织的肿瘤大致可分为以下三类：①骨的原发性肿瘤，如成骨肉瘤；②骨的转移性肿瘤，如乳腺癌、前列腺癌、肺癌、肾癌、子宫癌和膀胱癌的骨转移；③甲状旁腺腺瘤。恶性肿瘤引起血清 AKP 变化的情况主要和骨质破坏类型有关，成骨型骨质破坏 AKP 活性增高且与成骨反应程度成正比，溶骨型破坏的酶活性正常或轻度增高。成骨肉瘤系成骨细胞恶变，在骨细胞内骨的生成和破坏同时进行，血清 AKP 活性可比正常高 20 ~ 40 倍。软骨肉瘤、骨巨细胞癌患者的 AKP 无变化或轻微升高。多发性骨髓瘤血清 AKP 正常或仅轻度增高。骨良性肿瘤患者的 AKP 不升高。甲状旁腺癌时，大量分泌甲状旁腺素，使血清中 AKP 升高。原发性肝癌患者如伴胆道阻塞或肝细胞增生时 AKP 常升高，转移性肝癌时有 78% 病人 AKP 高于正常。

现已证实 AKP 有六个同工酶，其中 AKP2 ~ AKP5 分别来自肝、骨、胎盘和小肠，属正常的 AKP 同工酶。AKP1 和 AKP6 仅在病理情况下出现。肝癌时 AKP1、AKP2 上升（尤其是转移性肝癌）。骨累积时 AKP3 上升。AKP4 出现于妊娠末期、重症晚期和癌症（如成骨肉瘤、甲状旁腺癌、骨转移癌等）。

某些肿瘤，如肺癌、乳腺癌、消化系统和泌尿生殖系统的恶性肿瘤，病人血清中会出现一种由癌组织产生的异常的 AKP 同工酶。由于最初发现于一名叫 Regan 的支气管病人，故名 ReganAKP，实质上即为胎盘型（晚期）AKP 同工酶，免疫性相同而一级结构不同。肝癌病人的血清聚丙烯酰胺凝胶电泳还可出现胎儿肠型 AKP 同工酶，阳性率为 30%，但假阳性极少，有些 AFP 阴性的病人可有此 AKP 出现，可作为原发性肝癌的辅助诊断。

9．γ- 谷氨酰转肽酶

γ- 谷氨酰转肽酶（γ-GT）是细胞分泌的一种膜结合酶，以肾脏含量最多，但肾脏疾病时，γ-GT 随尿排出。γ-GT 在体内有两种：可溶解部分和不溶解部分，在血液中只能检测到可溶解部分。血清中 γ-GT 主要来自肝脏，位于肝细胞滑面内质网和胆小管上皮细胞中。γ-GT 具有癌胚蛋白的性质，胎儿 γ-GT 活性高于成人 30 倍，随年龄增长该酶活性下降。但是当

肝癌或肿瘤肝转移时，癌细胞逆向分化，γ-GT 合成增多，又因癌细胞本身因素和周围炎症刺激使肝细胞膜通透性增加，导致血清中 γ-GT 明显升高，当癌肿切除时，γ-GT 迅速下降至正常，复发时又开始上升，所以血清 γ-GT 动态观察对判断疗效、癌术后有无复发以及预后情况有重要参考价值。胰腺癌、胆道肿瘤血清中 γ-GT 亦显著增加。

10．乳酸脱氢酶

乳酸脱氢酶（LDH）是糖酵解过程中的一种重要的酶，参与各种组织糖酵解的中间代谢。它存在于身体各组织中，组织内 LDH 活性是血清中的 500 ~ 1 000 倍。根据电泳迁移率的大小，LDH 可分为 5 种同工酶 LDH_{1-5}，它们有两种亚单位（H 型和 M 型）组成，分别为 LDH_1（HHHH，H_4）；LDH_2（HHHM，H_3M）；LDH_3（HHMM，H_2M_2）；LDH_4（HMMM，HM_3）；LDH_5（MMMM，M_4）。各组织中 LDH 同工酶组分及其在 LDH 总活力中所占的百分比有所不同。肿瘤组织中的 LDH 一般以 M 型为主，可能与肿瘤组织相对缺氧有关。

恶性肿瘤患者血清 LDH 的活力明显上升。原发性卵巢癌患者血清 LDH 活力增高，转移性卵巢癌常不增高。肝癌、胃癌时 LDH_5 增加，白血病时 LDH_3 增加，卵巢癌、睾丸癌等 LDH_1 和 LDH_2 增加。血清 LDH 总活力及同工酶谱的变化常和病情一致，有效治疗后，血清 LDH 总活力下降，同工酶恢复正常。在肿瘤复发时总活力又升高，同工酶也出现异常。LDH 活性检测对某些肿瘤的预后有参考价值，恶性淋巴瘤患者 LDH 明显升高者往往提示预后较差。此外，恶性肿瘤发生中枢神经系统累及常可测出脑脊液 LDH 活力升高。转移到胸、腹膜者，胸水和腹水 LDH 的活力也有不同程度地升高。胃癌病人胃液 LDH 总活性可比非胃病患者高 10 ~ 21 倍，同工酶也有特征性改变。应当指出，血清 LDH 并不是肿瘤的特异性酶。在不少非恶性病中，如心肌梗死、肝炎、溶血性贫血等，血清 LDH 总活性及同工酶也可有所改变。

四、神经节苷脂及其组分的肿瘤标志物

1．唾液酸

唾液酸（SA）是细胞膜糖蛋白的重要组成部分，是一种在生物组织中和体液中大量分布的单分子体，由一个丙酮酸分子与一个 D- 甘露糖胺分子缩合而成的糖甙衍生物。唾液酸位于神经节苷脂的糖链的终末位置上，唾液酸有多种生物学功能，参与细胞的识别，粘着和接触抑制，是一种广谱的肿瘤标志物。其存在有三种形式：糖蛋白结合唾液酸、脂蛋白结合唾液酸和游离唾液酸。测定血清中唾液酸浓度，可作为癌肿诊断辅助指标和疗效观察指标。SA 的正常参考范围是：<0.55mmol/L。

急性白血病、食管癌、肝癌、肺癌等患者的血清唾液酸水平明显高于正常人，其中以急性白血病血清中唾液酸含量最高。测定 SA 可作为肿瘤消长、复发及转移的协同指标。由于该项目缺乏特异性，某些炎症的 SA 水平也可增高，应结合其他肿瘤抗原检测以资鉴别。

2．神经节苷脂结合唾液酸

神经节苷脂（Ganglioside）属于复杂的糖鞘脂类，由鞘氨醇、脂肪、寡糖和唾液酸组成，

根据神经节苷脂分子上所含唾液酸分子的数量，可分为GM、GD、GT三类，再将序数字5减去分子中的糖基数，又分为1、2亚类，如GM_1、GM_2等。目前已有30余种神经节苷脂组分，发现它们在细胞内的含量变化与多种肿瘤有关，故可用作标志物。

神经节苷脂结合唾液酸（GASA）增高仅见于恶性肿瘤患者的体液中，尤其是上皮样癌进展期，检测阳性率高达90%；能识别有高度复发危险的黑色素瘤患者（肿瘤标记为GM_3和GD_3）；对霍奇金病和非霍奇金病淋巴瘤患者，具有较高的敏感性，约为86%。对各种脑部肿瘤如神经胶质瘤、垂体腺瘤，也有不同程度的检测敏感性。原发性肝细胞癌患者血清中GASA含量明显增高，肿瘤标记为GM_3和GD_2。小儿神经母细胞瘤患者血清中的神经节苷脂组分GD_2为其肿瘤标记物，国外已用于该病的早期诊断、治疗监测和预后判断。

五、激素类肿瘤标志物

激素是一类由特异的内分泌腺体或散在的内分泌细胞所产生的生物活性物质。所以，激素是这类细胞功能的特异标志物，当这类细胞出现异常增生时，激素的分泌量就发生异常。而且，在恶性肿瘤患者中，发现原来在正常情况下不分泌激素的非内分泌腺体或非内分泌细胞也分泌了一种分子结构与正常激素相似的激素，只不过是所分泌的部位、细胞不同，通常称之为“异位激素”或“异生性激素”。一般情况下，不同类型的恶性肿瘤可分泌不同种类的异生性激素，而同种肿瘤细胞可分泌一种或多种不同的异生性激素。一种异生性激素可由一种或多种肿瘤细胞所分泌，常见的可分泌异生性激素的恶性肿瘤有：肺未分化小细胞癌、神经外胚层肿瘤及类癌等。表2-3-4是激素类肿瘤标志物。

表2-3-4 激素类肿瘤标志物

激素	肿瘤
儿茶酚胺类	嗜铬细胞瘤
5-羟色胺	原发性类癌
降钙素	甲状髓样瘤
催乳素	垂体腺瘤、肾、肺癌
胃泌素	胃癌、胃泌素瘤
胃泌素前体释放肽	肺癌（小细胞）
促肾上腺皮质激素	库欣综合征、肺癌（小细胞）
绒毛膜促性腺激素	绒癌、睾丸癌
甲状旁腺素	肝、肾、乳腺、肺癌

1．儿茶酚胺类

儿茶酚胺类激素是以其结构中均含儿茶酚，又属于胺类而得名。正常情况下，它是由肾上腺髓质中的一些交感神经节纤维末梢终止髓质细胞（又称嗜铬细胞）产生和分泌的，包括肾上腺素（E）、去甲肾上腺素（NE）和多巴胺（DA）等，它们既是激素又是神经递质。

3- 甲氧基肾上腺素（Metanephrine）又称变肾上腺素，是儿茶酚胺的甲氧基化代谢产物，由于甲基化是在肝脏内微粒体中进行，而儿茶酚胺的形成都是在肾上腺髓质的嗜铬细胞及交感神经的末梢处形成，所以，从检测尿中的 3- 甲氧基肾上腺素浓度可间接地了解儿茶酚胺的分泌。3- 甲氧基肾上腺素浓度增高是分泌型嗜铬细胞瘤的主要标志物，它比儿茶酚胺和香草扁桃酸更稳定。3- 甲氧基肾上腺素在尿中的正常参考范围是：0.3 ～ 1.5μmol/24h 尿。

香草扁桃酸（VMA）是肾上腺素和去甲肾上腺素在单胺氧化酶（MAO）和儿茶酚胺 -O- 甲基转移酶（COMT）的作用下甲基化或脱氧基而产生的降解产物。VMA 主要从尿中排出。约有 70% 的神经母细胞瘤患者均有 VMA 增高，在Ⅳ期神经节瘤患者中，VMA/HVA 的比值可作为预后评价指标，在儿童的神经母细胞瘤患者中，VMA 也是一项重要指标。VMA 又可作为嗜铬细胞瘤的诊断首选标志物，但有时增高程度不稳定，宜同时测定尿中儿茶酚胺和变肾上腺素。VMA 的正常参考范围是：5 ～ 35μmol/24h 尿。

高香草酸（HVA）是多巴胺的主要代谢产物，儿茶酚胺在肝脏内经羧化和氨基氧化而成。尿中 HVA 增加与多巴胺合成量有关。在神经母细胞瘤、儿童交感神经肿瘤时，常选用 HVA 作为诊断和随访的一种主要标志物。HVA 在尿中的正常参考范围是：15 ～ 40μmol/24h 尿。

2．绒毛膜促性腺激素

绒毛膜促性腺激素（HCG）是由胎盘滋养层细胞所分泌的糖蛋白类激素，有 α、β 两个亚基。α 亚基的分子量为 13 000，β 亚基的分子量为 15 000，每个亚基上有两条 N- 糖链，四分之三呈复杂型双天线，四分之一以单天线的形式出现。α 亚基的生物特性和卵泡刺激素（FSH）和黄体生成激素（LH）的 α 亚基相同，而 β 亚基各自不同，从而决定了各类激素的生物特性。

通常，尿中 HCG 的总量为 6 900 ～ 15 000μg/L，在正常妊娠妇女血中可测出。研究发现，当胎盘绒毛膜细胞恶变为恶性葡萄胎后，HCG 糖链有部分转为三天线和四天线的结构，当发生绒毛膜上皮癌后，除有三、四天线外，还出现更为异常的偏二天线的糖链结构，而且这些异常糖链结构具有与曼陀罗凝集素（DSA）特异的亲和力。在正常情况下其结合力为 6.6% ～ 15.7%，良性葡萄胎的结合力为 12.3% ～ 15.7%，恶性葡萄胎的结合力为 42.3% ～ 72.4%，绒毛膜上皮癌的结合力为 53.5% ～ 87.1%。HCG 在葡萄胎、绒毛膜上皮癌的尿中 HCG 含量超过 600ku/L。葡萄胎排出后，若 HCG 测定一般在 2 周后仍阳性者，应考虑恶变。绒毛膜上皮癌在 1 ～ 5mm 大小时，HCG 的放免测定即可确诊。HCG 测定还可用于早期诊断宫外孕，正确性高，无假阳性。异位妊娠或浸润性葡萄胎、绒毛膜癌治疗后，当 HCG 降至 100u/L 尿以下为正常。

HCG 的正常参考范围是：①免疫妊娠试验稀释法： 阴性；②绒毛膜促性腺激素放免测定：血清：HCG<10μg/L；β-HCG<3.1μg/L；尿：HCG<30μg/L；③ HCG 单克隆抗体酶标测定：<25IU/L。

3．胃泌素前体释放肽

胃泌素前体释放肽（ProGRP）是脑肠激素的一种，是小细胞肺癌增殖因子胃泌素释放肽的前体。根据其部分氨基酸的变异可分为三种分子，将这三种 ProGRP 分子的 C 端序列中的共同部分用基因工程技术进行重组，证实了人胚肺神经内分泌细胞具有 bombesin 免疫活性，该细胞被认为是小细胞肺癌的源细胞。对小细胞肺癌的研究表明，癌细胞产生 bombesin 的频率非常高。研究发现，小细胞肺癌分泌的实际上是与 bombesin 部分氨基酸序列相似但活性不同的 GRP，并且明确了小细胞肺癌中产生的 17 种肽中，GRP 出现的频率很高，且浓度也非常高。

72% 的小细胞肺癌患者血中 GRP 呈现高值，由于 GRP 的活性部分在血中会迅速降解，而 ProGRP 在血中呈稳定状态。正常人血中 ProGRP 浓度低于 46ng/L，在小细胞肺癌中，ProGRP 的阳性率为 65%，而非小细胞肺癌中的阳性率仅为 3.7%，因此，ProGRP 对小细胞肺癌的阳性率和特异性均较高，是理想的标志物。

4．降钙素

降钙素（CT）是由甲状腺滤泡细胞 C 细胞合成和分泌的一种单链多肽激素，故又称甲状腺降钙素，由 32 个氨基酸残基组成，分子量为 3 500，前体物是一个由 136 个氨基酸残基组成的大分子无活性激素原，分子量为 15 000，可迅速水解成有活性的 CT，人类 CT 的半寿期只有 4 ~ 12 分钟。正常情况下它的靶细胞是骨、肾和小肠，主要作用是抑制破骨细胞的生长，促进骨盐堆积，增加尿磷，降低血钙和血磷。CT 的分泌主要受血钙浓度的调节。正常人 CT 含量低于 150ng/L。

甲状髓样癌患者的 CT 升高，CT 的半寿期较短，可作为观察临床疗效的标志物。肺癌、乳腺癌、胃肠道癌以及嗜铬细胞瘤患者可因高血钙或异位分泌而使血清 CT 增加，另外，肝癌和肝硬化患者也可偶尔出现血清 CT 增高。

5．促肾上腺皮质激素

促肾上腺皮质激素（ACTH）是 39 个氨基酸的肽。1 ~ 26 氨基片段有生物活性，27 ~ 39 羧基段无活性。分泌呈昼夜节律变化，正常人清晨最高，午夜最低。ACTH 主要促进肾上腺皮质合成分泌皮质醇，也促其分泌雄激素和雌激素，对醛固酮作用较弱。肾上腺腺瘤及皮质的恶性肿瘤时，ACTH 降低是由于肿瘤自主分泌过多的皮质醇，对垂体 ACTH 分泌产生负反馈抑制。

六、多胺类的肿瘤标志物

多胺类是一类低分子族化合物，分子中有两个碱性氨基，故名多胺。主要由鸟氨酸脱羧生成的腐胺（PUT）及来自甲硫氨酸的精胺（SPM）和精脒（SPD）等一类内源性小分子直链有机碱组成，能对带负电荷的核酸和蛋白质大分子起到螯合作用。多胺类物质普遍分布于生物体细胞内与 DNA、RNA 及蛋白合成关系密切。20 世纪 70 年代初，Russel 等报道肿瘤病人尿中多胺浓度明显升高。多胺能抑制机体免疫排斥反应，有利于癌细胞的生长繁殖。正常人体细胞对体液中多胺的刺激，通过负反馈机制使细胞内多胺合成下降。肿瘤细胞由于细胞膜遭受破坏，负反馈不能进行，故多胺合成升高，促使肿瘤细胞加速生长。

多胺是肿瘤发生过程中的一个重要环节，患恶性肿瘤时，尿中三类多胺排出增高，尤以精胺最为明显。乳腺癌、慢性白血病、骨肉瘤、结肠癌、肺癌、霍奇金病血清多胺显著高于正常。对肿瘤放、化疗 24h ~ 48h 后，测定多胺呈急剧升高，表示癌细胞大量死亡破坏释放多胺，提升疗效良好。多胺的正常参考范围是：158.8mol/L ± 53.4mol/L。

七、病毒类肿瘤标志物

1．EB 病毒

EB 病毒是由 Epstein 和 Barr 从非洲儿童恶性淋巴瘤细胞中发现的一种人类疱疹病毒，是一种嗜 B 细胞的人类疱疹病毒，为传染性单核细胞增多症的病原体。与 EB 病毒相关的抗原有衣壳抗原（VCA）、膜抗原（MA）、早期抗原（EA）、核抗原（EBNA）等。这些抗原常在患者体内诱导产生相应抗体，鼻咽癌病人血清中含有 EB 病毒的各种抗体，其滴度显著高于正常人及其他肿瘤患者，且抗体滴度随着病程进展而上升。

VCA-IgA 抗体是鼻咽癌患者的血清学指标之一，对早期诊断鼻咽癌和鉴定头颈部原因不明的淋巴结肿块等有积极意义，抗体的消长与病情成正相关，定期随访有助于判断疗效及预后。鼻咽癌患者 EA-IgA 抗体阳性率低于 VCA-IgA 抗体，但鼻咽部慢性炎症和其他癌症患者的 EA-IgA 抗体阳性率明显低于 VCA-IgA 抗体，提示 EA-IgA 抗体对鼻咽癌更具特异性，也有助于鉴别鼻咽癌和鼻咽部慢性炎症患者。鼻咽癌患者接受化疗后，EA-IgA 抗体阳性率明显下降，提示 EA-IgA 抗体的动态变化与临床表现的关系可能更为密切。两种抗体同时阳性者均为鼻咽癌患者。VCA-IgA 抗体检测可用于早期筛查，如发现阳性，应进一步检测 EA-IgA 抗体作为确诊或排除的依据。

EB 病毒与伯基特淋巴瘤也有密切关系，伯基特淋巴瘤病人在发病前 7 ~ 22 个月便可检出 EB 病毒抗体。

EB 病毒的检测在健康人群中为阴性。

2．单纯疱疹 2 型病毒

研究发现，有生殖道单纯疱疹病毒感染的妇女比正常妇女发生宫颈癌的危险高 6 倍，宫颈癌患者血清中对单纯疱疹 2 型病毒（HSV-2）的各种特异性抗体都显著高于正常人，用免疫荧光技术从宫颈癌的脱落细胞中可检出 HSV-2 抗原。健康人群单纯疱疹 2 型病毒的检测为阴性。

3．乙型肝炎病毒

国内外研究证实乙型肝炎病人的肝癌发病率高于正常对照组，肝癌病人血清中 HbsAg、抗 HBs、抗 HBc 的阳性率显著高于正常对照人群，我国原发性肝癌病人血清中抗 HBs 阳性率可达 70%，由于乙型肝炎病毒易致慢性感染或长期携带 HbsAg，乙型肝炎病毒持续感染招致肝硬化，则与肝癌有密切关系。

八、消化系统肿瘤中常用的肿瘤标志物

在临床诊断恶性肿瘤的诸多方法中，肿瘤标志物是一个重要的方面。虽然在我国多数常见的肿瘤中，肿瘤标志物仅仅起到了一个辅助诊断的作用，但在少数肿瘤，如原发性肝癌，AFP 却是临床诊断的主要依据。为方便读者在临床工作中查阅，表 2-3-5 总结了在消化系统肿瘤中，常用的肿瘤标志物。表 2-3-6 是鉴别诊断消化系统不同的恶性肿瘤或恶性肿瘤与良性疾病时可选用的肿瘤标志物。

表 2-3-5 常见消化系统恶性肿瘤的标志物

胃癌	CEA GST MG-7A GPDA TPA SA AKP 胎盘型 CA50 CA19-9 CA242 CA724
大肠癌	ODC CEA（监测）
结、直肠癌	CEA CA724 CA242 CA19-9 GST
原发性肝癌	AFP 及异质体 SHCSP AFU α_1-AAT GPDA HBV γ-GT 及同工酶 SF GST（肝细胞坏死的早期诊断指标）
胰腺癌	LAP Du-PAN-2 CA19-9 CA724 CA242 LIP Amy HPE Ⅰ γ-GT

表 2-3-6 良、恶性肿瘤鉴别诊断时的肿瘤标志物

原发性肝癌和良性活动性肝病	AFP 的 LCA 亲和型
原发性肝癌和肝炎	AFU 同工酶
肝癌和肝硬化	Mn
乳腺癌和乳腺良性疾病	CYFRA21-1
胃癌和胃良性疾病	GPDA
胰腺癌和肝胆良性疾病	CA242
胰腺癌和胰腺炎	CA19-9
良、恶性胰腺肿瘤	Du-PAN-2

第三章　肿瘤的化学治疗

第一节　肿瘤化疗的发展

恶性肿瘤的化学治疗始于20世纪40年代。1946年耶鲁大学的Gilman将氮芥用于治疗淋巴瘤取得了短暂的疗效。1948年Farber用抗叶酸剂氨蝶呤治疗急性淋巴细胞性白血病，揭开了现代癌症化疗的序幕。此后，随着抗癌药物的研究开发，化疗得到了快速的发展。20世纪50年代发现的药物有氟尿嘧啶（5-Fu）、6巯基嘌呤（6MP）、氨甲蝶呤（MTX）、环磷酰胺（CTX）、放线菌素D（ActD）等。MTX治疗绒毛膜上皮细胞癌取得成功。20世纪60年代，大部分目前常用的化疗药物如长春碱（VLB）、阿霉素（ADM）、阿糖胞苷（Ara-C）、博莱霉素（BLM）、顺铂（DDP）等都已被发现；细胞动力学和抗癌药药代动力学研究取得了成绩；儿童急性淋巴细胞性白血病、霍奇金病通过联合化疗已能治愈，并开始了其他实体瘤的化疗。在霍奇金病的治疗中首先证明了联合化疗优于单药，以后在儿童急性淋巴细胞性白血病中，高度恶性淋巴瘤和睾丸癌的治疗中也得到了证实。20世纪70年代，一些肿瘤的联合化疗方案更趋成熟；从植物中提取的抗癌药长春瑞滨、紫杉醇，于20世纪80年代后期应用于临床。20世纪80年代，主要进行耐药机制研究、通过生物反应调节剂提高化疗疗效的研究、免疫治疗与化疗合用的研究。20世纪90年代初，粒细胞集落刺激因子（G-CSF）应用于临床，减少了联合化疗主要剂量限制性毒性粒细胞减少症的发生，使化疗的剂量强度得以提高。此后，大剂量化疗加G-CSF支持的外周血干细胞移植技术，不仅应用于淋巴造血系统恶性肿瘤的治疗，也应用于部分化疗敏感的实体瘤。靶向治疗是近年研究的新热点，两种已正式上市的单克隆抗体利妥昔单抗和曲妥珠单抗，分别用于治疗CD20+的滤泡性淋巴瘤和Her-2+阳性的乳腺癌。酪氨酸激酶抑制剂格列卫更开辟了肿瘤治疗的另一途径。

化学治疗在肿瘤综合治疗中的地位正日益提高，已能治愈一部分化疗敏感肿瘤如急性淋巴细胞性白血病、绒毛膜上皮细胞癌、睾丸癌等，并延长晚期乳腺癌等对化疗较敏感肿瘤的生存期。但仍有一些肿瘤对现有的化疗药物不敏感，化疗还不能延长这部分患者的生命。今后的研究方向包括开发针对新靶点和新作用机制的抗癌药物，发展高效低毒的已知抗癌药的衍生物、继续耐药性研究并寻找能应用于临床的多药耐药逆转剂等。随着分子生物学研究的发展，将发现更多肿瘤相关的基因和基因产物，在分子水平上进行靶向治疗，使之更有效更低毒。

第二节　细胞增殖动力学和肿瘤化疗药物

癌症是一种细胞生长调节异常的疾病。细胞动力学的研究有助于深入了解肿瘤细胞群的生物学特性，了解化疗如何抑制肿瘤细胞生长，而且可为设计化疗方案、合理用药等提供理论依据。

细胞从一次分裂结束到下一次分裂结束所需要的时间称为细胞周期时间（cell cycle time）。细胞周期可分为四个时相，即 G1（DNA 合成前期）、S（DNA 合成期）、G2（DNA 合成后期）、M（有丝分裂期）。在 G1 期，前一次有丝分裂后新生成的子代细胞合成与特定细胞的特殊功能有关的 RNA 及蛋白质，并为 DNA 合成做准备。G1 期所需要的时间不等，可从数小时到数天，甚至数月。S 期细胞合成 DNA，使 DNA 含量增加一倍，以后平均分配到两个子细胞中。G2 期，继续合成 RNA 和蛋白质，通常时间较短。M 期，细胞通过有丝分裂形成两个含有全部遗传信息的子细胞。有些细胞由于缺乏营养或机体免疫抑制的影响，G1 期延长，暂时处于非增殖的静止状态，称为 G0 期。G0 期细胞仍有细胞代谢及分化功能，但与 G1 期细胞不同的是，G0 期细胞对通常启动 DNA 合成的刺激信号无反应。G0 期细胞作为储备细胞，在一定条件下可重新进入增殖状态。

某些化疗药物只作用于细胞周期的某一时相，如仅作用于 S 期细胞抑制 DNA 合成或仅作用于 M 期细胞抑制有丝分裂，称为细胞周期特异性药物。这类药物对 G0 期细胞无效。另一些药物对细胞周期的各个时相，包括 G0 期细胞都有效，如直接破坏 DNA 的烷化剂，称为细胞周期非特异性药物。

细胞周期非特异性药物对肿瘤细胞杀伤作用在一定范围内与剂量呈正相关，因此大剂量间断给药优于小剂量连续给药。而细胞周期特异性药物只对细胞群中的一部分细胞有作用，持续给药维持有效的血药浓度可提高疗效。肿瘤细胞的增殖并不同步，细胞群中的细胞处于细胞周期的不同时相，而作用于各时相的有效药物不同，因此为联合化疗提供了理论依据。

增殖比例（growth fraction）和倍增时间是两个经常用来表示肿瘤增殖状态的参数。增殖比例是指处于增殖周期的肿瘤细胞在所有肿瘤细胞中所占的比例。肿瘤生长越快，增殖比例越大。氚（3H）标记的胸腺嘧啶核苷酸在 DNA 合成时掺入 DNA，并且仅在 DNA 中含有，测定其标记指数（labeling index）可用于表示增殖比例。倍增时间是指细胞总数或肿瘤体积增加一倍所需的时间。快速增殖的肿瘤倍增时间短，增殖比例高，对化疗较敏感。反之，增长缓慢的肿瘤有相当一部分细胞处于非增殖状态，对化疗不敏感，特别是 G0 期细胞可成为复发的根源。

当肿瘤在体内时，并不是所有的肿瘤细胞都在增殖，即并不是所有的细胞都处于细胞周期中。肿瘤生长早期，处于增殖状态的细胞比例高，肿瘤呈指数生长。达到一定体积后，肿瘤生长趋于缓慢。以上变化可用 Gompertzian 曲线表示。肿瘤的这种生长状况与下列因素有关：肿瘤体积增大后引起缺氧和血供不足；营养和生长激素供应减少；毒性代谢产物堆积；细胞与细胞间信息传递抑制。

肿瘤细胞数增殖到 109 时，需经过了 30 次左右的倍增，形成直径约 1cm 的肿块，成为临床可诊断的肿瘤。而肿瘤细胞数达 1 012 时，还需 10 次倍增，但后 10 次倍增比前 30 次要慢得多。大部分化疗药物在临床上发挥作用是通过干扰 DNA 合成或干扰其功能。因此，这些药物对增殖细胞的毒性更大，而对非增殖细胞或 G0 期细胞作用小。当肿瘤在临床上可被发现时，已达到了 109 以上的细胞数，这时的细胞增殖比例低。如果通过手术或放疗减瘤，残留细胞的增殖比例会明显提高，原来处于 G0 期的细胞重新进入增殖周期。此时若给予有效的化疗，应该可以获得更好的疗效。这也是辅助化疗的部分理论依据。

抗癌药物对肿瘤细胞的杀伤遵循“一级动力学”杀灭的规律，即一定剂量的药物杀灭一定比率的肿瘤细胞，而不是相同数目的细胞。因此理论上讲，即使肿瘤细胞全部对抗癌药物敏感，并且化疗期间无耐药性的发生，也需多疗程的化疗才能杀灭所有肿瘤细胞。当临床上达完全缓解时，即肿瘤细胞数<109 时，并不等于治愈。因此，对于有可能治愈的肿瘤，如霍奇金病，在临床达完全缓解后还需 2 疗程化疗。

第三节 抗肿瘤药物药代动力学

抗肿瘤化学药物是药物中治疗指数最狭窄的，抗肿瘤药物的疗效和毒性变化可由药代动力学和药效因素引起，而药代动力学和各种影响因素对临床用药有重要的指导意义。典型的药代动力学研究包括药物的吸收、分布、代谢和排泄。

一、吸收

是药物从给药部位到体循环的过程，临床上用生物利用度来反映药物吸收的程度，即口服的 AUC 和静脉给药后的 AUC 之比。吸收不良或首过代谢增强均可降低药物的生物利用度。肿瘤病人通常存在各种会改变药物吸收的因素。如胃部分切除，胃液 pH 酸碱度改变影响药物的解离度，胃动力药物加速胃排空，泻药加速肠蠕动等。另外，既往化疗药物的使用对胃肠黏膜的损伤，也影响药物的吸收。

二、分布

是药物从体循环分散到不同组织的过程，即从中央室向周边室运动，这一过程是可逆的，即结合型与游离型药物保持一定的动态平衡。结合型药物一般没有药理活性。很多血浆蛋白能与药物结合，其中以白蛋白、α 酸性糖蛋白最多。白蛋白主要与酸性、中性药物结合，α 糖蛋白主要与碱性药物结合。当病人发生低白蛋白血症时，可引起药物血浆蛋白结合的变化，使游离药物浓度增加，药理效应增强。由于细胞毒发生与临床表现有延迟现象，故抗肿瘤药物这一问题更加复杂。

三、代谢

是药代动力学中最关键和最复杂的过程。大部分药物进入人体后主要在肝脏经微粒的催化而代谢，其中细胞色素 P450 酶（cytochrome P-450，CYP）在生物转化过程中起重要作用。CYP 酶系是一超家族，依次分类为家族、亚（或次）家族和酶个体 3 级。其中 CYP3A 和 CYP2C 常与临床重要药物的代谢有关。大多抗肿瘤药物代谢与 CYP3A 有关。CYP 参与的 I 项反应易受肝功能不良的影响。在多种药物联合应用的过程中可能产生酶诱导而致药物作用减弱或酶抑制引起药物代谢减少作用延长、毒副作用增加。例如：甾体类激素、苯巴比妥、环磷酰胺或异环磷酰胺诱导 CYP3A 使长春新碱、足叶乙甙清除率增加；酮康唑、伊曲康唑、红霉素抑制 CYP3A4，使长春新碱、依托泊苷清除率降低。虽然代谢的结果通常是解毒，但某些药物经过代谢也可以产生活性循环代谢物。在这类药物中包括本无细胞毒性的真正的前体药物，和其代谢的细胞毒性与母体药相似或加大的药物。如环磷酰胺、异环磷酰胺、氨酰咪胺、阿霉素、表柔比星、喜树碱类、伊立替康、UFT、氨甲蝶呤等。

四、排泄

肾和胆汁是药物排泄主要途径，两者都是由多个环节组成的复杂过程，任何环节都可能受疾病或药物的影响。药物从肾小球到输尿管的途径中要经过过滤、分泌和重吸收等环节，临床上肌酐清除率常用于代表肾小球滤过率（GFR）来说明病人总的肾功能。如果某药主要是从肾清除的话，肾功能降低的患者要考虑减少其剂量。肾小管的重吸收和分泌作用在药物排泄过程中也很重要。例如顺铂的重吸收具有可饱和性，当输注给药时重吸收按比例增加，这就导致毒性增加。氨甲蝶呤在肾小管也经历分泌和重吸收，且尿的 pH 对这些作用的影响很大，尿碱性化可增加其排泄。胆汁排泄涉及一些传递系统，其中包括 P-糖蛋白。从胆汁分泌的物质在小肠可以重吸收，于是形成肠肝循环。另外，那些代谢成为葡萄糖醛酸苷的药物，也可有肠肝循环，因为在肠道内有细菌的 B- 葡萄糖醛酸苷酶。血清胆红素常用于调整被肝清除的药物剂量，但血清胆红素仅是排泄障碍的一种标志，与肝代谢障碍关系不明显。

第四节 抗肿瘤药物的分类

常用抗肿瘤药物有不同的分类方法，常用的有传统分类法、细胞动力学分类法和作用机制分类法。

一、传统分类法

主要根据药物的来源和有关作用机制分类：

（一）烷化剂

烷化剂是一类高度活泼的化合物，能与许多亲核基团形成共价结合。DNA、RNA、蛋白质及其他分子的亲核基团均可被烷化。烷化剂的细胞毒作用是许多不同损伤的综合结果。

1. 氮芥类（Mustards）药物：氮芥（Nitrogen mustard，HN2）、米尔法兰（Melphalan）、苯丁酸氮芥（Chlorambucil）、环磷酰胺（Cyclophosphamide，CTX）、异环磷酰胺（Ifosfamide IFO）、白消安（Busulfan）。

2. 亚硝脲类（Nitrosoureas）药物：卡莫司汀（Carmustine，BCNU）、洛莫司丁（Lomustinum，CCNU）、司莫司汀（Semustine，MeCCNU）、福莫司汀（Fotemustine）、链佐星（Streptozotocin）。

3. 四氮烯类（Tetrazene）药物：达卡巴嗪（Dacarbazine）、替莫唑胺（Temozolomide）。

4. 氮丙啶类（Aziridines）药物：噻替派（Thiotepa）、丝裂霉素（Mitomycin C）。

5. 铂类（Platinum）药物：顺氯胺铂（Cisplatin，CDDP）、卡铂（Carboplatin）、奥沙利铂（Oxaliplatin）。

6. 未分类烷化剂：丙卡巴肼（Procarbazine，PCZ）、六甲嘧胺（Hexamethylmelamine/altretamine，HMM）。

（二）抗代谢药

1. 抗叶酸药物：氨甲蝶呤（Methotrexate，MTX）。

2. 抗嘧啶药物：阿糖胞苷（Cytarabine，Ara-C）、双氟脱氧胞苷（Gemcitabine）、氟尿嘧啶（Flurouracil，5-FU）、氟尿苷（Floxuridine，FUDR）、卡培他滨（Capecitabine，Xeloda）。

3. 抗嘌呤药物：6-巯基嘌呤（6-Mercaptopurine，6-MP）、6-巯鸟嘌呤（6-Thioguanine，6-TG）。

（三）抗肿瘤抗生素

蒽环类化合物：阿霉素（Adriamycin，ADM）、表柔比星（Epirubicin，EPI）、柔红霉素（Daumorubicin，DNR）、米托蒽醌（Mitoxantrone，MIT）、放射菌素 D（Actinomycin-D，ACTD）、博莱霉素（Bleomycin，BLM）、（链佐星、丝裂霉素）。

（四）植物类药物

1. 长春碱类：长春碱（Vinblastine，VLB）、长春新碱（Vincristine，VCR）、长春碱酰胺（Vindesine，VDS）、长春瑞滨（Vinorelbine，Novelbine，NVB）。

2. 紫杉类：紫杉醇（Paclitaxel，Taxol）、多西紫杉醇（Taxotere，Docetaxel）。

3. 鬼臼毒类：鬼臼噻吩甙（Teniposide，VM-26）、依托泊苷（Etoposide，VP-16）。

4. 喜树碱类：羟喜树碱（Hydroxy camptothecin，HCPT）、伊立替康（Irinotecan，CPT-11）、托泊替康（Topotecan，TPT）。

（五）激素类

1. 抗雌激素药物（antiestrogens）：三苯氧胺（tamoxifen，TAM）、托瑞米芬（Toremifene）。

2. 芳香化酶抑制剂（aromatase inhibitor）：氨鲁米特（aminoglutethimide）、福美坦（Fomestane）、来曲唑（Letrozole）、阿那曲唑（anastrozole）、依西美坦（exemestane）。

3. 孕激素（progestins）：甲羟孕酮（Medroxyprogesterone）、甲地孕酮（Megestrol）。

4. 抗雄激素药物（Antiandrogens）：氟他胺（Flutamide）。

二、细胞动力学分类法

按细胞动力学分类法可将抗癌药物分为细胞周期特异性药物和细胞周期非特异性药物，前者主要包括抗代谢类药物和有丝分裂抑制剂，如 MTX、5-FU、VCR、紫杉醇等；后者主要包括烷化剂和抗癌抗生素，如 CTX、ADM 等。

三、作用机制分类法

从抗癌药物分子水平的作用机制来看，可分类如下：

（一）直接破坏 DNA 的结构或与 DNA 结合影响其功能

这类药物主要包括 HN2、CTX 等烷化剂，BCNU、CCNU 等亚硝脲类药物，MMC、BLM 等抗生素和 DDP 等金属化合物。如烷化剂代谢后产生的中间产物乙撑亚胺离子与 DNA 鸟嘌呤（G）第 7 位氮原子（N7）共价结合发生烷化反应，使 DNA 链间或链内发生交叉联结，使 DNA 复制受阻。

（二）影响核酸合成进而影响 DNA 合成

这类药物包括叶酸拮抗剂 MTX，嘌呤类拮抗剂 6-MP、6-TG，嘧啶类拮抗剂 5-FU、Ara-C、双氟胞苷。MTX 在体内与二氢叶酸还原酶结合，组织二氢叶酸还原为四氢叶酸，导致嘌呤与嘧啶核苷酸合成所需还原型叶酸缺乏。5-FU 在体内活化成氟尿嘧啶脱氧核苷酸(F-dUMP)与胸苷酸合成酶结合，使脱氧尿苷酸(dUMP)不能转化为脱氧胸苷酸(dTMP)，使 DNA 合成受阻。

（三）影响 RNA 转录

如 Act-D 插入 DNA，抑制 DNA 聚合酶活力，影响 RNA 的合成。ADM 嵌入 DNA 后使 DNA 链裂解，阻碍 DNA 及 RNA 的合成。

（四）影响蛋白质的合成

门冬酰胺是细胞蛋白质合成不可缺少的氨基酸，某些肿瘤细胞如淋巴细胞性白血病细胞不能自行合成门东酰胺，必须从细胞外摄取。左旋门东酰胺酶能水解门东酰胺，使肿瘤细胞蛋白质合成时缺乏门东酰胺，从而抑制肿瘤细胞生长。正常细胞自身能合成门东酰胺，因此对其无影响。

（五）影响微管蛋白

长春花生物碱能抑制微管蛋白的聚合，纺锤丝形成受阻，使有丝分裂停止于中期。紫杉醇使微管蛋白过度聚合成团块和束状，抑制纺锤丝形成，阻碍有丝分裂。

（六）拓扑异构酶抑制剂

喜树碱类药物如羟基树碱、伊立替康等为拓扑异构酶 I 抑制剂。DNA 复制时，此类药物与拓扑异构酶 I 和 DNA 形成稳定复合物，而使 DNA 单链断裂无法重新连接，DNA 复制受阻，细胞死亡。鬼臼毒素类药物如 VP16 作用于拓扑异构酶Ⅱ，使 DNA 双链断裂，阻碍 DNA 复制。

第五节　抗肿瘤药物的常见毒性

抗肿瘤药物中的细胞毒药物，在杀伤肿瘤细胞的同时，对正常细胞也有损害。熟悉各种抗肿瘤药物的毒性并熟练掌握处理的方法有助于安全有效地进行抗肿瘤治疗。

抗肿瘤药物的毒副作用按部位可分为局部反应和全身反应，全身反应中可按系统进一步分类；按发生的时间可分为近期反应和远期反应。

一、局部反应

抗肿瘤药物的局部反应主要是抗肿瘤药物局部渗漏引起组织反应或坏死以及栓塞性静脉炎。

（一）局部药物渗漏后的组织反应

药物渗漏引起局部组织坏死，溃疡，有时溃疡经久不愈或形成纤维化，造成功能障碍。属强刺激性药物有 ADM、MMC、HN2、VCR、VLB、VDS、NVB 等，VP-16、VM-26、TAXOL、MIT 也有明显的刺激性。对于药物外渗后应立即：①停止输液，抬高肢体。②保留针头，尽量回抽外渗的药物。③局部给予相应的解毒剂，并按不同需要，局部冷敷或热敷。④外渗部位避免压迫。⑤及时报告和记录。

（二）栓塞性静脉炎

早期表现为红肿、疼痛，后期表现为静脉栓塞、变硬呈条索状、色素沉着。NVB、HN2、5-FU、ADM、DTIC、VM26 易引起静脉炎。静脉炎的处理以预防为主，药物应有一定的稀释度、合理的滴速。强刺激性药物宜深静脉置管给药。局部热敷或中药外敷有助于减轻症状和恢复。

二、全身反应

（一）过敏反应

抗肿瘤药物中可引起过敏反应的可分为局部和全身两种。

1．局部反应表现为沿静脉出现的风团、荨麻疹或红斑，常见于 ADM、EPI 给药后，使用氢考、地塞米松后可缓解，反应消退后仍可继续用药。

2．全身反应可表现为颜面发红、荨麻疹、低血压、发绀等，严重的可引起休克。易引起过敏反应的抗肿瘤药物有门冬酰胺酶（L-ASP）、紫杉醇、鬼臼毒类等。临床表现为典型的 I 型变态反应。高危因素有高过敏体质，其他药物过敏史。应用门冬酰胺酶（L-ASP）前应做皮试；应用紫杉醇前应用地塞米松、西咪替丁、苯海拉敏预防变态反应。如果发生严重过敏反应，必须立即停止药物输注，并予以恰当的抗过敏治疗。

（二）发热

发热是药物急性全身反应的一种表现。BLM 最易引起高热，常伴寒战。发热一般在给药后 2 ~ 4 小时出现，也可发生在 6 小时后，通常为自限性毒性。偶尔发生过高热，伴呼吸急促、低血压、谵妄，甚至死亡。这些情况的特征有时类似于过敏反应。恶性淋巴瘤病人中较容易发生。应先给予 BLM 1mg 做试验，严密观察体温、血压。高热时及时补液，使用退热剂和激素可避免严重后果。其他可引起发热反应的药物有 ADM、ASP、ACTD、DTIC、PCZ、GEM 等。大多数细胞因子也可以引起发热反应。

（三）造血系统反应

大部分细胞毒药物都有不同程度的骨髓抑制。由于血细胞半寿期不同，影响最大的是白细胞，其次是血小板，严重时会引起血红蛋白降低。不同药物对骨髓抑制发生的时间、持续时间、骨髓严重程度不相同。影响骨髓抑制的因素，除药物外与病人个体骨髓储备能力密切相关，肝病、脾亢、曾接受过抗肿瘤治疗者更易引起明显骨髓抑制。严重的粒细胞减少时，感染机会明显增加，甚至造成生命危险。粒细胞抑制较明显的药物有：亚硝脲类、蒽环类、紫杉类、NVB、VLB、VP16、IFO 等。粒细胞巨噬细胞集落刺激因子（GM-CSF）和粒细胞集落刺激因子（G-CSF）能促进骨髓造血干细胞的分化和粒细胞的增殖，减少化疗后粒细胞减少的程度及持续时间。对血小板影响较明显的有 MMC、CBP、GEM、亚硝脲类，严重的血小板下降可伴有出血。白介素 11、血小板生长因子（TPO）有较好的升小板作用。对血小板减少的病人密切注意出血倾向，防止出血的发生，同时避免使用有抗凝作用的药物，当血小板 20 × 109/L 或有出血时可输单采血小板。接受化疗的病人血液中促红细胞生长因子（EPO）水平不一定低下，但骨髓对 EPO 的敏感性降低，用 EPO 可减少输血，改善化疗病人的生存质量。

（四）消化道反应

几乎所有抗肿瘤药物都具有不同程度的消化道反应。反应常较骨髓抑制出现得早，严重毒性反应也较少。

1．食欲不振：为化疗最初反应，发生与化疗后 1 ~ 2 天。可能与药物本身刺激胃肠道、胃肠道上皮受抑制以及血浆游离色氨酸升高有关。一般无须特殊处理。黄体酮类药物可缓解症状。

2．恶心呕吐：是抗肿瘤药物最常见的毒性反应，也是病人最不能接受反应之一。化疗所致呕吐按发生的时间可分为急性呕吐、延迟性呕吐。化疗所致的恶心呕吐可能有关因素：①刺激化学受体激发区（CTZ）；②外周机制：药物影响胃肠黏膜，引起肠道嗜铬细胞释放 5-HT，激活小肠 5-HT3 受体，通过迷走神经传入中枢；③皮质机制：直接激活 CTZ 的 5-HT3 受体继而激活延脑呕吐中枢；④前庭机制；⑤味觉和嗅觉改变。引起呕吐的其他因素有阿片类止痛药、消化道梗阻、高钙血症、感染、放疗、精神因素等。引起重度呕吐的药物有 DDP、亚硝脲类、HN2、DTIC、ADM、VP16 等。目前用于止吐的药物有 5-HT3 受体拮抗剂（Ondansetron、Granisetron 及 Tropisetron）、甲氧氯普胺、氯丙嗪、大麻酚、地塞米松等。延迟性呕吐目前尚缺少有效治疗方法，国外正在研究。

3．黏膜炎：消化道上皮细胞更新受到抑制可使口腔道肛门整个消化道黏膜变薄，容易产生继发感染，如口角炎、舌炎、肠炎等。严重的会引起消化道溃疡、出血、出血性或伪膜性腹泻等。口腔毒性一般发生与化疗后 5 ~ 7 天。以抗代谢药与抗癌抗生素类用药后多见。反应常与剂量有关，并成累积性，体质衰弱和免疫抑制的病人，容易继发真菌感染。应向病人介绍有关口腔卫生及护理的常识，发生口腔炎后，应给予口腔护理，用复方硼砂液、3% 碳酸钠或 3% 过氧化氢漱口，局部涂抹溃疡合剂（含制霉菌素、新霉素、丁卡因等）。

应注意进软食或流质，避免刺激性食物。加强支持治疗，纠正水盐电解质失衡。

4．腹泻：化疗药物引起腹泻常见于FU类（UFT、FT207、去氧氟尿苷、卡培他滨）、MTX、AraC、伊立替康（CPT-11）。化疗引起的腹泻次数一日超过5次以上，或有血性腹泻，应立即停用有关化疗药物。在无明显感染情况下，用非特异性治疗，如使用鸦片类药物充分补液等。目前发现奥曲肽控制化疗相关的腹泻常常有效。CPT-11引起的腹泻有两种，①给药后24小时内发生的乙酰胆碱综合征所致的腹痛、腹泻、出汗、流泪、低血压等症状，给予阿托品可缓解。②给药后24小时出现的延迟性腹泻为类似霍乱样的水泻，与CPT-11的代谢产物SN-38有关。用CPT-11后一旦出现稀便、水样便、肠蠕动异常，必须立即开始口服洛哌丁胺，注意水电解质平衡，必要时给予奎诺酮类抗生素，并注意随访外周血白细胞计数，白细胞严重低下，感染性腹泻可导致严重后果。

5．便秘：长春花生碱药物如VCR、VDS、VLB、NBS等可引起变秘。VCR有时可引起麻痹性肠梗阻，对高龄患者适当减量。5-HT3受体拮抗剂、吗啡类止痛药、高钙血症或脱水也与便秘有关。多食富含纤维、新鲜水果和蔬菜，充分摄入液体均可有助于减轻便秘。必要时应同时用缓泻剂。

（五）心脏毒性

许多抗肿瘤药物对心脏有一定的毒性，其中以蒽环类抗生素的心脏毒性最受重视。蒽环类药物心肌病临床上可分为急性心肌心包炎、亚急性心脏毒性、迟发性心肌病。心脏毒性可表现为短暂可逆的心动过速、心律不齐、ST-T改变，当累积剂量达到一定程度时，可出现心肌坏死，甚至不可逆充血性心力衰竭。蒽环类药物中ADM、EPI、MIT都有不同程度的心脏毒性，其中以ADM最显著。ADM累积剂量一般应该<550mg/m^2。高龄（>70岁）、原有心脏疾病、曾接受纵隔放疗，或曾用大剂量CTX治疗的患者累积剂量不宜超过450mg/m^2。ADM心肌毒性的检测可通过ECG、心脏血池扫描、超声心动图以及心肌或心内膜活检。

大剂量环磷酰胺可引起急性出血性心包炎。紫杉醇可发现心律失常和传导阻滞。丝裂霉素和蒽环类联合应用时，可能增加蒽环类的心脏毒性。5-FU也可引起心前区疼痛、ST-T改变、心律失常等心脏毒性。

（六）肺毒性

多种抗肿瘤药物可引起肺毒性，如亚硝脲类、植物碱类、烷化剂等，其中BLM最易引起肺毒性。病理改变为肺间质性改变，包括纤维性渗出、透明膜形成、间质及肺泡纤维化。一般BLM累积用量不宜超过300mg。高龄（>70岁）、慢性肺部疾患、肺功能不良、曾接受肺或纵隔放疗者均需慎用或不用BLM，用药中，宜定期做肺功能及胸部X线检查。MTX可表现为急性自限性过敏反应，停药后病变可逆。长春新碱和丝裂霉素联合应用时，可出现急性呼吸困难综合征，可能是由药物对肺血管的直接损伤所引起。

处理化疗相关肺毒性的最好方法是预防。一旦发现肺毒性，应立即停药。给予皮质类固醇可缓解症状。

（七）肝毒性

抗癌药物引起的肝毒性可表现为急性化学性损伤所致的肝细胞坏死和慢性长期用药后引起的肝纤维化、肝脏脂肪沉淀。亚硝脲类药物、6MP、Ara-C、HU、L-ASP、DTIC 均可引起肝毒性。长期应用 MTX 会导致肝纤维化。化疗前应预先了解病人的用药史，有肝功能不全者慎用或减量使用抗肿瘤药物；化疗期间应定期检查肝功能。大多数引起的肝功能损伤是一过性，停药及护肝治疗后可迅速恢复。

（八）泌尿系统反应

1．肾损害：多数抗肿瘤药物引起的肾功能障碍是损伤肾小管，引起肾小管上皮细胞水肿、变性、上皮脱落及管腔扩张。DDP 的肾毒性最为突出，用药后可出现血清 BUN 及 Cr 升高，肌酐清除率下降。大剂量 DDP 对肾小管损伤更明显，严重者可导致急性肾功能衰竭。监测肾功能、充分水化以及采用联合化疗减少单药剂量为预防措施。为减少肾毒性的发生，在 DDP 化疗时不宜使用氨基糖甙类抗生素。应用大剂量 DDP 时应予以水化和利尿，有助于减轻肾毒性。细胞膜保护剂氨磷汀可减少或防止 DDP 的肾毒性。MTX 对肾脏有直接毒性，损害肾小管滤过和排泄。大剂量 MTX 使用后，血浓度监测及 CF 解救、水化和碱化尿液等措施可预防肾毒性发生。IFO 也可引起肾损害。

2．出血性膀胱炎：应用 IFO 和大剂量 CTX 后，它们的代谢产物丙烯醛经泌尿系统排泄入膀胱后可引起出血性膀胱炎。预防性给予美司钠可防止化学性膀胱炎的发生。

（九）神经毒性

抗肿瘤药物引起的神经毒性可分为外周神经毒性和中枢神经毒性。

作用于微管的抗肿瘤药物主要引起外周神经毒性，如长春花生碱类、紫杉类、铂类。这种毒性是剂量依赖性的，并且通常在停药后可恢复。VCR 的毒性表现为肢体远端麻木、感觉异常、腱反射迟钝或消失、肌无力，有时还会引起麻痹性肠梗阻。DDP 的神经毒性包括周围神经炎和高频区听力缺损。奥沙利铂则表现为遇冷加重的周围神经病变及周围感觉异常，并随累积剂量增加而加重。

FU 类大剂量用药可发生可逆性的小脑共济失调。儿童颅脑放疗后全身用 MTX 可发生坏死性脑白质病。MTX、AraC 鞘内给药也可发生化学性脑病。IFO 引起的中枢神经毒性可表现为意识模糊、人格改变、焦虑失眠，甚至于轻度偏瘫、癫痫发作等。

（十）凝血障碍

MTH 和 ASP 最易引起凝血障碍。MTH 发生的凝血障碍与剂量和疗程相关。患者有多种凝血因子抑制和中度血小板减少。出血的主要原因可能是小血管损害。ASP 应用后有凝血指标的异常、凝血因子的减少，但临床上很少有严重出血情况。

（十一）免疫抑制

多数抗癌药物包括肾上腺皮质激素都是免疫抑制剂，长期应用可导致患者功能低下。

实验研究表明中，剂量间歇化疗所引起的免疫抑制往往较轻而主要抑制体液免疫，而小剂量长疗程持续每天给药则易严重抑制细胞免疫功能。

三、远期毒性

（一）性腺

抗肿瘤药物中烷化剂及 PCZ、VLB 等对性腺影响较大。通常在男性产生性腺功能不全，可导致精子缺乏、睾丸萎缩。女性引起性腺过早衰竭，表现为闭经、不育。妊娠早期抗癌药物可致畸胎、流产，妊娠后期抗癌药物对胎儿生长影响不大。

（二）第二原发肿瘤

由于抗癌药物本身又是致癌物质，多次化疗后获长期生存的病人第二肿瘤的发生率比普通人群明显增高。第二肿瘤以白血病和淋巴瘤最常见。如霍奇金淋巴瘤放疗化疗后治愈的病人发生白血病的危险性比普通人群高 30 倍。实体瘤的发生可出现在 10 年后。抗癌药物中以烷化剂、PCB 等最易引起第二原发肿瘤。值得注意的是，并不是所有第二原发肿瘤都与治疗有关。

第六节　抗癌药物的耐药性

临床上经常可以观察到这样一种现象，恶性肿瘤初次化疗时，肿瘤细胞对药物较敏感，肿瘤体积缩小。但残留肿瘤一旦增大，再次用同样的化疗药物效果就很差。这时，提示肿瘤细胞对抗癌药物产生了耐药性。耐药性的产生有多方面的机制：细胞对抗癌药物摄取减少；药物活化酶的量或活性减低；药物去活酶含量或活性增加；药物作用靶向酶的含量增高或与药物的亲和力改变；DNA 修复增加；代谢替代途径的建立；细胞对药物的排出增加等。

Goldie 和 Goldman 研究发现，肿瘤细胞在增殖过程中基因在固定的频率下突变，每次突变都可导致耐药株的形成。肿瘤细胞倍增次数越多，耐药株的产生越多。当肿瘤长到临床可检测的大小时，已有 10^2 ～ 10^3 个耐药细胞。因此在肿瘤负荷较小时尽早给予足量的化疗，有助于克服耐药性。另外，由于存在多种染色体缺陷，肿瘤细胞本身具有遗传不稳定性。化疗是一种致突变剂，更加重了其遗传不稳定性，使增殖快的细胞替代了增殖慢的细胞，耐药细胞替代了敏感细胞。

肿瘤细胞对一种抗癌药物产生耐药性后，同时对不同类型的抗癌药物也会产生耐药性，称为多药耐药（multidrug resistance，MDR）。多药耐药一般发生于天然来源的药物，如植物类和蒽环类药物。研究发现，产生 MDR 细胞含有 MDR-1 基因，该基因扩增后使细胞膜上 P170 糖蛋白过度表达。P170 糖蛋白具有跨膜转运蛋白的功能，它与细胞内抗癌药物结合并与 ATP 结合提供能量，将抗癌药物从细胞内泵出，使细胞内药物含量降低无法发挥细胞毒作用。钙通道抑制剂如维拉帕米（异搏定）等能竞争性地与 P-170 糖蛋白结合，但克服 MDR 所需维拉帕米的剂量远远超过人体所能耐受的剂量，不能投入临床使用。其他逆转 P170 糖蛋白的药物如环孢霉素 A 等临床上并未显示效果。

拓扑异构酶Ⅱ（ToPo Ⅱ）改变也是导致耐药的一种原因。ToPo Ⅱ在 DNA 复制时发挥作用，抗癌药物 ADM、VP16 均作用于 ToPo Ⅱ，使 DNA 复制受阻，细胞死亡。当 ToPo Ⅱ含量减少或活性减低时，抗癌药物无法发挥作用。

另外，肿瘤细胞内谷胱甘肽和谷胱甘肽 S- 转移酶含量增加也和耐药有关，该酶系统在人体中具有非特异性解毒作用，也可保护肿瘤细胞免受脂质过氧化的破坏。

尽管目前已对抗药性的产生及克服方法有所研究，但很多仍停留在实验阶段。因此，如何逆转耐药性仍是今后抗癌药物研究的重要目标之一。

第七节　与细胞毒化疗有关的辅助药物

一、氨磷汀

氨磷汀最初是冷战时期由美国军方研究用于核战争的放射保护剂。冷战结束后，对氨磷汀的研究转为细胞毒治疗（放疗和化疗）中对正常细胞的保护作用，并于 1994 年在欧洲首先上市，1995 年获得美国 FDA 批准用于卵巢癌 DDP 治疗患者的肾毒性的保护，以后又获得批准用于非小细胞肺癌，1999 年批准用于头颈部癌放疗时的腮腺保护。

氨磷汀在体外没有活性，在体内经碱性磷酸酶水解脱磷酸后成为含自由巯基的活性代谢产物 WR-1065。WR-1065 对细胞保护的主要机制是，自由巯基能直接与烷化剂和铂类药物的活性基团结合，减少烷化剂和铂类药物对 DNA 的破坏，另一方面，自由巯基可清除化疗药物产生的氧自由基，减少自由基对细胞膜及 DNA 的损伤。

氨磷汀对正常细胞选择性的保护作用，主要是由于正常组织膜结合碱性磷酸酶含量明显高于肿瘤组织。碱性磷酸酶是 pH 依赖的酶，肿瘤组织血供少，组织乏氧明显，因而碱性磷酸酶活力低下。因此，能够通过碱性磷酸酶代谢后摄取 WR-1065 进入细胞内的主要是正常组织。

氨磷汀的临床研究主要涉及：对 DDP 所致肾毒性的保护作用，对化疗引起的血液学毒性的保护作用，对化疗所致神经毒性的保护作用及对放疗的保护作用。

二、造血细胞集落刺激因子

造血细胞集落刺激因子是造血细胞成熟分化的重要调控因子，对髓系细胞的发育和分化起着重要的作用。粒细胞和粒细胞 - 巨噬细胞集落刺激因子（G-CSF 和 GM-CSF）的作用包括刺激造血祖细胞增生、分化，增强这些细胞成熟后的功能。增加周围血和骨髓中性粒细胞计数，促进中性粒细胞释放入血循环。增强粒细胞抗体依赖的细胞毒作用，通过增加超氧离子的产生增强粒细胞的杀菌能力。

在临床上，G-CSF 可缩短与细胞毒化疗有关的严重粒细胞缺乏持续的时间，使感染的机会减少，但不能预防粒细胞缺乏的发生。特别在剂量强化的化疗中，已有很多临床试验证实，应用 G-CSF 支持可显著减少感染发生率。

三、白细胞介素 11

白细胞介素 -11（IL-11）是由骨髓基质细胞产生的多效性细胞因子，包括 178 个氨基酸，分子量 1 900 道尔顿，并已确定该基因位于 19 号染色体。在体外，IL-11 能够刺激造血干细胞、巨核细胞增生，诱导巨核前体细胞成熟。在非人类的灵长类动物实验中，IL-11 能刺激血小板生成，使外周血血小板计数增加，血小板计数的峰值出现在用药后的第 14 ~ 21 天。

重组人白细胞介素 -11（rhIL-11）是通过基因工程技术，在大肠杆菌中通过 DNA 重组方法生产的血小板生长因子，由 177 个氨基酸组成，无糖基化。与天然 IL-11 相比，rhIL-11 仅少了末端的脯氨酸，两者在体外和体内的生物学活性无差别。动物实验显示，在 rhIL-11 作用下生成的血小板超微结构正常。

治疗化疗引起的血小板减少征的传统方法是输注血小板。但输血引起的感染危险和同种免疫反应的问题使这种方法无法广泛应用。在药物筛选中，发现了许多有促进血小板生长潜能的因子，如白细胞介素 1、3、6 和 11，巨核细胞生长和发育因子（MGDF），血小板生成素，PIXY321 等。其中，重组人白细胞介素 -11（rhIL-11）是唯一获得美国 FDA 批准用于治疗化疗引起的血小板减少症的血小板生长因子。临床试验结果表明，化疗后给予 rhIL-11 可减少需要输注血小板的机会。

四、5- 羟色胺 3（5-HT3）受体拮抗剂

化疗引起的恶心和呕吐是严重影响病人治疗耐受性和依从性的不良反应。细胞毒药物引起恶心呕吐的途径有两方面。其一是化疗药物损伤了消化道黏膜（特别是回肠黏膜），导致肠上皮嗜铬细胞释放 5-HT，刺激传入迷走神经的 5-HT3 受体，从而使呕吐中枢兴奋引起呕吐；其二是直接刺激化学感受器并传递至呕吐中枢引起呕吐。5-HT3 受体拮抗剂通过竞争性地阻断 5-HT 与 5-HT3 受体结合，拮抗化疗药物的致吐作用。

临床研究表明，5-HT3 受体拮抗剂对于化疗药物引起的急性呕吐具有明显的抑制作用。对于中度致吐药物引起的呕吐的完全控制率达 50% ~ 89%，对于重度致吐药物（如 DDP）引起的呕吐的完全控制率也可达 50% ~ 70%。5-HT3 受体拮抗剂与地塞米松合用可提高呕吐的完全控制率。但 5-HT3 受体拮抗剂对于延迟性呕吐的控制率在 50% 以下。

第八节　化疗的适应证和禁忌证

一、化疗适应证

化疗适应证如下：

①对化疗敏感的全身性恶性肿瘤，化疗为首选治疗，且部分通过化疗可治愈，如白血病。②化疗是综合治疗的重要组成部分，如恶性淋巴瘤、绒毛膜上皮细胞癌。③在综合治疗中，用化疗控制远处转移，提高局部缓解率，如肾母细胞瘤已部分可获治愈。④辅助化疗，如乳腺癌术后辅助化疗已明显提高生存率；新辅助化疗已应用于多种实体瘤的治疗，对缩小手术和放疗的范围，早期控制远处转移都有好处。⑤无手术和放疗指征的播散性晚期肿瘤或术后、放疗后复发转移的病人。⑥姑息性治疗，如用化疗缓解上腔静脉综合征。

二、化疗禁忌

化疗禁忌证如下：

①明显衰竭或恶病质。②骨髓储备功能低下，治疗前白细胞低于 $3.5 \times 10^9/L$、血小板低于 $80 \times 10^9/L$ 者。③心血管、肝肾功能损害者，禁用大剂量 MTX、DDP，肝功能明显障碍者，禁用 MTX 和 ADM。如临床上必须使用，则根据剂量调整原则做相应减量。器质性心脏病者禁用 ADM，肺功能明显减退者禁用 BLM。④严重感染、高热、严重水电解质、酸碱平衡失调者。⑤胃肠道梗阻者。

第九节　联合化疗

一、联合化疗的原则

除了极少的例外，大部分恶性肿瘤在临床可耐受的剂量很难被单一化疗药物所治愈。联合化疗可以达到单药无法达到的效果。首先，每个药物在人体允许的范围内可达最大细胞杀伤。其次，肿瘤细胞具有异质性，联合不同的药物可使药物对肿瘤细胞有更广泛的作用。另外，联合化疗可防止或减慢耐药性的产生。

细胞动力学研究表明，肿瘤是由处于细胞周期不同时相的各个肿瘤细胞组成，各类抗癌药物由于其作用机制不同，有些仅对处于增殖状态的细胞有作用，有些对 G0 期细胞也有作用。因此，联合应用作用于不同细胞周期时相的抗癌药物，有助于提高化疗疗效。组成联合化疗方案应遵循以下几个原则：

①组成联合化疗方案中的各个单药均应对该肿瘤具抗肿瘤活性，即单药对该肿瘤的疗效至少达部分缓解，有几种药物可供选择时，应选择完全缓解率高的药物。

②联合应用不同作用机制的药物发挥协同作用。在同一系列药物中有几种药物疗效相等时，应根据毒性进行选择。

③所选药物的毒性反应在不同的器官、不同的时间，以免毒性相加。尽管这样选择会使毒性种类增加，但使发生致命性毒性的机会最小，允许每个药物的剂量强度最大化。反之，联合应用多种作用于相同器官的药物可能导致致命的毒性。

④制订合适的给药剂量和方案。并在两疗程间给予适当的间隔时间，允许最敏感的正常组织如骨髓功能得以恢复。大多数抗癌药物骨髓抑制发生在给药后的 7 ~ 14 天，因此一般联合化疗方案两疗程间的间隔时间为 2 周，如常用每 21 天重复的方案。但有两种情况例外：一是有延迟性骨髓抑制的药物，骨髓功能可能需 6 周时间才能恢复，化疗间隔时间应延长；二是一些倍增时间短、发展快速的肿瘤如 Burkitt 淋巴瘤和白血病，间歇期肿瘤可能又有增长甚至恢复到治疗前水平。在这种情况下，可在间歇期加用无骨髓毒性的药物如博莱霉素、门冬酰胺酶。延长两次化疗的间期会减弱化疗的剂量强度。对于非骨髓原发的恶性肿瘤来说，在骨髓功能没有恢复时，尽管有时外周血象在正常范围，缩短化疗间期会使骨髓明显受抑而不得不给予更长的恢复时间。

⑤对于联合方案中各种药物间的生化、分子和药代机制的相互作用要清楚的了解，以达到最大疗效。

从临床试验验证有效的联合化疗方案中省略一个药物，可能导致仅对该药敏感而对其他药物耐药的肿瘤细胞过度增生。任意减低一种有效药物的剂量而加入另一种不太有效的药物，将使某些原本可能治愈的病人减少了治愈的可能性。

二、剂量强度

剂量强度（dose intensity）是指不论给药途径、给药方案如何，单位时间内所给药物的剂量，可以 mg/m^2/ 周表示。相对剂量强度是指实际给药的剂量强度与一人为的标准剂量强度之比。联合化疗的几种药物可分别计算剂量强度，并可计算平均相对剂量强度。表 3-9-1 列举剂量强度的计算方法。

因剂量强度是单位时间内所给予的剂量，因此降低给药剂量或延长间隔时间都会导致剂量强度下降，反之，则使剂量强度提高。实验及临床研究显示，对抗癌药物敏感的肿瘤，药物剂量与疗效呈正相关，在一定范围内提高剂量强度可增加疗效。对于化疗可能治愈的肿瘤，尽管只减少药物剂量强度的 20% 而临床也能达完全缓解，但残余肿瘤细胞可能无法再完全清除，最终使疾病无法治愈。平均而言，剂量强度减少 20%，治愈率减少 50%。因此，对于化疗可能治愈的肿瘤，应在毒性反应可以耐受的情况下尽量选择大剂量化疗。集落刺激因子问世后，以粒细胞减少为主要剂量限制性毒性的药物剂量得以明显提高。近年来，应用大剂量化疗加外周血干细胞移植或骨髓移植的方法，不仅使淋巴造血系统肿瘤如白血病和淋巴瘤的疗效提高，而且也应用于一些化疗敏感的实体瘤的治疗。

化疗剂量提高后药物的毒性亦明显增加，对于那些毒副反应，目前尚无有效防治的药物，不应盲目增加剂量。

表 3-9-1　肿瘤联合化疗中剂量强度、相对剂量强度和平均剂量强度的计算方法

	剂量强度	相对剂量强度
标准方案剂量（每 4 周重复）		
CTX 400mg/m²/d d1	100mg/m²•w	
MTX 40mg/m²/d d1、d8	20mg/m²•w	
5-FU 400mg/m²/d d1、d8	200mg/m²•w	
实际方案用量（每 4 周重复）		
CTX 400mg/m²/d d1	100mg/m²•w	100/100=1
MTX 36mg/m²/d d1、d8	18mg/m²•w	18/20=0.9
5-FU 360mg/m²/d d1、d8	180mg/m²•w	180/200=0.9
		平均相对剂量强度 2.8/3=0.93

三、剂量调整

在病人骨髓储备功能、肝肾功能、心功能等正常，并无其他严重伴随疾病时，一般推荐给予按体表面积计算的标准化疗剂量，如 CTX 400mg/m²。如病人出现上述任何功能的减退，应在治疗前或治疗中进行剂量调整。出现骨髓抑制时，剂量调整原则如表 3-9-2。需剂量调整的药物包括除 BLM、L-ASP 以外的大部分具有骨髓毒性的药物。肝功能不全时的剂量调整如表 3-9-3。肝功能不全时应慎用蒽环类药物、MTX 和 Act-D。肾功能不全时的剂量调整如表 3-9-4。肾功能不全时应慎用 MTX 和 DDP。特殊的毒性表现如腹泻、神经毒性、手足综合征等，一般严重程度超过 WHO 药物毒性标准的 2 度，应进行剂量调整。联合化疗时，如出现某种药物特有的毒性，仅需调整相关药物的剂量。

表 3-9-2　骨髓抑制时抗癌药物的剂量调整

WBC × 10⁹/L	PLT × 10⁹/L	调整后的剂量
4	100	100%
2.5-4.0	50-100	50%
<2.5	<50	0
		直到骨髓恢复正常

注：WBC：白细胞；PLT：血小板。

表 3-9-3 肝功能不全时抗癌药物的剂量调整

BSP 潴留 %(45 分钟)	血清胆红素(mg/L)	其他肝功能异常	用药剂量	
			蒽环类药物	其他化疗药物
<9	<12	<2N	100%	100%
9 ~ 15	12 ~ 30	2 ~ 5N	50%	75%
>15	>30	>5N	25%	50%

①N: 正常值上限。②其他肝功能异常包括凝血酶原时间、白蛋白、转氨酶、γ-谷氨酰转肽酶亦应减少剂量。③其他抗癌药物包括 MTX、CCNU、BCNU、Me-CCNU、VCR、VLB、VDS、VP16、VM26、DTIC。CTX 的剂量减少在比例上应比 ADM 少，可优先选用其他烷化剂。

表 3-9-4 肾功能不全时抗癌药物的剂量调整

肌酐清除率(ml/min × 1.73*)	血清肌酐(mg/L)	尿素(mg/L)	药物用量		
			DDP	MTX	其他
>70	<15	<200	100%	100%	100%
70 ~ 50	15 ~ 20	200 ~ 500	50%	50%	75%
<50	>20	>500	—	25%	50%

* 体表面积校正值

①如以血清肌酐作为肾功能损害的唯一参考值时，对年龄较大的病人，剂量应进一步减少。②蛋白尿 ≥ 3g/L 也应调整剂量。③其他药物指 BLM、VP16、VM26、MEL、CTX、PCB、MMC、DTIC、HMM。④表内所述仅供一般参考，医生必须根据病人情况区别对待。

第十节 临床应用中化疗策略的选择

一、治疗目的

(一)根治性化疗

根治性化疗的目的是要完全杀灭肿瘤细胞，使病人获得治愈。从细胞增殖动力学研究已经知道，肿瘤细胞数达 10^9 时，临床上可检测到 1cm 大小的肿块。抗癌药物对肿瘤细胞遵循“一级动力学”杀灭的规律，当肿瘤细胞被杀灭 99.999% 时，即达 5 个对数杀灭，但体内仍残留 10^4 个肿瘤细胞，临床上并不能检测到肿块，即达所谓临床的完全缓解。此时若停止治疗，残留肿瘤细胞重新增殖达到 10^9，造成临床复发。因此，有效的根治性化疗应分两个阶段，第一阶段诱导缓解，达临床完全缓解；第二阶段巩固与强化，继续杀灭肿瘤细胞直达完全治愈。也有学者认为如果最后残留的少量肿瘤细胞无法通过化疗杀灭，可能通过机体免疫系统被清除而达治愈。因此巩固强化后给予免疫治疗可能有助于提高治愈率。根治性化疗主要应用于经积极化疗有望治愈的那部分肿瘤病人，如绒毛膜上皮细胞癌、急性淋巴细胞性白血病、霍奇金病、非霍奇金淋巴瘤、睾丸癌等。根治性化疗应选择：①联合化疗。②足够的剂量强度。③足够的疗程。当然，随之而来的毒副反应也较明显，此时，一方面为争取治愈，在病人能耐受的前提下尽可能给予足量化疗；另一方面，应积极预防及处理毒副作用，并给予积极的支持治疗。

（二）姑息性化疗

对于化疗无法达到根治的那部分肿瘤，化疗的目的是延长患者的生存期、减轻痛苦、缓解某些压迫和梗阻症状，称为姑息性化疗。晚期乳腺癌、胃癌、小细胞肺癌等对化疗具有一定的敏感性，部分病人治疗后能够延长生存期，但不能治愈。对于这些病人可以适当给予积极的化疗，但与根治性化疗不同。如病人体力状况及对化疗的耐受性较差，应权衡治疗与毒副反应的利弊关系。过度治疗不仅会给病人带来不必要的痛苦，甚至造成与治疗相关的死亡。对于化疗敏感性差的肿瘤，如晚期非小细胞肺癌、大肠癌、食管癌、胰腺癌、原发性肝癌等，化疗只能使部分病人获短暂的缓解，生存期延长不明显。这些病人的治疗以改善生活质量为主，不必追求治疗的彻底性。能够使疾病稳定，减轻疼痛，缓解压迫或梗阻等并发症，病人能够带瘤生存是主要目的。有些学者仍主张对于化疗不敏感的晚期肿瘤病人仅给予最佳支持治疗。但是，世界各国学者探索新药物新治疗方案的工作从没有间断过。近年来的研究表明，晚期非小细胞肺癌、大肠癌病人化疗优于最佳支持治疗；一些含新药物的方案优于过去的标准方案。值得注意的是，进行新药物新方案研究性治疗时，一定要符合临床试验规范（Good clinical practice，GCP）。

二、制定个体化的治疗方案

化疗前首先要明确肿瘤的诊断和分期。肿瘤的诊断要包括组织学或细胞学诊断，因为抗癌药物对正常组织有明显毒性，远期毒性中还包括诱导第二原发性肿瘤，仅临床诊断的病人不宜给予化疗，除非确实难以取得病理学诊断，也应在影像学和实验室诊断十分明确的情况下给予。取得病理诊断还有助于了解病理类型，如小细胞肺癌和非小细胞肺癌的治疗原则和化疗方案均有不同。其次，应充分了解肿瘤累及的范围，明确临床分期，才能确定化疗在治疗中的地位，如根治性化疗、姑息性化疗或辅助化疗。

化疗前了解患者的一般体力状况（performance status）也很重要。评价一般体力状况常用卡诺夫斯基（Karnofsky）评分和美国东部肿瘤协作组（ECOG）评分标准。体力状况较好，能承担日常活动的病人，一般能耐受较强烈、多疗程的化疗。而体力状况较差的病人往往难以耐受足量化疗带来的毒副反应。

治疗前还应了解患者的骨髓储备功能、肝肾功能和心功能。骨髓抑制、肝肾功能减退的病人应根据剂量调整原则酌情减量，慎用或不用某些药物，如肾功能不全的病人禁用DDP。

此外，还应了解患者是否有其他器质性心脏病、肺功能不全、糖尿病、肝炎、肾病、结核等病史。如这些疾病严重或不能有效控制，应慎重考虑化疗的必要性，权衡化疗的益处和不良后果。

三、化疗的方法

（一）辅助化疗

辅助化疗（adjuvant chemotherapy）是指恶性肿瘤在局部有效治疗（手术或放疗）后所给予的化疗。过去认为，恶性肿瘤早期，肿瘤局限于局部，以后才向淋巴道和血道扩散。因此，早期足够范围的手术是控制肿瘤的关键。事实上，研究证明，肿瘤早期就有肿瘤细胞从瘤体脱落形成微小转移灶，局部治疗无法控制这些微小转移灶，并最终导致复发。辅助化疗的目的即是杀灭这些微小转移病灶。

局部治疗后残留的微转移灶。由于肿瘤负荷小，肿瘤细胞应该有较高的增殖比率，较少的耐药细胞。此时给予化疗应该更敏感。

乳腺癌术后辅助化疗自 20 世纪 70 年代起至今已有 20 多年的经验，目前的研究资料已证实，辅助化疗能延长乳腺癌病人的生存期。一般认为，辅助化疗应在术后一月内进行，单一疗程不足以杀灭所有残留肿瘤细胞，而需多疗程化疗。辅助化疗所选用的药物都是已证实对转移性肿瘤有效的药物。对于化疗敏感或复发危险性较大的病人，辅助化疗意义更大。如 Duke 分期 C 期的大肠癌病人术后辅助化疗能改善生存，但对其他分期的病人辅助化疗未看到明显益处。因此，是否需要辅助化疗和化疗方案的选择应视肿瘤类型、病期、复发危险性等因素而定。

（二）新辅助化疗

新辅助化疗（neoadjuvant chemotherapy）是指局限性肿瘤手术或放疗前所给予的化疗。新辅助化疗的目的有二，第一，希望通过化疗使局部肿瘤退缩，缩小手术或放疗的范围，减少手术或放疗的损伤。第二，通过化疗清除或抑制可能存在的微小转移病灶。另外，肿瘤血供未被手术或放疗破坏，病人体力情况较好，早期使用化疗肿瘤，细胞产生耐药性的机会少，从手术切除的肿瘤标本中还可了解化疗的敏感性。目前，新辅助化疗已应用于多种肿瘤的治疗，如乳腺癌、头颈部肿瘤等。但新辅助化疗是否能延长患者的长期生存尚不清楚。

（三）腔内化疗

腔内化疗是指将抗癌药物直接注入胸、腹、心包等体腔，脊髓及膀胱腔内的治疗方法，目的是提高局部药物浓度，增强抗癌药对肿瘤的杀灭。对于胸膜腔还能产生局部化学性炎症，导致胸膜腔闭塞的作用。腔内给药，药物仅能渗透到肿瘤的 1 ~ 3mm 深度，效果并不理想。腔内化疗既可给予单药，也可根据肿瘤类型联合几种药物，一般选择局部刺激性小的药物，以免引起剧烈胸痛或腹痛。

1．胸腔内化疗

除恶性淋巴瘤、小细胞肺癌和乳腺癌等对化疗敏感的肿瘤以外，其他恶性胸腔积液全身化疗效果有限。应通过胸腔闭式引流的方法尽量排出胸腔积液，然后胸腔内注入抗癌药物或其他非抗癌药物。胸腔内注入抗癌药物除局部药物浓度提高直接杀灭肿瘤细胞外，另一作用是使胸膜产生化学性炎症，导致胸膜粘连而胸膜腔闭塞。常用的抗癌药物有BLM、DDP、MMC、ADM等。另外还可在胸腔积液引流后注入非抗癌药物，包括四环素、干扰素、胞必佳等，主要作用是使胸膜腔粘连闭塞。

2．腹内化疗

腹腔化疗适用于卵巢癌、恶性间皮瘤和消化道肿瘤等术后病灶残留、腹腔种植转移或恶性腹水的病人。其中卵巢癌的效果较好。常用药物有5-FU、DDP、MMC、ADM、CBP等。为使药物在腹腔内均匀分布，需将药物溶于大量液体（1 500 ~ 2 000ml等渗温热液体）中注入腹腔。如有腹水，应先尽量引流腹水，然后注入药物。腹腔化疗除与药物相关的全身毒副反应外，还会并发腹腔感染、腹痛、肠粘连、肠梗阻。

3．心包腔内化疗

恶性心包积液可在心包穿刺引流后注入化疗药物。适用于胸腔化疗的药物一般能用于心包腔内。

4．鞘内化疗

因大部分化疗药物（除VM26、亚硝脲类等）不能透过血脑屏障，所以脑实质或脑脊髓膜的隐匿病灶往往成为复发的根源。腰椎穿刺后将抗癌药物直接注入脊髓腔中，药物在脑脊液中的浓度明显提高。鞘内化疗适用于：①急性淋巴细胞性白血病或高度恶性淋巴瘤的中枢神经系统预防。②恶性肿瘤脑脊髓膜转移。常用药物有MTX、Ara-C，用生理盐水或脑脊液稀释后鞘内注射，同时给予地塞米松。5-FU、VCR禁用于鞘内注射。另外，鞘内注射药物不能含有防腐剂。不良反应有恶心呕吐、急性蛛网膜炎，反复鞘内注射化疗药物引起脑白质病变。

5．膀胱内灌注化疗

膀胱内灌注化疗应用于：①膀胱癌术后辅助化疗，以防止复发、减少术中种植转移。②多灶复发的浅表性膀胱癌的治疗。常用药物有塞替哌、卡介苗、MMC、ADM，其中塞替哌和MMC是最常用的药物。塞替哌分子量小易吸收入血，骨髓抑制较明显。而MMC分子量大不易吸收入血，全身反应小，但对膀胱有局部刺激。

第十一节　肿瘤化疗的疗效及疗效判断标准

一、肿瘤化疗的疗效

恶性肿瘤的化学治疗自20世纪40年代发展至今已有近60年的历史，目前已有部分恶性肿瘤可经化疗治愈，有些肿瘤经化疗后能延长生存期，而另一些则正在积极探索新的药物和新的治疗途径。目前已能取得的化疗疗效如下：

1. 分经化疗可获治愈的肿瘤：绒毛膜上皮细胞癌、急性淋巴细胞性白血病、霍奇金病、Burkitt' s淋巴瘤、某些类型的非霍奇金淋巴瘤、睾丸癌、卵巢癌、肾母细胞瘤、尤文氏瘤、胚胎性横纹肌肉瘤。

2. 化疗能延长生存期的肿瘤：乳腺癌、慢性粒细胞性白血病、多发性骨髓瘤、小细胞肺癌、软组织肉瘤、胃癌、恶性胰岛细胞瘤、髓母细胞瘤、神经母细胞瘤、前列腺癌、子宫内膜癌、头颈部鳞癌、非小细胞肺癌、大肠癌。

3. 化疗对部分病人有效，但不能延长生存期：膀胱癌、宫颈癌、类癌、恶性黑色素瘤、甲状腺癌、肝癌、胰腺癌、阴茎癌。

二、疗效判断标准

判断实体瘤药物治疗后的疗效，国际上一般都采用世界卫生组织（WHO）的标准。治疗前后，应尽量选择垂直双径可测量的病灶，记录病灶大小。一般认为边界清楚、体格检查测量肿瘤（如浅表淋巴结、皮肤结节）的最大直径大于2cm，影像学检查如CT测量最大直径大于1cm为可测量病灶。胸腔积液、腹腔积液、骨转移病灶等为不可测量的病灶，仅作为评估之用。检查方法可包括体格检查时的触诊、X线摄片、B超、CT、MRI等。治疗前后选用的检查方法应相同，以便于对照。对化疗敏感肿瘤一般治疗两疗程后可评价疗效，而发展缓慢的肿瘤化疗三疗程后评价疗效可能更好。一旦出现疗效，特别是完全缓解和部分缓解，应继续观察4周，然后用相同的检查方法确认该疗效。WHO的疗效判断分为如下四种：①完全缓解（complete remission，CR）：所有肿瘤病变完全消失，疗效持续4周以上。②部分缓解（partial remission，PR）：肿瘤病灶的最大直径与其垂直直径乘积缩小50%以上，无其他新病灶出现，疗效持续4周以上。③稳定（stable disease，SD）：肿瘤病灶的最大直径与其垂直直径乘积之和缩小不到50%，或增大不超过25%，无其他新病灶出现，疗效持续4周以上。④进展（progression disease，PD）：肿瘤病灶的最大直径与其垂直直径乘积之和增大超过25%，或出现新病灶。

三、体力状况评分标准

常用卡诺夫斯基体力状况评分标准，见表 3-11-1。

表 3-11-1　卡诺夫斯基体力状况评分标准

活动状况	评分	描述
正常活动	100	正常，无疾病的主诉和表现
	90	有轻微的疾病症状和表现，但能承担日常活动
	80	能正常活动但需要帮助，疾病的症状和表现较明显
生活自理	70	生活能自理，但不能工作或承担其他正常活动
	60	大部分生活能自理，但需偶尔的帮助
	50	经常需要帮助和医疗措施，仍有一部分生活能自理
失去能力	40	无活动能力，需特殊照顾与帮助
	30	严重无活动能力，需住院，但还不会因疾病即将死亡
	20	病危，需支持治疗及住院治疗
	10	即将死亡
	0	死亡

第四章　肿瘤的放射与生物、靶向治疗

第一节　肿瘤放射治疗

一、肿瘤放射治疗的适应证与禁忌证

（一）放射治疗的适应证

1．头颈部恶性肿瘤

大多数头颈部恶性肿瘤都能有效接受放射治疗。鼻咽癌以放疗为主；早期喉癌首选放疗，手术可作为挽救性治疗；早期口腔癌手术和放疗疗效相同，上颌窦癌以手术前放疗为好，不能手术者行单纯放疗，一部分患者可以治愈。对中晚期头颈部恶性肿瘤，应行放疗和手术的综合治疗。对无法手术的晚期或复发患者，应根据病人的肿瘤病理种类、侵犯范围及机体的具体情况，有计划地综合应用现有的各种治疗手段，以期待较好地减轻病人痛苦和延长生命。

2．消化系统肿瘤

早期食管癌以手术为主，中晚期以放射治疗为主，其中早期上中段食管癌的放疗可以达到根治疗效。肝癌、胰腺癌、胃癌、小肠癌、结肠癌和直肠癌以手术为主；结肠癌和直肠癌的术前放疗可能有益，术后放疗可以降低复发率；早期直肠癌腔内放疗的疗效与手术治疗相同；肝癌和胰腺癌的放疗有一定姑息作用。

3．呼吸系统

肺癌以手术为主，不适合手术又无远处转移的患者可行放射治疗，少数可以治愈。小细胞未分化型肺癌一般行放疗加化疗。

4．泌尿生殖系统

肾透明细胞癌以手术为主，术后放疗有一定益处。早期膀胱癌以手术为主，中期的术前放疗有一定好处，晚期可姑息放疗。肾母细胞瘤以手术、术后放疗和化疗的综合治疗为好。睾丸肿瘤应先行手术，然后行术后放疗。早期子宫颈癌手术与放疗疗效相同，Ⅱ期以

上只能单纯放疗，疗效较好。子宫体癌以术前放疗为好，不能手术者也可采用放疗。

5. 乳腺癌

乳腺癌以手术治疗为主。Ⅰ期或Ⅱ期乳腺癌，肿瘤位于外侧象限，腋窝淋巴结阴性者根治手术后，不做放疗。Ⅰ期而肿瘤位于内侧象限或Ⅱ、Ⅲ期乳腺癌一般需要术后放疗。早期乳腺癌采用保乳术全乳房照射加或不加乳腺淋巴区放疗，也可取得良好疗效。

6. 神经系统肿瘤

脑瘤大部分要术后放疗，髓母细胞瘤则以放疗为主。神经母细胞瘤手术后应行放疗或化疗。垂体瘤可放疗或术后加放疗。对不能手术的脑瘤采用现代放疗技术也能取得较长期生存。

7. 皮肤及软组织恶性肿瘤

早期皮肤癌手术或放疗均可，晚期可放疗。肉瘤应以手术为主。近年来大量的临床应用表明，对恶性黑色素瘤、较大体积的肉瘤，如手术已切除大部分瘤体，术后放疗也可起到明显降低复发率或推迟复发时间的效果。

8. 骨恶性肿瘤

骨肉瘤以手术为主，也可做术前和术后放疗。骨网织细胞肉瘤、尤文氏瘤可行放疗辅助化疗。

9. 恶性淋巴瘤

Ⅰ、Ⅱ期恶性淋巴瘤以放疗为主，联合化疗，Ⅲ、Ⅳ期恶性淋巴瘤以化疗为主，可加用局部放疗。

（二）放射治疗的禁忌证

放射治疗的绝对禁忌证包括晚期肿瘤患者癌入终末期、恶病质、大出血、食管癌穿孔，或大量胸腔积液、腹水等。放射治疗的相对禁忌证包括放射不敏感肿瘤、全身重要脏器（心脑肝肾）功能不全等。

二、放射治疗的选择和治疗目标

（一）放射治疗的选择

恶性肿瘤患者一经病理学或细胞学明确诊断，就面临治疗方法的选择。首次治疗的方法选择和治疗计划十分重要，如果因治疗选择错误而导致治疗失败，势必造成难以挽回的后果。选择放疗的有关因素有：

1. 病种和临床分期

从疗效和疗后生存质量全面衡量放疗或手术等治疗手段何者为优。如患者系鼻咽癌应首选放疗；肉瘤、恶性黑色素瘤等放射抗拒肿瘤以手术为首选。如病理为恶性淋巴瘤，则以放、化疗为首选。对恶性肿瘤病期过晚，手术无根治可能，或手术风险过大、创伤过大者，亦宜选择放射治疗。

2．全身情况

患者因年老体弱或有严重心、肺、脑血管等疾病无法耐受麻醉及手术时，放疗较为安全。

3．年龄问题

儿童及青少年，一般应首选手术，因放疗可影响儿童发育，晚期放疗副反应亦较严重。

（二）单纯放疗或放疗联合其他治疗手段

1．病种

腺样囊性癌、恶性纤维组织细胞瘤等恶性肿瘤，在接受单一治疗手段时，复发率高、治疗效差，宜采用手术、放疗或化疗综合治疗；恶性淋巴瘤宜进行放疗加化疗的综合治疗。

2．临床分期

中期偏晚及晚期患者，常需要放疗与手术综合治疗才能取得较好疗效；联合化疗能否提高远期疗效及减少远处转移，尚未定论。

3．疗后情况

手术后切缘阳性、术中肿瘤残留或可疑残留者，应加术后放疗；放疗到根治剂量后仍有原发灶或颈部肿瘤残留者，宜手术切除。

综合治疗最好在治疗前先组织有关医师共同讨论和制订方案，并征求患者及家属意见。

（三）放射治疗的目标

在决定选择放疗后，要确定治疗目标为根治性、姑息性或辅助性。

1．根治性放疗

以根治肿瘤，使病员获长期生存为目标的放疗。为了达到根治目的，既要消灭临床上已发现的原发灶和转移灶，也要消灭一般临床检查不能发现的微小病灶即亚临床灶，不然将造成相当一部分病人治疗失败。亚临床灶通常位于肿瘤四周或引流淋巴区域内，由于病灶小、充氧好，只需 2/3 ～ 4/5 的肿瘤根治剂量即可基本杀灭。通常做法是将放射野扩大到癌体外 1 ～ 2cm，至根治量 2/3 ～ 4/5 时，缩小射野，只包括原发灶直至根治量为止。

2．姑息性放疗

（1）以控制肿瘤发展、改善症状和延长生命为目标的放疗，放疗剂量通常为根治剂量的 1/2 ～ 2/3。

（2）局部广泛浸润、过大肿块、广泛颈部转移，以及全身情况过差无法耐受根治量放射的患者，可行姑息性放疗。

（3）对恶性肿瘤出现单个远处转移病灶也宜行姑息性放疗，通常采用立体定向放疗。有的患者放疗后可生存 3 ～ 5 年甚至更长时间。

（4）放疗常能消除肿瘤溃烂产生的恶臭，可清洁创面、减轻或止住溃疡出血，随着照射剂量的提高，肿瘤缩小、有的癌性溃疡愈合。

（5）口腔颌面部恶性肿瘤破溃出血可行局部放疗止血，对外生型口腔鳞癌、放疗敏感的淋巴瘤、未分化癌止血效果更好。达到止血后，再制定肿瘤根治性或姑息性放疗方案。

3．辅助性放疗

一般指辅助手术或化疗，现多归入综合治疗的范畴。

4．“试探性”放疗

现代放射治疗要尽量减少“试探性”放疗的实施。只有病理诊断明确，具有放疗指征才进行放疗是取得良好疗效的基础。盲目“试探性”放疗一旦疗效不好而中止，常造成患者不应有的损失，也给后期治疗带来困难。

（四）选择放射治疗的方式

1．外照射

放射源在体外一定距离射向人体某一部位。一般射线经过限束器（准直器）直接射向肿瘤区，或加接照射筒（如口腔筒）照射腔内治疗部位。这是临床上应用最广泛的方法。60 钴（^{60}Co）治疗机、各类加速器产生的不同能量的 X（γ）线、电子线、质子线、中子线和其他重粒子射线，用于外照射治疗。

2．内照射

将密封的放射源直接置入被治疗的组织内（如舌体）或器官腔内（如鼻咽腔）进行照射，分别称为组织间放疗（间质治疗）和腔内放疗，又称近距离治疗；另外，利用人体某种器官对某种放射性核素的选择性吸收，将之注入血管进行治疗，如用 131 碘治疗甲状腺癌，或腔内治疗如 32P 治疗癌性胸水等，此称为内用放射性核素治疗。内用同位素是开放性的，和组织间及腔内治疗时同位素为封闭性的不同。

恶性肿瘤放疗一般采用外照射，以内照射作为肿瘤残留时的补充治疗。

3．体内、外照射的区别

（1）内照射放射源强度较低，大约几个 mCi，且治疗距离较短，在 0.5cm ~ 5cm 间；

（2）外照射中放射线的能量大部分被准直器、限束器等屏蔽，只有少部分能量达到组织；体内照射则大部分能量被组织吸收；

（3）体外照射中放射线须经过皮肤和正常组织才能到达肿瘤，放疗时需要选择不同能量的射线和采用多野照射技术；

（4）内照射由于受距离平方反要防止靶区部分组织剂量过高或剂量过低的情况发生。

4．外照射的照射方式

（1）常规放疗（convention fractionation，CF）

每日照 1 次，每次 1.8 ~ 2Gy，每周 5d。该方式最常用，适合于绝大多数放疗患者，总剂量 65 ~ 70Gy/7 周。采用三维适形放疗者，总剂量可提高至 75 ~ 80Gy，疗效改善，并发症不增加。

（2）超分割放疗（hyperfractionation，HF）

每天照 2 ~ 3 次，每次 1.2 ~ 1.4Gy，间隔 4 ~ 6h，每周 5 个照射日。据测算，超分割治疗收益为 1.065 ~ 1.16，局部剂量可增加 15% ~ 20%。这种方式对中晚期患者大约可提高 10% 的治愈率，但放疗急性反应较重，为其缺点。

（3）加速分割放疗（accelerated fractionation，AF）

每天照 2 次，每次 1.8 ~ 2Gy，疗程缩短，放疗急性反应较重。

（4）加速超分割放疗（accelerated hyperfractionation，AHF）

每天照 2 ~ 3 次，每次 1.4 ~ 1.6Gy。据报告疗效明显提高，但患者有严重急性反应，病人进食困难，常需营养支持才能完成放疗。加速超分割是克服肿瘤细胞加速再增殖的有效措施，具体执行上又分为连续加速超分割（continuous hyperfractionated accelerated radiation therapy，CHART）、分段加速超分割（split-course hyperfractionated accelerated radiation therapy，SCHART），同时小野加量照射（CBT）和后程加速超分割（late-course hyperfractionated accelerated radiation therapy，LCHART）4 种。

（5）分段放疗（split-course radiation therapy，SCRT）

把一个疗程分成两段，中间休息 2 ~ 3 周，每段采用常规放疗。此适合于年老体弱无法坚持连续完成放疗者。由于休息时肿瘤细胞会加速再增殖，影响疗效，应尽少采用。

三、放疗前患者评估与准备

1．患者肿瘤情况及放疗局部状况评估

包括病史和临床检查、病理诊断、X 线、B 超、CT、MRI、PET、ECT 等，明确肿瘤范围、有无局部淋巴转移或远处转移。根据临床和病理分期、肿瘤有无坏死、液化、转移，可初步估计放射疗效。

2．患者全身状况评估

应充分了解患者重要脏器（心脑肝肾）有无疾病或功能失偿、Karnofsky 评分、既往有无放疗或化疗史，如有，应详细了解放疗的部位、剂量和时间、化疗药物、剂量、疗程。患者放疗前的基本检查包括测体温、测血压、三大常规、肝功能、肾功能、胸部 X 片、腹部 B 超，必要时增加心电图等检查。对老年患者特别要了解有无高血压、糖尿病、心脑疾病。

3．患者评估

要结合放疗适应证与禁忌证综合考虑。

4．放疗前准备工作

（1）放疗前的口腔处理

对头颈部放疗患者应认真检查口腔卫生情况、有无龋齿、残根及牙周炎，特别要注意放射区域内的牙齿及下颌牙齿。对可修复的龋齿应给予充填治疗，如有尖锐牙尖或边缘，应用砂轮磨光，并全口洁牙。对无法保留的牙齿应予拔除，拔牙后对过高的牙槽嵴缘或骨

尖应修平，并给抗生素防止感染。实践证明，此举可大大减少放疗后拔牙，也明显减少放射后下颌骨骨髓炎的危险。拔牙后待拔牙创伤无感染愈合后即可开始放疗。

（2）发热患者

应查明原因。对 38℃以上患者应推迟放疗。

（3）肝功能异常患者

应查明原因。传染性肝炎患者应先隔离治疗，以防传染其他放疗患者；化疗药物性肝功能异常要予保肝治疗，代偿期可考虑肿瘤放疗。

（4）贫血、白细胞低下、血小板低下

除血小板低于 6 万并有出血倾向、白细胞低于 2.5×10^9/L 外，可在作相应治疗同时，行肿瘤放疗。

（5）其他慢性病

只要患者无放疗禁忌证，在接受相应治疗的同时，可安排放疗。

四、常规模拟机定位

（一）模拟定位机的主要功能

靶区的定位及运动范围的确定；重要器官位置及移动范围的确定；定位片的拍摄；射野勾画、摆位标记点的设定；治疗计划的确认；射野挡铅的建立和确认。

（二）模拟定位的目的

提供有关靶区及重要器官的影像信息，直接进行治疗计划的设计；对设计出的治疗计划进行模拟及位置验证。

（三）模拟定位机的定位方法

1．模拟定位机的调整

模拟定位机的 SAD 应调整到与治疗机相同。如钴机 SAD=80cm，直线加速器 SAD＝100cm。

2．靶区定位及射野

（1）通过临床检查、影像及实验室检查确定靶区范围、治疗剂量、周围重要器官的限制剂量，并初步确定照射野数和角度，并熟知靶区、重要器官在体表的投影位置及在 X 线透视图像中的骨性标志；

（2）在模拟机治疗床上确定病人治疗体位，治疗体位的选择应按治疗技术的要求做到自然、舒适、易于重复，尽量避免由于皮肤、肌肉牵拉而造成对体位的影响；

（3）采用真空袋成型技术及低温塑料热压成型技术固定病人的体位；待热塑面（体）膜冷却后在面（体）膜及皮肤相应位置设置标记，以便提高重复摆位的精确性；

（4）根据靶区位置及体厚，预先将定位曝光部位移动至灯光野下，并大致设定管电压和管电流；

（5）透视状态下确定靶区及周围器官的位置和运动范围，通过移动定位床，将靶区置于两个不同机架角度的射野中心，定出等中心位置，依据临床要求设置机架角、光栅角、射野的大小（“井”字形界定线），确保靶区不被遗漏以及明确射野与周围敏感器官的关系，观察机头及挡铅托盘是否可能与病人和床体发生碰撞，方案确认后测量每个射野的源皮距，换算出等中心点的深度，并标出激光点在体表上、左、右的位置（等中心点在体表的投影），拍摄或打印定位片；

（6）如为固定源（焦）皮距垂直照射，则在设定的机架角下水平移动床体，使靶区置于射野中心，然后通过光尺或测量尺垂直移动床体，达到规定的SSD后设置射野的大小、光栅角，拍摄或打印定位片；

（7）在定位片上勾画射野挡铅的形状，经确认后交模室制作；

（8）每个射野的定位图像均应登记存档，以备查验。

3．治疗计划的校验

在专用放疗计划系统（TPS）上设计出的治疗计划通常需经模拟定位机来校验并移植到病人身上，其主要任务是计划可执行度的评估和位置的验证。

（1）对TPS设计出的计划须逐野校对；

（2）确保病人的治疗体位与CT扫描的体位一致，采用真空袋成型技术及低温塑料热压成型技术加以固定，为保证治疗精度，应尽量在CT扫描时就采用治疗体位并予以固定；

（3）根据TPS设计出的位置及治疗参数移动定位床体，设定机架角、光栅角及射野大小，确定挡铅托盘不会与病人和床体发生碰撞；

（4）测量源（焦）皮距，并与TPS中的相应数据作比较，确定其在误差允许范围内；

（5）模拟机出束进行透视模拟，观察靶区位置和运动范围，拍摄或打印定位片（XR），并与TPS给出的相应射野的BEV图（DRR）进行比较，以确定治疗位置无误；

（6）如验证结果与TPS设计的治疗计划的误差超出允许范围，或该野机架角位置难以实施，则应修改计划并重新验证；

（7）所有射野验证通过后标出体表激光点位置，拍摄或打印验证片；

（8）登记、保存定位图像。

4．射野挡铅的验证

射野挡铅既可在附有射野灯光模拟器的热丝切割机上验证，也可在模拟定位机上进行，在模拟定位机上验证的优点在于可直接验证制作完成的射野挡铅，并可拍摄验证片与计划进行比对。方法是：将勾画有射野挡铅形状的定位片（XR）或TPS生成的BEV图像（DRR）放在SFD处（XR）或SAD处（DRR），把射野挡铅置于模拟机的挡铅托盘上，校对好中心和角度后予以固定，先验证灯光野，然后出束拍摄验证片，将验证片与XR或DRR进行比对，合格后图像存档保存。

（四）常用解剖标记和体表投影

1．头颈部

（1）颅底线（基准线）：外眦与外耳孔连线，为中颅窝底；颅底线向后的延长线为后颅窝底；经眉弓下缘与颅底线平行为前颅窝底。

（2）鼻咽部：顶壁为蝶骨体和枕骨体（颅底线），下壁为软腭和口咽咽峡部（鼻翼水平与耳垂下 1cm 连线），前壁为后鼻孔和翼突（耳屏前 4 ~ 5cm），后壁为第一、第二颈椎（外耳孔后缘）。

（3）垂体：颅底蝶鞍窝内（颅底线中、后 1/3 处向上 2 ~ 2.5cm）。

（4）扁桃体：下颌骨角向上、向前各 1cm 为中心。

（5）上颌窦：上界为眶底部，下界为硬腭和上齿槽，内侧壁至同侧鼻腔（鼻面），前、外侧壁为上颌骨体的前外侧面，后界为颞下窝和翼腭窝的前壁。

（6）腮腺：上界为颧弓，下界为下颌角与舌骨之间，前界为咬肌前缘，后界为乳突前缘。

（7）Rouvieve 淋巴结：乳突尖与同侧下颌角连线中点的深面。

2．胸部

（1）食道：上界为环状软骨下缘（第 6 颈椎水平），下界为贲门（第 11 胸椎水平），包括三个生理狭窄。

（2）胸骨角：约第 5 胸椎水平，为气管分叉及主动脉弓的起始端和末端、食道第 2 生理狭窄处，其与第四胸椎下缘的连线也是上下纵隔的分界线，胸腺位于上纵隔胸骨后。左喉返神经在此水平绕过主动脉弓返回颈部。

（3）横膈：约平第 10 胸椎下缘，为食道第 3 生理狭窄处，也常为腹主动脉旁淋巴引流区照射野的上界。

（4）剑突：约平第 10 胸椎。

（5）锁骨：中内 1/3 上方 2 ~ 3cm 处为肺尖，1/2 下 1cm 处为腋顶淋巴结。

（6）内乳淋巴结：位于胸骨旁开约 2.5cm 处，深度约 1.5 ~ 4cm，通常按 3cm 计算。

3．腹部、盆腔

（1）肝脏：上界位于右锁骨中线平第 5 ~ 6 肋间，下界与右肋弓一致。

（2）胆囊：约位于右锁骨中线与右肋弓交点处。

（3）脾脏：脾上极在左腋中线第 9 肋高度，距后正中线约 4 ~ 5cm，下极在腋前线第 11 肋处。

（4）肾脏：左侧上界约平第 12 胸椎上缘，下界平第 2 腰椎下缘，内侧距椎体边缘约 2cm，宽度 5 ~ 6cm，右侧略低于左侧（近一个椎体高度），呼吸时上下有 2 ~ 3cm 移动，站位比卧位低 1 ~ 3cm。

（5）胃左淋巴结：男性胃左淋巴结上界位于第 11 胸椎上缘下 0.2cm 处，下界位于第 1 腰椎上缘下 0.3cm 处，内界位于椎体左缘内 1.4cm 处，外界位于左缘外 2.3cm 处；女性胃左淋巴结上界位于第 11 胸椎 1/2 处，下界位于第 12 胸椎下缘下 0.6cm 处，内界位于椎体左缘内 0.5cm 处，外界位于左缘外 1.7cm 处。

（6）脐孔：平第 4 腰椎，与腹主动脉分叉处水平。

（7）卵巢：于仰卧位，在脐孔与髂前上棘连线的中点和耻骨联合中点作一连线，其连线的中点即为该侧卵巢的体表投影。

（8）膀胱：上缘平耻骨联合上缘。

（9）盆腔淋巴结：髂总淋巴结位于第 5 腰椎两侧及腰骶关节处；髂内淋巴结位于骶孔外侧；髂外淋巴结沿骶髂关节下行延续为闭孔淋巴结，骶前淋巴结位于骶孔的内侧。从侧位看，耻骨联合中点上缘与第 1 骶椎上缘连线前 1/2 段水平位置相当于髂外淋巴结的分布位置；此线中点与第 4 腰椎上缘连线为髂总淋巴结的分布位置；此线中点向下与此线的垂直线位置相当于髂内淋巴结的分布位置；骶前 1 ~ 2cm 髂内淋巴结链的平行线位置大致为骶前淋巴结的分布区域。

五、CT 模拟定位

CT 模拟定位就是利用 CT 图像进行计划设计，并在由 CT 图像重建出的 3D 假体上进行虚拟模拟定位的过程。该系统通常由 CT 模拟机、多幅图像显示器、三维治疗计划系统及激光器等四部分组成，各个部分需在线连接。

（一）CT 模拟定位的方法

（1）详细询问患者既往病史、药物过敏史，尤其是碘过敏史。

（2）体位及固定：在 CT 检查床（必须采用与放射治疗机及模拟机相同的平板治疗床）上确定合适的治疗体位，用真空固位袋和热塑面（体）膜加以固定，在面（体）膜及皮肤相应位置设置标记，以便在重复摆位时减少人体与面膜及真空袋的位置误差；

（3）于患者前臂外周静脉预置静脉注射针头，并加以固定。

（4）CT 扫描：采用大孔径 CT 选择合适的扫描视野（FOV）和层厚进行薄层扫描，扫描层厚可采用 1-3mm。减薄扫描层厚可减少体素单元大小，提高分辨率，提高 DRR 图像质量，但扫描层数较大，扫描时间也相对延长，因此在扫描过程中应嘱病人平稳呼吸，以期获得与治疗时相同的条件，如果是超高速螺旋 CT，也可屏气扫描，以减弱呼吸运动对 DRR 图像的影响。

（5）采用手推或压力注射器，以 2 ~ 6ml/s 的速度将 60 ~ 100ml 对比剂注入静脉，做延迟增强扫描，延迟时间通常为 40 ~ 70s（头颈 50 ~ 60s，胸部 40 ~ 50s，上腹部 50 ~ 60s，下腹部及盆腔 60 ~ 70s）。

（6）设定靶区中心

在 CT 图像上勾画体表轮廓和靶区轮廓，快速定出靶区中心，利用 CT 机的激光灯系统在病人的体表标出靶区中心的体表投影，或在完成治疗计划后在常规模拟机上利用激光灯定出等中心点的体表投影。

（7）计划设计：将 CT 图像传输至 TPS 工作站，做治疗计划。

（8）模拟验证

在 TPS 工作站上利用重建的三维假体进行虚拟模拟，拍摄每个射野的 DRR 验证片；用激光射野投影器在患者体表上显示勾画每个射野的入射形状。在加速器或模拟机上核对射野位置、形状，并拍摄射野证实片。

（9）计划确认后，所有图像及数据资料均应登记存档，以备查验。

（二）对比剂过敏反应的预防及处理

1．过敏反应的表现

（1）轻度反应

恶心、打喷嚏、面部潮红、皮肤荨麻疹等。

（2）中度反应

恶心呕吐、胸闷气急、头昏头痛、轻度喉头水肿、心跳加快、血压下降等。

（3）重度反应

大片皮疹、皮下或黏膜下出血、血压急剧下降、脉搏细弱、严重喉头水肿、大小便失禁、昏迷等。

（4）死亡

2．过敏反应的预防

（1）仔细询问患者的药物过敏史；

（2）用药前常规做过敏试验；

（3）准确掌握对比剂的用量；

（4）注射对比剂前做好预防，如注射前 15 分钟给予地塞米松 10mg 静注等。

3．过敏反应的处理

（1）密切注意患者的情况，如有反应，轻者可减缓注射速度，重者应立即停止注射，并迅速给氧。

（2）对皮肤荨麻疹、喉及支气管痉挛等，可给予氯苯那敏 10mg 肌注，或 0.1% 肾上腺素 0.5 ~ 1ml 皮下注射，也可用氢化可的松 100 ~ 400mg 或地塞米松 5 ~ 10mg 静注。给予吸氧，必要时气管插管。

（3）如出现全身抽搐、惊厥等神经系统损害症状时，可静脉给予安定 10mg，必要时可重复给药。

（4）出现循环衰竭、血压下降时，给予升压药间羟胺、多巴胺等。严重者出现心脏停搏、呼吸衰竭时采用心肺复苏术。

六、MRI 模拟定位

（一）MRI 模拟定位的优点

MRI 图像优点是软组织对比分辨率高，无骨组织伪影干扰，除了中枢神经系统外，在前列腺、头颈部、脊髓和其他软组织的成像明显好于 CT。但是对钙化不敏感，组织边界辨认不如 CT。目前一般采用诊断用 MRI 机采集图像，常用于与 CT 图像进行配准和融合。

（二）MRI 模拟定位的准备

除 MRI 机外，须有三维激光定位灯，平板床，有条件应准备 MRI 成像的立体定位架，必要时可以安装头架。

（三）MRI 模拟定位的方法

（1）详细询问患者既往病史、药物过敏史，是否体内有金属异物，安装起搏器等。

（2）体位及固定：在治疗床上确定合适的治疗体位（体位同 CT 模拟定位），用真空固位袋和热塑面（体）膜加以固定，在面（体）膜及皮肤相应 CT 标记位置对位，以便在重复摆位时减少人体与面膜及真空袋的位置误差，同时可用于和 CT 图像的融合配准，定位床板应为硬质，水平以避免位置误差；

（3）于患者前臂外周静脉预置静脉注射针头，并加以固定。

（4）MRI 扫描：进行轴状位，冠状位，矢状位 T1/T2 扫描。

（5）采用手推或压力注射器，注入对比剂完毕后立即做增强扫描，推注速率为 3 ～ 3.5ml/s。

（6）计划设计：通过 DICOM3.0 标准或光盘刻录将 MRI、CT 图像传输至 TPS 工作站，进行图像融合，通过调节融合后图像的权重显示 MRI 和 CT 图像，勾画靶区，作治疗计划及优化。

（7）计划质量验证：在 TPS 工作站上利用重建的三维假体进行虚拟模拟，拍摄每个射野的 DRR 验证片；用激光射野投影器在患者体表上显示勾画每个射野的入射形状。在加速器或模拟机上核对射野位置、形状，并拍摄射野证实片。

（8）计划确认后，所有图像及数据资料均应登记存档，以备查验。

（四）MRI 模拟临床运用（以下以 GE 公司 1.5T 的 MRI 机为例）

1．中枢神经系统肿瘤

MRI 序列一般为常用诊断头颅 MRI 序列，行轴状位，冠状位和矢状位平扫：SE 序列 T1WI TR/TE：500/15ms，视野（FOV）200mm × 200mm，矩阵 192 × 256，层厚 3mm，层间距 0 ～ 1mm，激励次数（NEX）3 ～ 4 次。TSE 序列 T2WI TR/TE：3 500/19-95ms，视野（FOV）230mm × 230mm，矩阵 192 × 256，层厚 3 ～ 5mm，间隔 0 ～ 1mm，激励次数（NEX）3 ～ 4 次。必要时加行 T1WI 增强扫描。必要时加行脂肪饱和抑制 T1WI 增强扫描 FSPGR

TR/TE：200/2.5 ~ 5ms，FLIP85°，视野（FOV）200mm×200mm，矩阵 256×256，层厚 3mm，层间距 0 ~ 1mm，激励次数（NEX）3 ~ 4 次。

2．头颈部肿瘤

头颈部肿瘤的 MRI/CT 图像融合目前主要是运用在口咽部肿瘤和鼻咽癌放疗方面。行 MRI 轴状位，冠状位和矢状位平扫：SE 序列 T1WI TR/TE：400 ~ 550/10 ~ 15ms，视野（FOV）220mm×220mm，矩阵 256×256，层厚 4 ~ 6mm，层间距 0.5 ~ 1.0mm，激励次数（NEX）3 ~ 4 次。FSE 序列 T2WI TR/TE：3 500/100 ~ 120ms，视野（FOV）230mm×230mm，矩阵 192×256，层厚 3 ~ 5mm，间隔 0 ~ 1mm，激励次数（NEX）3 ~ 4 次。FLAIR T1WI TR/TE：2 000/20ms TI780 ~ 800ms。必要时加行脂肪饱和抑制 T1WI 增强扫描 TR/TE：200/2.5 ~ 5ms，FLIP85°，视野（FOV）220mm×220mm，矩阵 256×256，层厚 4 ~ 6mm，层间距 0.5 ~ 1.0mm，激励次数（NEX）3 ~ 4 次。

3．腹部肿瘤

腹部肿瘤的 MRI/CT 图像融合目前主要是运用在前列腺癌放疗。行 MRI 轴状位，冠状位和矢状位平扫：SE 序列 T1WI TR/TE：440 ~ 550/10- ~ 20ms，视野（FOV）220mm×220mm，矩阵 256×256，层厚 4 ~ 6mm，层间距 0.5 ~ 1.0mm，激励次数（NEX）3 ~ 4 次。FSE 序列 T2WI TR/TE：4 700/40ms，视野（FOV）230mm×230mm，矩阵 192×256，层厚 3 ~ 5mm，间隔 0 ~ 1mm，激励次数（NEX）3 ~ 4 次，回波链 10 ~ 32。必要时加行脂肪饱和抑制技术 T1WI 增强扫描 TR/TE：200/2.5 ~ 5ms，FLIP 85°，视野（FOV）220mm×220mm，矩阵 256×256，层厚 4 ~ 6mm，层间距 0.5 ~ 1.0mm，激励次数（NEX）3 ~ 4 次。

4．MRI 对比造影剂

MRI 增强扫描所使用对比剂一般多采用离子型 Gd-DTPA。需注意的是 MRI 对比剂与 X 线、CT 对比剂的作用机制不同，MRI 对比剂本身不显示 MRI 信号，其作用是通过影响质子的弛豫时间 T1 或 T2 达到增强或降低信号强度。

Gd-DTPA 的静脉半致死量为 6 ~ 10mmol/kg，常规静脉注射用量为 0.1mmol/kg。注射应在 1 ~ 2 分钟内完成。主要副反应为头痛、不适、恶心、呕吐等，呈过敏性。严重副反应的概率很低，发生严重副反应的患者常有呼吸道病史、哮喘及过敏史，一般表现为呼吸急促、喉头水肿、血压降低、支气管痉挛、肺水肿等。对于癫痫患者，可能诱发癫痫发作。孕妇不宜使用。哺乳期妇女在用药后 24 小时内禁止哺乳。

（五）MRI 模拟放疗计划存在的问题和对策

1．图像融合中准确性问题

（1）采用放疗要求条件下进行扫描，使用体位固定器（真空气垫或热塑网状塑料体模固定），使用外标志点，尽量使进行 CT 和 MRI 扫描时保持相同体位，减少不必要的误差。

（2）CT 和 MRI 影像扫描条件（摆位角度，层厚，螺距，层间隔，视野）尽量相似。

2．图像失真

（1）图像失真的测量由体模成像来实现，为了确保每次摆放的参数一致，在定位床板上钻定位孔，然后将体模放到刚性框架上进行成像。体模除了用于校正图像失真之外，还可定量测量磁场的重复性和等中心的一致性。

（2）减少扫描层厚。

（3）采用不同的扫描序列尽量减少伪影和失真。

七、放疗计划系统与放疗计划

治疗计划设计定义为确定一个治疗方案的全过程，即治疗方案的量化过程，通常包括三个方面：①图像（CT/MRI/DSA 等）的输入及处理；②医生对治疗方案包括靶区剂量及其分布、重要器官及其限量、剂量给定方式等的要求及实现；③计划确认及计划执行中精度的检查和误差分析。

（一）靶区的定义

（1）肿瘤区（gross target volume，GTV）

一般临床诊断方法及影像学方法能够诊断出的具有一定形状和大小的病变范围，包括淋巴结和其他部位的转移病变。

（2）临床靶区（clinical target volume，CTV）

指按一定的时间剂量模式给予一定剂量的肿瘤的临床灶（肿瘤区）、亚临床灶以及肿瘤可能侵及的范围。

（3）内靶区（internal target volume，ITV）

在患者坐标系中，由于呼吸或器官运动引起的 CTV 外边界运动的范围。

（4）计划靶区（planning target volume，PTV）

指包括临床靶区（CTV）本身、照射中患者器官运动（ITV），和由于日常摆位、治疗中靶位置和靶体积变化等因素引起的扩大照射的组织范围。PTV 的确定要同时考虑到 CTV 的解剖部位和将要使用的照射技术，如头颈部多以 CTV 为参照，胸腹部以 ITV 为参照，而对于同一个 CTV 或 ITV，采用适形放疗技术时的 PTV 应小于常规放疗。不得靠扩大 PTV 的方法解决临床不明因素。

（5）治疗区（treatment volume，TV）

对一定的照射技术及射野安排，某一条等剂量线面所包括的范围，通常选择 90% 等剂量线作为治疗区的下限。治疗区与计划靶区的符合程度也是治疗计划评价的标准之一。

（6）照射区（irradiation volume，IV）

对一定的照射技术及射野安排，50% 等剂量线所包括的范围，其直接反映了该计划引起的正常组织剂量的大小。

（7）冷剂量区（cold volume）

在 ITV 内剂量低于 CTV 处方剂量下限（–5%）的范围。

（8）热剂量区（hot volume）

在患者坐标系内，组织接受高于 CTV 处方剂量上限（+5%）的范围。

（二）三维计划系统应具有的功能

（1）治疗部位解剖结构的三维描述（包括患者坐标系的建立）；

（2）带有立体定位框架标记的 CT/MRI 等影像应成为计划设计的基础；

（3）射野或放射源应有三维空间位置的描述，并可在任何方向上显示其位置；

（4）剂量计算应在三维剂量网格上进行，三维剂量计算网格应包括靶区及感兴趣区的范围；

（5）体外照射剂量计算必须计入下述影响因子：①患者体外轮廓的三维形状；②三维电子密度（由 CT 值转换）及其对原射线的影响；③射野或放射源的三维位置和形状；④射野三维扩散度；⑤射野三维平坦度、对称性；⑥楔形板、挡块、补偿器等线束修正装置的三维散射的影响；⑦不均匀组织的三维散射的影响。

（6）剂量分布及其评估工具必须用三维方式，如三维剂量分布，剂量 - 体积分析及计入诸如生物效应因子等其他评估方式等；

（7）计算速度必须足够快，便于治疗计划设计时人机交换信息；

（8）计划系统必须带有计划验证和确认的手段和工具，以便验证治疗计划的精确性；

（9）具有射野模拟显示功能（通过 DRR）；

（10）具有逆向治疗计划设计的功能，即作调强适形放疗和逆向组织间插植治疗计划设计的功能。

（三）三维放射治疗计划的制订

1．解剖数据的获得与输入

①按治疗要求确定患者图像扫描体位并固定；②图像扫描（CT/MRI）；③图像输入 TPS 工作站。

（1）为保证三维重建的 DRR 图像的质量，扫描的层数必须有足够多，扫描的范围要远大于肿瘤的体积。（参见 CT 模拟定位有关内容）；

（2）扫描设备应以 CT 为主，CT 图像为电子密度成像，可行组织不均匀性剂量的计算，而 MRI 为质子密度成像，虽然在软组织分辨率具有优势，但无法直接用于剂量计算。

2．图像登记及解剖数据表达

（1）建立坐标系：通过附在图像上的内外标记点建立，其直接反映了患者在治疗时的体位，也为不同来源的图像（MRI、PET，来自模拟机、加速器的验证片、证实片等）的融合、叠加和比较提供重要依据。

（2）重建三维解剖结构。

（3）体表轮廓、靶区、重要组织器官的勾画。

3．正向计划设计

（1）剂量确定：由临床医生确定靶区剂量、周围重要器官的耐受量；

（2）布设照射野：应尽量给予奇数野、避免对穿野，同时避免将重要器官（尤其是低耐受的敏感器官）置于靶区的入射前方。

（3）调整射野的大小、形状和权重比，可参考 REV，尤其是 BEV 图像进行调整。

（4）必要时可使用各种剂量修饰方法，如楔形板、限光筒、挡铅、多叶准直器、组织填充物及组织补偿器等。

（5）查看剂量分布：在实施上述各步骤时均应反复查看各层面（包括横断面、矢状面、冠状面及任意斜切面）的剂量分布，直至其符合临床和剂量学要求，并做出初步评估。应设计多个计划，以备评估和选择。

4．逆向调强计划设计

（1）剂量确定；

（2）信息输入将靶区剂量、重要器官限制量、射野数目、射野角度、子野限制数等输入到计算机中组成计划设计条件。（后三项可人工设定，也可由 TPS 自动设定，人工设定的目的在于简化方案、提高计划设计的速度和成功率）；射野数目多用 7、9、11 个，每个调强野的子野数目多限定在 5 ～ 15 个。

（3 自动计划设计该阶段为计算机自动设计阶段，操作人员可从计算机屏幕上显示的优化过程了解掌握设计进程。

（4）计划显示计划自动设计完成后，查看各层面的剂量分布，并做出初步的评估。

5．计划的评估分析

（1）DVH 评估：对危及器官（OAR）的评价是最有效的，在评估比较时，不仅要比较 DVH 曲线下的面积大小，还要考虑该器官的组织类型（是串型组织还是并型组织）的不同所产生的不同生物效应。由于 DVH 无法提供高（低）剂量区的空间分布，因此在用 DVH 进行评价时应该与该计划的等剂量分布图结合起来。

（2）TCP 和 NTCP 评估：肿瘤控制概率（TCP）和正常组织并发症概率（NTCP）是从生物效应的角度来进行方案评估的，通过对多个方案的 TCP、NTCP 的比较，就可大致了解各方案的优劣。应当注意的是，就目前而言，这里的 TCP 和 NTCP 并非是实际可能的发生概率，而仅仅是评价计划优劣的工具。

6．计划移植

计划初步完成后应将计划完整移植到验证模体中，重新计算各层面的剂量分布，以便在模体中进行剂量验证。

7．计划文件生成打印

（1）图像生成、保存与打印：除了横断面剂量分布图像和 DVH 图外，通常还需要各个射野的 DRR 图、剂量强度图，并传输到相关设备中，以供进行位置和剂量验证及挡铅和物理补偿器制作之用。

（2）计划文本的生成：目前 TPS 均有文本自动生成功能，其文件内容应包括：病人基本信息、射野信息（名称、大小、照射方式、机架角、光栅角、权重等）、等中心点空间位置、剂量归一方式和归一点空间位置、挡铅及楔形板、多叶准直器信息、DVH 计算结果、照射时间（MU）等。

（四）MRI/CT 图像融合

1．MRI/CT 图像配准

（1）点标记法是基于患者自身图像的信息，配准精度较高。①选取解剖标记点或外标记点，外部点好识别，缺点是使用这些记号时，受试者都要在扫描装置内严格保持不动，有些还是介入性的；②内部点法对受试者比较友好，为全回顾式，缺点是内部点寻找相当困难、费事，要求使用者有一定经验。

（2）最大互信息法是目前最广泛运用于多模医学图像配准的方法，可以快速准确地实现多模医学图像的配准。因为当两幅图像的空间位置完全一致时，其中一幅图像表达的关于另一幅图像的信息的互信息应为最大。其优点是：①人工干预少，只依赖于图像本身信息，是一种自动而有效的配准方法；②精度高，可达亚像素级；③可靠性高，对图像中的几何失真不敏感。

（3）交互法是在程序提供一个当前变换的直观显示下指导用户由用户完成配准，是半自动式，介于前两者之间。

2．MRI/CT 图像融合

（1）不同模式的图像（如 CT，MRI，PET 等图像）上的标志点选取进行初步配准，选取的点越多，则配准精度越高，但费时越长。

（2）分别进行位移、旋转、放大或缩小等几何校正。

（3）在同一坐标系下将各自的有用信息融合，同时调整各模式图像的权重，并以二维或三维图像形式显示出来。

八、放射治疗的质量保证（QA）

（一）放射治疗的质量保证

采取的一系列必要的措施，保证放射治疗全过程各个环节按国际标准准确而安全地执行。

（1）各部门间相互协作，目标是减少放射治疗过程中可能发生的错误、充分发挥放疗设备的各项功能，以保证整个放疗过程的精确性和一致性；

（2）按照相关的法律条文，制定相关的规章制度，建立质量保证的方案和程序，建立质量保证的档案和文件。

（二）部门内质量保证内容

1．建立质量保证程序（负责人：科主任）：

（1）整个治疗环节包括临床计划、物理计划、纠正措施等；

（2）治疗病例和各种记录等文件的统一与保存；

（3）质量保证人员的组织和分工。

2．患者的剂量控制（参加人员：放疗医师、物理师、技术员）

（1）患者定位（放疗模拟机或 CT 模拟机定位）；

（2）剂量控制（人工剂量计算）；

（3）治疗计划（包括剂量计算和生成治疗单）；

（4）剂量验证；

（5）照射实施（包括摆位重复准确、机器跳数等）。

3．患者安全（参加人员：放疗医师、物理师、技术员和工程师）

（1）照射剂量（避免剂量超量或不足）；

（2）机器设备连锁（射线连锁、机械连锁）；

（3）放疗时患者的监视；

（4）机房安全性（安全连锁、废气排出等）。

4．工作人员安全（参加人员：物理师和工程师）

（1）设备用电安全性（设备接地良好等）；

（2）工作人员剂量监督（个人剂量仪等）；

（3）系统连锁（治疗室门、灯、紧急开关、设备连锁）；

（4）机房安全性（自动报警、废气排出等）。

（三）靶区剂量的确定和对剂量准确性的要求

（1）不同类型和分期的肿瘤有一个最佳的靶区剂量。偏离这个最佳剂量一定范围，就会对疗效产生不良影响，这个靶区剂量的精确范围为 ±5%，不同的肿瘤类型和分期有一定差异。

（2）正常组织耐受剂量的可允许变化范围比较小，即对剂量精确性要求更高。

（四）放射治疗所允许的靶区剂量

放射治疗所允许的靶区剂量的总不确定度：小于 ±5%，其中包括：

（1）模体处方剂量不确定度为 2.5%；

（2）计划设计时，靶区剂量计算时的不确定度为 4.2%（以下三项合计）。

①肿瘤位置和形状的缺点对剂量的影响 2%（按每 cm PDD 降 4% 计算，靶区和身体轮廓的确定的精度应为 5mm）；

②不计组织不均匀性的影响时，剂量分布计算的精度应为 3%；

③楔形板、射野挡块和组织补偿块的射野中心轴上的相应系数的精度应为 2%。

（五）治疗机参数变化

治疗机参数变化和治疗中患者体位移动造成的位置不确定度：小于 10mm，其中包括：

（1）标称治疗距离下，照射野偏移允许度 <5mm（以下四项合计）。

①等中心精度 <2mm；

②灯光野重合性 <2mm；

③准直器精度 <2mm；

④放射源（或靶焦点）位置的精度 <2mm。

（2）因患者或体内器官及摆位允许的误差 <8mm（以下三项合计）。

①摆位允许误差 <6mm；

②患者呼吸影响 4mm；

③身体及器官运动影响 4mm。

（六）设备精度要求及检查频度

设备精度要求及检查频度（见表 4-1-1）。

表 4-1-1　治疗机、模拟机的机械精度、几何性能要求及检查频度

设备	允许精度	检查频度	说明
机架（等中心型）	± 0.50	每年	检查垂直、水平四个位置
^{60}Co 机头	± 0.20	每月	机头零度时
机架等中心	± 2mm	每年	机头零度时
源距离指示	± 2mm	每周	对不同源皮距检查
束流中心轴	± 2mm	每月	十字线符合性
射野大小数字显示	± 2mm	每月	标准治疗距离处
灯光野数字显示	± 2mm	每周	标准治疗距离处
准直器旋转	± 0.50	每年	—
治疗床	—	—	—
横向、纵向标尺	± 2mm	每年	—
旋转中心	2mm	每年	和机械灯中心一致
垂直标尺	2mm	每月	相对等中心高度
垂直下垂	5mm	每年	—
激光灯定位	± 2mm	每周	—
治疗摆位验证系统	与规定指标符合	—	—
射野挡块、补偿器	—	每周	检查规格是否齐全
摆位辅助装置及固定器	± 2mm	—	检查可靠性和重复性

（七）照射野特性检查要求

照射野特性检查要求（见表 4-1-2）。

表 4-1-2 照射野特性

检查内容		允许精度	检查频度	说明
灯光野与射野符合性	灯光野与射野符合性	± 2mm	每周 每月	目测 用胶片检查
射线质（能量）	^{60}Co 治疗机 加速器 X 射线 加速器电子线 深部 X 线治疗机	— ± 2% ± 2mm —	— 每月或修理后 每月或修理后 每半年或换球管后	— 仪表检测 仪表检测 仪表检测
常规剂量测量（中心轴参考点）	^{60}Co 治疗机 加速器 深部 X 线治疗机	± 2% ± 2% ± 2%	每月 每天 每周	仪表检测 仪表检测 仪表检测
cGy/MU 关系	加速器 ^{60}Co 机计时器	± 1% ± 0.01min	每周或修理后 每月	仪表检测 仪表检测
加速器 X 射线 加速器电子线	射野平坦度 射野对称性	± 3% ± 3%	每月两次或修理后 每月两次或修理后	仪表或胶片 仪表或胶片
^{60}Co 治疗机	射野对称性	± 3%	每月	仪表或胶片
深部 X 线机	射野对称性	± 3%	每月或修理后	仪表或胶片

（八）剂量仪及测量水箱精度要求及检查频度

剂量仪及测量水箱精度要求及检查频度（见表 4-1-3）。

表 4-1-3 剂量仪及测量水箱的允许精度和检查频度

检查内容		允许精度	检查频度	说明
比对	参考剂量仪 现场剂量仪	— —	每三年或修理后 每年或修理后	在次级标准实验室比对 在治疗机上比对
确定性检查	参考剂量仪	± 2%	在次级标准实验室进行比对之前或之后	
	现场剂量仪	± 2%	在校对现场剂量仪之前每月或与参考剂量仪比对前	
水箱中探头到位和重复性检查		± 1mm	每年或在做新的数据测量之前	

（九）其他型的剂量测量仪检查要求

（1）半导体、热释光、胶片剂量计等仪器：主要用于相对剂量的测量，即在使用前，将仪表读数与剂量间的相对关系确定好，并尽量用剂量响应曲线的直线部分。

（2）电离室型剂量仪：其灵敏度受电离室内气腔密度的影响，每次测量时，必须对气温和气压进行修正。

（3）气压计和温度计：气压计和温度计须经国家计量部门校对，每年一次。

（十）近距离治疗的质量保证

1．放射源

①长寿命放射源出厂时必须附有源活度校测证书，对没有活度校测证书的源必须在相同几何条件下与已知活度的同种同位素源比对确定出它的有效活度；② 192Ir 丝状或粒状源的活度必须单个校测，同时在使用之前，应检查源轴方向的活度均匀性；③对带（串）状源必须用 X 射线照相法检查源串的几何分布；放射源自显影也是一种检查源活度均匀性的简便方法；④对所有使用的后装放射源必须至少每月进行一次清点，定期修正源活度。

2．遥控后装机

遥控后装机质量保证包括：①源在施源器中的到位精度：应至少每月一次用假源检查驱动机构控制源到达施源器的到位精度及其重复性；②源在贮源器内的位置：当后装机处于“关闭”位时，源应回到贮源器的中心位置，应至少每年两次检查贮源器周围的防护情况，并记录在册；③计时器：应每月一次对计时系统校验源的到位和照射时间；④更换新放射源后：应进行放射源活度的校正。

3．治疗质量控制

①将带有定位标记的无源施源器按一定规则送入或插入治疗区域，按一定条件拍摄正、侧位 X 射线片；②根据正、侧位片重建出施源器或源的几何位置，并根据医生要求，做出治疗计划；③根据治疗计划，通过假源试运行正常后，开始正常治疗。

（十一）体内剂量测量

体内剂量测量是放射治疗质量保证和质量控制的最有效的措施之一，它是检查整个照射过程中（从治疗机的工作性能到患者的摆位）各种因素对剂量影响的程度和判断患者接受剂量的准确性。

1．射野射入、射出剂量测量

主要用多通道半导体剂量计测量，射入剂量测量不仅能判断患者体位和治疗时间是否准确，而且多点位置的剂量还能直接反映射野的平坦度和均匀性。射出剂量可间接检查患者体内的剂量分布，特别当进行组织不均匀性校正和使用组织补偿器时，利用射出剂量的大小进行剂量的修正。

2．人体管腔内剂量测量

腔内剂量测量一般用热释光剂量计，检查和修正治疗计划（如食管癌治疗时）或监测重要器官受量，如宫颈癌腔内治疗时的直肠和膀胱的剂量。

第二节　肿瘤的生物和靶向治疗

肿瘤的生物治疗主要是通过调动宿主的天然防卫机制或给予机体某些物质来调节宿主与肿瘤的反应以取得抗肿瘤的效应。肿瘤的生物治疗涵盖的内容非常广泛，而肿瘤的靶向治疗（targeted therapy）是根据对肿瘤细胞受体和增殖调控的分子水平发病机制的认识，以细胞受体、关键基因和调控分子为靶点的治疗。其特点是抗肿瘤作用是非细胞毒性的，主要对肿瘤细胞起调节和稳定作用，具有一定的选择性和特异性。靶向治疗是肿瘤生物治疗的一个重要组成部分，是近十年来肿瘤研究中发展最为迅速的领域之一。随着现代生物技术的发展，生物和靶向治疗日趋重要，已经逐渐成为治疗肿瘤的第四手段了。它日益增加的临床应用是基于两方面的发展；其一是对抗肿瘤防卫机制的基础理论的深入理解，其二是生物技术的迅速发展使得临床上大规模运用生物反应调节剂成为可能。生物和靶向治疗虽然仍是处于发展的初期，但已有很多典型的病例及其反映出来的理论探索的成功性足以激发人们将这一疗法继续向前推进。21 世纪的肿瘤治疗，抗癌药物的发展将从细胞毒性药物的攻击转向非细胞毒性药物的调节，其中生物和靶向治疗将起到极其重要的作用。

一、生物反应调节剂的概念

生物反应调节剂（biologic response modifier，BRM）的概念涉及范围较广。既包括一大类天然产生的生物物质又包括能改变体内宿主和肿瘤平衡状态的方法和手段。虽然作用机制多种多样，但不外乎两大方面；通过干扰细胞生长、转化或转移的直接抗瘤作用或通过激活免疫系统的效应细胞及其所分泌的因子来达到对肿瘤进行杀伤或抑制的目的。

（一）定义

Mitchell 曾对 BRM 有过很具体的定义。一种物质只要具备以下条件之一的就可称为 BRM：直接增强宿主抗肿瘤的反应。经免疫刺激来增加效应细胞的数量或活性，或增加可溶性中介物，如淋巴因子或单核因子等的生产；通过减少抑制性机制而间接增强了宿主对肿瘤的免疫反应；增强宿主对细胞毒物质造成损伤的耐受能力，如通过增加骨髓的白细胞前提来提高化疗病人的耐受力；改变肿瘤细胞细胞膜的特点以增强它们的免疫原性，改变转移方式或使瘤细胞对免疫杀伤机制或细胞毒药物更敏感；预防或逆转细胞转化，或促进不成熟肿瘤细胞的成熟。Mihich 的定义就更加广泛了：一种物质或方法，能通过调整宿主对肿瘤的反应使二者之间的相互作用朝向有利于治疗肿瘤的方向发展，均可叫 BRM。根据这个定义，除某些药物、细胞因子外，凡是借助于生物学技术的一些新的方法和手段如某些基因治疗等均可列入这个范畴。

（二）生物反应调节剂的种类

根据 BRM 的定义，从目前的研究资料来看，BRM 有下列种类：

1．天然或基因重组细胞因子：包括白细胞介素（interleukin）、干扰素（IFN）、肿瘤坏死因子（TNF）、集落刺激因子（CSF）等。

2．抗肿瘤的各类体细胞和辅助性的造血干细胞：如 LAK 细胞、TIL 细胞、TAK 细胞、CIK 细胞；利用异基因移植物抗肿瘤效应（GVT）的供体淋巴细胞输注；骨髓干细胞、外周血和脐带血干细胞等。

3．抗体：包括各类抗肿瘤单克隆抗体、抗细胞表面标记抗体等。

4．基因治疗：如重组人 p53 腺病毒。

5．肿瘤疫苗：如采用基因修饰的肿瘤细胞或肿瘤抗原多肽作为疫苗，负载肿瘤抗原的树突状细胞（DC）等。

6．抗血管生成类：包括一些小分子物质如恩度（Endostatin）、反应停，抗 VEGF 受体的单抗如 Avastin。

7．细胞分化诱导剂：如砷制剂、维 A 酸。

8．酶制剂及酶抑制剂：如酪氨酸激酶的小分子抑制剂伊马替尼（Gleevec）、吉非替尼（Iressa）、艾罗替尼（Tarceva）；蛋白酶体抑制剂万柯（Velcade）。

9．某些微生物及其有效成分的制剂：如卡介苗（BCG）、短小棒状杆菌（CP）、链球菌（0K432）、济南假单胞菌等。

10．植物药包括中药的有效成分：如香菇多糖、云芝多糖、黄芪多糖、刺五加多糖、扶正女贞素 LL-E、枸杞多糖、淫羊藿多糖、商陆多糖、人参总皂苷、冬虫夏草等。

11．有机酸及小分子合成剂：如左旋咪唑（Levamisole）。

12．其他。

各类 BRM 在抗肿瘤作用中虽然机制有所不同；但不是孤立行动的。它们相互间有一定的关系和影响，形成了 BRM 的作用网络。它们与免疫系统、内分泌系统、神经系统等相互影响与协调，共同维持生命机制的稳定与平衡。这就是生命机制的稳态论（homeostasis）。美国学者 Oldham 在 1984 年提出了生物调节（BRM）理论后，这一领域发展极快，尤其是近年来单抗、小分子酪氨酸激酶抑制剂等靶向治疗药物，已经突破了发展的瓶颈，开始广泛应用于临床。

二、各类生物和靶向治疗的概况

生物治疗的领域涉及面极广，几乎生物反应调节剂的所有方面都有不同程度的进展。本文仅就细胞因子；过继性细胞免疫治疗；肿瘤疫苗；基因治疗；单克隆抗体；酶抑制剂；抗血管生成药物等方面的进展和问题做一代表性的介绍。

（一）细胞因子

自从基因工程技术在生物医学领域中大规模发展使用后，细胞因子是应用最广泛，疗效最明确的一类 BRM。现以干扰素（IFN）、白介素（IL）、集落刺激因子（CSF）、促红细胞生成素（EPO）、促血小板生成因子（TPO）等为例并简要说明它们的临床使用情况。

1．干扰素（IFN）

IFN 是一种糖蛋白，首先是由 Isaacs 和 Lindenmann 在 1957 年作为一种病毒感染的细胞产物来描述的，它可以防止病毒的进一步感染。IFN 的主要作用有直接抗病毒作用；增强主要组织相容性抗原（MHC）和肿瘤相关抗原（TAA）的表达；增强自然杀伤细胞（NK）的细胞毒作用；增强抗体依赖性细胞的细胞毒（ADCC）作用；直接的抗细胞增殖作用和抗血管生成作用等。IFN 有三种，即 IFN-α、IFN-β 和 IFN-γ。IFN-α 和 IFN-β 具有相同的受体即 I 型受体，IFN-γ 连接在 II 型受体上。

IFN-α 是第一个用于临床的重组基因细胞因子，可皮下或肌肉给药，血浆半衰期 4 ~ 6 小时，生物活性持续 2 ~ 3 天。于 1981 年开始临床试用，1986 年被 FDA 正式批准。主要有效病种见表 4-2-1。

表 4-2-1　IFN-a 的剂量和有效病种

肿瘤	方案和剂量	有效率 % 范围（均值）
血液肿瘤		
毛细胞白血病	3MU/ 天	70 ~ 90（80）
慢粒白血病	5MU/ 米 2/ 天	45 ~ 85（58）
慢粒白血病	3 ~ 50MU/ 米 2/ 天或每周三次	27 ~ 85（48）
多发性骨髓瘤	5 ~ 12MU/ 米 2/ 天或每周三次	3 ~ 18（15）
实体瘤		
恶性黑色素瘤	5 ~ 20MU/ 米 2/ 天或每周三次	7 ~ 19（18）
肾瘤	5 ~ 20MU/ 米 2/ 天或每周三次	8 ~ 23（15）
Kaposi 氏肉瘤	3 ~ 50MU/ 米 2/ 天或每周三次	3 ~ 67（30）
内分泌性肿瘤		
肿瘤	3 ~ 5MU/ 米 2/ 天或每周三次	33 ~ 77（50）
类癌	12 ~ 24MU/ 米 2/ 天或每周三次	20 ~ 40（20）

2．白细胞介素（interleukin，IL）

白细胞介素（简称白介素）这一名称是特指由白细胞产生的可以调节其他细胞反应的任何可溶性蛋白质或糖蛋白物质。在强调这些多肽物质在免疫系统所起的协调作用的这一名称时，它与生长因子（growth factor）这一称呼的区别是人为造成和误导的。因为大多数白介素就是生长因子，反之也一样。作为免疫反应的激素，白介素是通过内分泌（endocrine）、自分泌（autocrine）和旁分泌（paracrine）等的相互作用来实现的。这种白介素连锁反应的发生首先是由病原性接触和特异性抗原性反应在局部开始的，由于分泌的白介素有所不同，各类效应细胞表面所分布介素受体种类和数量的不同而引发了各自不同功能的表达。这些细胞包括造血细胞、免疫细胞、内皮细胞和某些非免疫系统的细胞。

而白介素的旁分泌作用包括了引发、放大、维持和终结不同阶段的免疫反应等。此外，白介素也通过对血管内皮细胞、成纤维细胞、角化细胞、脂细胞等的作用发挥全身调节作用。目前，以白介素命名的细胞因子已有十余种。其中，以白介素—Ⅱ（IL-2）研究得最为深入，应用最为广泛。其他如 IL-3．IL-6 等也已进入临床研究，IL-11 已批准上市。

IL-2 是一种 133 氨基酸的糖蛋白，分子量 15kd，含一链内二硫键。通过 T 细胞、B 细胞、NK 细胞、巨噬细胞表面的受体而起作用。由于它能支持 T 细胞的生长，最初在 1976 年被定名为 T 细胞生长因子。IL-2 和 IFN 代表了 Thl 辅助细胞产生的主要的细胞因子。IL-2 是由抗原和 IL-12 所诱导的，可被 IL-4 和 IL-10 反相调节。IL-2 在 T 细胞的生长成熟中起了关键性的作用。它的多种生物学功能主要包括诱导抗原刺激的 T 细胞增殖，增强 MHC 限制性抗原特异性 T 细胞的细胞毒作用；诱导大颗粒淋巴细胞、NK 细胞的 MHC 非限制性 LAK 活性；对其他细胞因子的诱导作用。

1985 年 12 月美国国家肿瘤研究所（NCl）的 Stephen Rosenberg 在《新英格兰医学杂志》上首次报道了 25 名晚期黑色素瘤和肾癌病人经大剂量 IL-2 加 LAK 细胞治疗后，有效率达 44%。这一成绩轰动了世界并开创了 IL-2 及其所诱导细胞治疗肿瘤的临床应用。经过十几年的临床实践和全世界各大研究所和医院的努力，对于 IL-2 治疗肿瘤的评价也日趋客观和冷静。

FDA 批准 IL-2 用于转移性肾癌的基础资料是从 7 个机构参加的多中心性研究的 255 名病人中获得的。所用方案由 NCI 外科部提供，总有效率 14%，包括 CR 4%。有效部位包括肝、肾上腺、肾床、肾原发部位、肺和淋巴结等转移处。总有效率虽然不高，但中位有效时间长达 20 个月，大部分 CR 者长期存活。这说明了这一疗法可以给一部分晚期病人带来一定好处。IL-2 对黑色素瘤的治疗也处于与肾癌相似的状态。在美国的 3 个临床Ⅱ期研究表明，用 NCI 外科部高剂量方案在 134 名病人中仅获总有效率 20% 的结果。其中，5 名 CR 占 4%，22 名 PR 占 16%（5）。由于有效率不高，有效持续时间较短，联合其他 BRM 和化疗药物的化学免疫学治疗（chemo-immunotherapy）或生物化学治疗（bio-chemotherapy）正在积极开展中。在黑色素瘤所进行的大量临床研究结果表明，有效率稳定在 45% ~ 60%。是该病种目前有效率最高的治疗手段。

3．造血生长因子（hematopoietic growth factor）

造血生长因子是一类细胞因子的总称。它们都可以影响造血细胞，在主细胞的生长和分化上起重要的调节作用，在成熟造血细胞的功能激活上也起重要作用。迄今已有 25 种以上的细胞因子被证明对造血活性有影响。目前美国 FDA 批准正式临床使用的有 5 种，即粒细胞生长因子（G-CSF）、粒细胞—巨噬细胞生长因子（GM-CSF）、促红细胞生成素（EPO）、血小板生成因子（TPO）和白细胞介素 11（IL-11）。

表 4-2-2 部分市场销售的造血因子总结

细胞因子	克隆年代	染色体部位	适应证
刺激白细胞生长的细胞因子 G-CSF	1986	17q11-22	（1）预防化疗所致骨髓抑制的感染，（2）自体骨髓移植的恢复，（3）治疗严重中性粒细胞减少症，（4）动员外周血祖细胞。
刺激白细胞生长的细胞因子 GM-CSF	1985	5q23-31	同上
刺激红细胞生长的细胞因子 EPO	1985	5q23	治疗癌症或慢性肾病的贫血
促进巨核细胞成熟，增加血小板的细胞因子 TPO	1994	3q26-27	缓和化疗引起的血小板减少症
促进巨核细胞成熟，增加血小板的细胞因子 IL-11	1990	24	同上

（二）过继性细胞免疫治疗

1．LAK 细胞

20 世纪 80 年代初期以来，对淋巴因子激活杀伤细胞（LAK）的特征进行了广泛的研究。这是一群不同于 NK 或 CTL 的溶细胞性群体。它们细胞表面标记特征为非 MHC 限制性杀伤细胞。可以是 CD_3^+ 或 CD_3^- 的非粘附性的并带有 NK，样标记如 CD_{16}^+ 和 CD_{56}^+ 的细胞群体。新鲜肿瘤靶细胞上被 LAK 细胞识别的决定簇性质尚不清楚。这种决定簇广泛表达于新鲜和培养中的肿瘤细胞上和培养的正常细胞上。但新鲜正常细胞上并不具有。LAK 细胞是外周血淋巴细胞在病人开始 IL-2 治疗几天后反跳性增殖时收集的。在体外与 IL-2 一起培养数天后发展为具高度非特异性细胞毒性细胞后再返输给病人。

迄今，没有令人信服的证据说明加用 LAK 细胞后，疗效比单独使用 IL-2 要好。再加上治疗的费用和烦琐性，这一疗法基本已被放弃。只有在移植后淋巴细胞增殖性病（post transplantation lymphoproliferative disease，PTLD）中最近重新试用了 LAK 细胞并取得一定疗效，但要注意不能同时输注 IL-2，以免刺激淋巴性肿瘤生长。

2．肿瘤组织浸润的淋巴细胞（Tumor infiltrating lymphocyte，TIL）

TIL 是直接从肿瘤组织中分离出来的 T 淋巴细胞，经在离体培养（ex vivo）中由 IL-2 诱导而成。具有肿瘤特异性杀伤活性，特别是对黑色素瘤有效。早期的报告与单独使用 IL-2 对比具较高的有效率（34% 比 17%）。但可重复性和缓解时间的长期资料尚缺。此外，需要新鲜的肿瘤组织和长时间的细胞培养，与相应的费用加在一起考虑，使之能在临床研究阶段以外的实际应用成为问题。

3．体外激活细胞（in vitro sensitized，IVS）

其特异性是介于 LAK 和 TIL 细胞之间的，需要肿瘤细胞作为抗原来刺激。其中 TAK（tumor antigen-activated killer）细胞就是典型代表。外周血淋巴细胞分离出来后，经肿瘤可溶性膜抗原、抗 CD3 单克隆抗体和 IL-2 一起培养扩增后返输给病人，达到治病的目的。中国医学科学院肿瘤医院生物治疗协作组用该种疗法曾观察了 20 名晚期肾癌病人，其中 CR1 名，PR4 名，有效率为 25%。截止到 1996 年 7 月平均生存 13 个月，本疗法所用细胞数量是 10^9 级，远远低于 Rosenberg 等所用 LAK 细胞的 10^{11} 级，但疗效在同一水平上。这说明 TAK 比 LAK 有更好的特异性，因此攻击性强。但仍有一些问题需要解决，如抗原强度和呈递表达的效率，共刺激信号地提供等，因此疗效不稳定。本来免疫原性较强的黑色素瘤效果反而不好。因此如何使用过激性细胞免疫治疗更好地应用于临床实践还需深入研究。

4．细胞因子诱导的杀伤细胞（Cytokin-Induced Killer Cell，CIK）

CIK 细胞是体外用 IFN-Y、IL-2。抗 CD_3 单抗激活、表型为 $CD_3^+CD_{56}^+CD_{16}^-$ 的细胞毒细胞，属非 MHC 限制性效应细胞，其细胞毒作用比 LAK 细胞更强，对 LAK 细胞几乎不能识别的自体 CML 细胞也有杀伤作用。CIK 细胞在体外需 IL-2 等激活，输入体内后则不需要外源性 IL-2 维持、扩增其活性。Schmidt-wolf IGH 等在小鼠人淋巴瘤模型中比较了与 LAK 的效果，CIK 组能引起更明显的肿瘤消退，CIK 治疗组小鼠有长期存活，LAK 组则无。国内外的临床研究显示 CIK 细胞治疗 NHL、AML、MM、肾癌、结肠癌等有效，其中治疗 NHL 的 CR 达到 75%（9/12）。

5．供体淋巴细胞输注（Donor Lymphocyte Infusion，DLI）

同种异基因淋巴细胞可以识别宿主细胞表面主要组织相容性抗原 MHC、次要组织相容性抗原及肿瘤相关抗原，具有抗瘤作用。异基因造血干细胞中含有 $CD4^+$ 细胞、NK 细胞、LAK 等效应细胞，均可产生移植物抗肿瘤（GVT）效应。Slavin 等 1986 年为第一例造血干细胞移植后复发的病人施行了供体淋巴细胞输注（DLI）。此后报道了 163 例异基因干细胞移植后复发患者给予 DLI 治疗的结果，其中 CML105 例，72% 达 CR，其他（AML、MDS 等）58 例，44.8% 达 CR。单用 DLI 失败者，用 IL-2+DLI 治疗仍可达到缓解。

（三）肿瘤疫苗

受疫苗在感染性疾病治疗中的影响，肿瘤疫苗在 20 世纪初开始使用于临床。近年来，通过对免疫系统的识别机制、肿瘤细胞抗原特性的再认识，针对肿瘤细胞的特性，已建立和发展了多种用于进行肿瘤主动免疫的新策略和新方法。这包括：（1）刺激机体的非特异性免疫反应；（2）采用灭活的肿瘤细胞作瘤苗；（3）采用肿瘤抗原或抗原多肽作瘤苗；（4）利用共刺激分子和细胞因子增强机体对肿瘤的免疫应答能力。用肿瘤疫苗进行主动免疫治疗的目的是：克服因肿瘤产物造成的免疫抑制状态；刺激特异性免疫来攻击肿瘤细胞；增强肿瘤相关抗原（TAA）的免疫原性。

纽约 Kaplan 肿瘤中心观察到神经节苷脂类黑色素瘤疫苗可刺激 CD_8^+T 细胞对黑色素瘤相关抗原 MAGE-3 和 MART-1/Melan-A 做出相应反应，而且是 $HLA-A_2$（Class I HLA）限制性的。15 名 $HLA-A_2^+$ 黑色素瘤病人术后上述反应阳性者随访 12 ~ 21 个月时仍无复发，而阴性者 3 ~ 5 个月内复发。

最有希望的是树突状细胞（Dendritic Cell，DC）体外负载肿瘤蛋白多肽的治疗性疫苗，DC是体内最有效的专职抗原呈递细胞，被肿瘤相关蛋白或肽刺激后，激活T细胞，产生抗肿瘤及细胞溶解作用。其缺点是在大多数肿瘤中，没有可被DC呈递的供T细胞识别的抗原决定簇，不同个体的肿瘤抗原性也可不同，因而寻找能被T细胞识别的各种肿瘤的共用肽很困难。DC肿瘤疫苗的产生方法主要包括以下几种：①利用肿瘤相关抗原或肿瘤表型肽，刺激DC；②将肿瘤抗原编码基因导入DC；③或者体外将肿瘤细胞与DC融合，回输给病人，激发抗肿瘤效应。初步研究结果显示，临床应用DC是可行的，Rosenberg和Nestle等在Nature Medicine上分别报道了采用人工合成的抗原多肽或肿瘤细胞裂解物，负载到从患者自身的培养DC上，对黑色素瘤患者的治疗结果。Nestle的治疗结果表明16例免疫病人中的11例具有确定的细胞免疫应答反应的产生，其中5例患者有客观体征的改变等。Rosenberg的临床结果发现，91%的患者具有确定的免疫学指标的改善，在同时接受DC/多肽疫苗和IL-2应用的患者中，42%的病人具有客观体征的改变，而两组临床实验均未发现有自身免疫指征出现。这表明肿瘤抗原多肽或肿瘤细胞的裂解物负载的DC肿瘤疫苗，是一种安全有效的抗肿瘤免疫制剂。

（四）肿瘤基因治疗

随着分子生物学的发展以及科学家多年的努力，现已基本确定了细胞基因的缺失、突变引起的细胞生长失控、恶变是恶性肿瘤发病的主要原因。与肿瘤相关的基因改变有癌基因的激活、抑癌基因的突变失活、细胞周期控制基因发生改变等。肿瘤相关基因，特别是有关癌基因、抑癌基因的研究，使人类对肿瘤的认识进入了一个新的时代。

肿瘤的基因治疗的定义可以概括为：将核苷酸转移到靶细胞中以扰乱或纠正某些病理生理过程，或其他物质和手段可以通过纠正靶细胞中的基因或基因产物的异常而达同样目的。1988年美国NCI的Rosenberg等提出了肿瘤基因治疗的设想，并于第二年将TNF-α基因和IL-2基因导入肿瘤浸润性淋巴细胞（TIL）用于晚期黑色素瘤病人的治疗。经7例黑色素瘤病人的治疗研究，肿瘤均有不同程度缩小，其中1例病人存活2年以上，1例病人存活近1年，表明此种方法的安全性、可行性和TIL细胞在机体内生存期均符合要求，取得了肿瘤基因治疗的初步成功。

目前，已鉴定的认为可能有治疗价值的基因数量迅速增加，主要包括：与抑癌基因或癌基因相关的基因、免疫刺激性细胞因子基因、病毒酶类基因、药物抗性基因、组织相容性复合体（MHC）基因等。美国FDA已批准的治疗肿瘤的临床试验项目已有项。其中以p53在头颈部肿瘤和非小细胞肺癌做的工作最多。我国SFDA已于2004年4月批准了国产重组人p53腺病毒局部注射治疗头颈部鳞癌，这是世界上首个获得批准的基因治疗药物，目前这一药物治疗其他肿瘤的临床观察还在继续进行中。然而，该药物是通过局部注射给药，多数肿瘤部位药物不能有效到达，能否真正将治疗性基因成功地运用到人体的特定部位中还取决于一个有效的高度选择性的转运系统和高效的基因表达。

目前，肿瘤基因治疗的临床试验进展缓慢，主要原因是基因传送和细胞移植等技术的临床应用尚未得到圆满解决，最为重要的是基因治疗的安全性存在问题，基因治疗中靶细胞种类的选择，基因表达水平对基因治疗以及患者本身的影响，都是基因治疗安全性方面应考虑的问题。今后肿瘤基因治疗的发展方向应是：①加强对肿瘤基因变化规律的进一步认识，努力的方向集中于突变基因的定点修复或诱导抑癌基因的表达和活化，从根本上逆转突变的癌细胞；②改进基因转导技术，找出一种更简单而有效的载体，并且实施基因定传导入，提高转导率和外源基因的表达率，克服基因随机插入可能造成的某些正常功能基因被抑制；③进一步扩大基因受体细胞种类的筛选，提而受体细胞的扩增；④加强转导基因的选样，如抑癌基因、细胞因子基因、肿瘤抗原基因、化疗敏感基因等。

（五）单克隆抗体

自从 Kohler 和 Milstein 1975 年首次描述了单抗后，研制了大量的抗人 TAA 的单抗。单抗用于诊断目的是发展较快的，在肿瘤的鉴别诊断和诊断上已确定其地位，产品也趋于多样化。例如放射免疫造影（radio immune imaging）和放射免疫导向手术（radio immuno-guided surgery，RIGS）。近年来单抗在肿瘤的治疗上也已经进入了迅速发展的阶段。

单抗的治疗作用主要是通过以下几方面：通过补体、ADCC 或诱导凋亡的直接细胞毒作用；单抗连接到药物、毒素或放射性核素上；抗基因型（特异性）的单抗来诱导特异性免疫反应；抑制生长因子或它们的受体的单抗；离体进行肿瘤净化或激活免疫淋巴细胞等。目前美国 FDA 已批准了多个治疗性抗肿瘤单克隆抗体上市，见表 4-2-1。

表 4-2-1　已上市的抗肿瘤单抗

名称	商品名	靶点	抗体类型	适应证	FDA 批准时间
利妥昔单抗	美罗华	CD20	嵌合性 IgG1	B 细胞淋巴瘤	1997
曲妥珠单抗	赫赛汀	HER-2	人源化 IgG1	乳腺癌	1998
Alemtuzumab	Campath	CD52	人源化 IgG1	慢淋白血病	2001
西妥昔单抗	爱必妥	EGFR	嵌合性 IgG1	大肠癌	2004
贝伐单抗	Avastin	VEGF	人源化 IgG1	大肠癌	2004
Y90-Ibritumomab	Zevalin	CD20	鼠源性 IgG2	B 细胞淋巴瘤	2003
I131-Tositumomab	Bexxar	CD20	鼠源性 IgG2	B 细胞淋巴瘤	2004

1．利妥昔单抗（Rituxan，Mabthera，美罗华）

1997 年底，FDA 批准了第一个单克隆抗体 Rituxan 用于抗肿瘤的临床治疗。Rituxan 是针对 B 细胞 CD20 抗原的高纯度人鼠嵌合型单抗，而 90% 以上的 B 细胞淋巴瘤表达 CD20。Rituxan 对复发性和化疗抗拒性的非霍奇金淋巴瘤有 48% 的有效率，联合化疗有效率则提高到 90% 以上，目前已有多个随机对照的临床研究证实 Rituxan 联合化疗能够延长滤泡性淋巴瘤、套细胞淋巴瘤、弥漫性大 B 细胞淋巴瘤等的无病生存期或总生存期，目前已成为治疗 B 细胞淋巴瘤最为重要的药物之一。一些自体造血干细胞移植治疗的Ⅱ期研究中，在干细胞动员采集阶段和移植后应用 Rituxan 进行体内净化，可以明显减少微小残存肿瘤，延长 DFS 和 OS。在 2001 年在我国批准上市。

2．曲妥珠单抗（Trastuzumab，Herceptin，赫赛汀）

1998 年 9 月 FDA 通过了第二个用于肿瘤治疗的单抗 Herceptin。Herceptin 是重组人源化 IgG1 单抗，它作用的靶目标是具有 Her-2 基因过度表达的肿瘤细胞。20% ~ 30% 的乳腺癌患者存在着 Her-2 基因过度表达，临床表现为恶性度高，对治疗药物抗拒，预后不良。Herceptin 单药治疗乳腺癌的有效率约 20%，但与化疗联合应用则明显增加了化疗的敏感性，提高了有效率和延长了生存期。Herceptin 与去甲长春碱（NVB）、紫杉醇、紫杉醇等药物有协同作用。多个晚期乳腺癌一线治疗的大型Ⅲ期临床研究证实 Herceptin 联合化疗对 Her-2 阳性（FISH）的患者有效率达 56% ~ 79%，中位生存时间 12.7 ~ 17 个月。新的资料（NSABP B31，NCCTGN9831，HERA 试验）证明对于早期乳腺癌的术后辅助治疗，应用 Herceptin 与化疗联合及维持治疗能使复发风险降低约 50%，明显延长无病生存时间。2002 年赫赛汀在中国上市。

3．西妥昔单抗（Cetuximab，C-225）

2004 年 2 月美国 FDA 批准 Cetuximab 上市用于与化疗联合治疗结肠癌、头颈部癌。Cetuximab 是针对 EGFR 的人源化单抗，与 EGFR 结合后抑制了酪氨酸激酶的活性及以后的信号传导途径，进而抑制肿瘤生长。BOND 研究中入组 329 例 EGFR 阳性的Ⅳ期结直肠癌病人，随机分入 CTP-11 联合 Cetuximab 组和 Cetuximab 单药治疗组。结果联合组 ORR 22.9%，单药组 ORR 10.8%，中位 TTP 分别是 4.1 和 1.5 个月，Cetuximab 表现出与化疗药物良好的协同作用。进一步的临床研究表明，对于经 5-FU 和 CPT-11 治疗失败的结肠癌病人，CPT-11 加用 Cetuximab 继续治疗又能获得 17% 的 PR 和 31% 的 SD，总的临床获益率 48%，说明阻断了 EGFR 有可能重新获得对化疗的敏感性。诱导凋亡，DNA 损伤，减少 CPT-11 从细胞内排除等可能与其克服 CPT-11 耐药的机制有关。目前正在进行的多个Ⅲ期研究指在阐明 Cetuximab 与 FOLFOX4 或 FOLFRI 联合一线或二线治疗晚期结肠癌的效果。在头颈部肿瘤中，Cetuximab 联合顺铂二线治疗复发转移的病人获 PR23%，SD 27% ~ 61%。

4．贝伐单抗（Bevacizumab，Avastin）

贝伐单抗是美国 FDA 批准上市（2004 年）的唯一的抑制血管生成的单抗，其靶点是血管内皮生长因子（VEGF）。抗血管生成剂可以阻断肿瘤的血液供应，抑制肿瘤生长和形成转移灶。一个突出的优点是由于对肿瘤本身无直接作用，就不会产生肿瘤耐药。贝伐单抗在大肠癌中的研究最广泛。Hurwitz 等报道 IFL 方案或 IFL 联合贝伐单抗一线治疗晚期大肠癌的大宗Ⅲ期临床研究，两组的有效率为 35% 和 45%，中位生存期 15.6 和 20.3 个月，无进展生存分别 6.2 和 10.6 个月。ECOG3200 研究也表明 FOLFOX4 加贝伐单抗可以提高有效率和生存率。目前正在进行结肠癌辅助化疗中加用贝伐单抗的研究。E5499 研究中贝伐单抗 + 紫杉醇 + 卡铂治疗晚期 NSCLC，有效率 27%。主要不良反应为高血压、蛋白尿、出血等，研究发现鳞癌更易出血，故贝伐单抗更适用于非鳞癌。贝伐单抗在乳腺癌的治疗中也显示与紫杉醇联合能提高 PFS。

（六）小分子化合物靶向药物

正常细胞的生长、分化和生理功能很多是通过接受来自细胞外的各种信号来协调实现的，而各种细胞外因子通过与相应的受体结合，引发细胞内的一系列生物化学反应的过程称为信号传导。多数情况下肿瘤细胞中存在着某些细胞信号传导的过度活跃，或正常信号分子过度表达，理论上可通过阻断过度激活的细胞信号传导途径，或抑制过度表达的信号分子的方法，使肿瘤细胞生长速度减慢，直至接近正常细胞水平。阻断方式除了前述的采用特异性单抗类药物与胞外受体结合使之失活外，还可以在胞内多个环节阻断信号传导，最成功的例子是作用于细胞内酪氨酸激酶的一些小分子抑制剂，如 Imatinib、Gefitinib、erlotinib。这些药物的抗肿瘤作用可能通过抑制肿瘤细胞损伤修复、细胞周期阻滞、诱导细胞凋亡、抑制血管生成等而实现。除了酪氨酸激酶抑制剂以外，还有其他作用在血管生成、蛋白酶体等的多种小分子药物正在研究中，少量已获批上市。

表 4-2-2　已上市的小分子靶向药物

名称	商品名	靶点	适应证	FDA 批准时间
伊马替尼（imatinib）	格列卫（Glivec）	Bcr-Abl 酪氨酸激酶	慢粒白血病、胃肠间质细胞瘤	2001
吉非替尼（gefitinib）	易瑞沙（Iressa）	EGFR 酪氨酸激酶	非小细胞肺癌	2003
艾罗替尼（erlotinib）	Tarceva	EGFR 酪氨酸激酶	非小细胞肺癌、胰腺癌	2004、2005
血管内皮抑素（endostatin）	恩度（YH-16）	血管内皮细胞	非小细胞肺癌、其他	2005
蛋白酶体抑制剂（Bortizomib）	万柯（Velcade）	蛋白酶体	多发性骨髓瘤	2003

1．伊马替尼

慢性粒细胞白血病（CML）和部分成人急性淋巴细胞白血病（ALL）的费城染色体是由 9 号和 22 号染色体易位造成的，该易位形成了 Bcr-Abl 融合基因，所产生 Bcr-Abl 融合蛋白的 Abl 部分具有酪氨酸活性，这是细胞恶性转化的关键。伊马替尼能够抑制 Abl 激酶活性，同时也能抑制 c-Kit 酪氨酸激酶活性，后者是另一种少见肿瘤——胃肠间质细胞瘤（GISTs）的分子病因。伊马替尼单药治疗 CML 的血液学完全缓解率可达 98%，细胞遗传学缓解率 53%，其中 CR 10%。治疗晚期 c-Kit 阳性的 GISTs 病人，有效率 54%，临床获益率 88%。取得了前所未有的效果，因而成为第一个被 FDA 批准的酪氨酸激酶抑制剂。

2．吉非替尼

表皮生长因子受体（EGFR）在很多肿瘤中有不同程度的表达，如肺癌（40% ~ 80%）、头颈鳞癌（90% ~ 100%）、胰腺癌（30% ~ 50%）等。EGFR 在肿瘤细胞的生长、修复和存活等方面具有重要作用，其过表达常提示预后较差。吉非替尼是一种小分子物质，能够有效地抑制 EGFR 酪氨酸激酶活性，尤其是对于有 EGFR 基因突变的病人，表现出更好的疗效。2003 年获美国 FDA 批准，2005 年在我国上市。

针对 NSCLC 的临床研究显示吉非替尼单药作为二、三线治疗的有效率约 19%，疾病控制率超过 50%。但在另一项研究中，吉非替尼与安慰剂对比，未增加生存期。亚组分析显示东方人、女性、不吸烟、腺癌是吉非替尼治疗获益的因素。一项Ⅱ期研究比较吉非替尼与多西他赛二线治疗晚期 NSCLC 的效果，有效率分别是 15.2% 和 12.7%，疾病控制率 82.6% 比 63.5%。疗效相似，吉非替尼耐受性更好。对于其他 EGFR 过表达的肿瘤，吉非替尼也显示了较好的疗效，如在晚期乳腺癌一线与多西他赛联合治疗的临床获益率 73.7%，晚期头颈部鳞癌的一线用药临床获益率 45%，二线 25%。

3．艾罗替尼

艾罗替尼是另一种 EGFR 酪氨酸激酶抑制剂。Ⅲ期临床研究比较艾罗替尼与安慰剂二线、三线治疗 NSCLC，结果艾罗替尼组的中位生存时间延长，这是首个确认 EGFR 靶向治疗能延长生存期的随机对照研究。但在艾罗替尼与 GEM/DDP 或 PTX/DDP 联合治疗初治晚期 NSCLC 的Ⅲ期研究中，联合组没有显示生存优势。亚组分析中，与吉非替尼类似，腺癌、女性、不吸烟更可能从艾罗替尼治疗获益，而基因突变与否与疗效无明显相关性。

2005 年 ASCO 年会上报道艾罗替尼联合健择比较健择单药治疗晚期胰腺癌，显示联合组的中位生存期延长有统计学差异。这是首次证明小分子 EGFR 酪氨酸激酶抑制剂与化疗联合优于单纯化疗。因此 2005 年 11 月美国 FDA 又批准艾罗替尼用于晚期胰腺癌的治疗。

三、生物和靶向治疗在肿瘤综合治疗中的原则、作用和地位

人类与肿瘤斗争的历史中，曾经发现很多肿瘤经遭遇某一契机后会自然消退。经某些细胞免疫治疗，细胞因子如白介素Ⅱ等的治疗后，虽然总有效率不高，但有效者的缓解期很长，远远超过同类病种的化疗、放疗效果。这些都说明了机体是有能力与肿瘤做斗争的，传统的生物治疗与其他治疗手段的作用方式不一样，起到了一个帮助已衰弱了的机体恢复与肿瘤做斗争的能力的作用。有人曾预计在小鼠身上肿瘤细胞数量在 106 时，宿主是有能力与之相抗衡的。将这一数量换算到人身上时应是 3.5x109 个癌细胞，相当于直径 1.5 厘米的球形结节。也就是说，只要用各种手段将肿瘤负荷拉倒 109 以下而同时恢复机体与之抗衡的能力就有望与肿瘤长期和平共处，达到治愈肿瘤的目的。这就提示了传统肿瘤生物治疗的原则。也就是说在大多数情况下生物治疗宜在小肿瘤负荷的情况下使用。

新的靶向治疗药物的出现使得生物治疗领域发生了根本的变化，某些靶向药物的疗效已经不逊色于传统的化疗，而且毒性相对较低。传统的观念受到挑战，靶向药物可以在综合治疗的早期就得到应用，或者与化疗同时使用，病人可以更早更多的从中获益。生物和靶向治疗已不再是常规治疗手段失败后的补救手段，而应与各种常规手段有机配合各起到自己的作用而完成综合治疗的总体任务。目前，正有多种生物靶向类新药进行临床研究，相信今后还会有大量的生物和靶向药物出现，疗效还会进一步提高。肿瘤的治疗正在进入一个崭新的时期。在欣喜的同时还必须注意到，生物和靶向治疗领域还有更多的问题没有解决，更多的现象需要解释，更多的基础理论需要阐明，各种新药的近、远期不良反应也需要长期密切观察。我们面临的是一个更具挑战性的领域。

第五章　消化系统肿瘤常见症状

消化系统肿瘤临床常见，由于解剖部位的不同及生理病理的变化，可产生许多症状，但相同的症状可为不同肿瘤所致，而肿瘤因个体差异，又可出现诸多隐匿症像，增加了临床诊断的困难，消化系统肿瘤的误诊率也较高。近年来由于影像学的进步及内窥镜、腹腔镜的广泛应用，消化系统肿瘤的诊断较前已大有提高。本章节则描述消化系统肿瘤引起的常见症状。

第一节　出　血

消化道自口腔至肛门的不同部位均可引起出血，由于消化道黏膜的易损伤性，无论良恶性肿瘤均可引起消化道黏膜的破损及破溃，产生出血症状。而病人就诊时的主诉可能就是出血。根据出血量的多少可分为大量、中量、少量及微量出血。凶险的大出血常在数小时内出血超过 1 000ml，除呕血、便血外还可伴有不同程度的周围循环衰竭，甚至休克，如不及时抢救则造成死亡。因此消化系肿瘤的大出血是肿瘤急诊最常见及最凶险的症像之一。而微量隐匿的出血可以持续数年或间歇发病，如小肠间质瘤可以反复数年出血，而无法明确诊断，这也是肿瘤性出血的特点之一。因此高度认识肿瘤引起的出血的危险性及特殊性，有助于临床医生做出正确诊断。

根据出血的解剖部位不同，分为上消化道出血及下消化道出血。上消化道出血系十二指肠悬肌以上的消化道，包括食管、胃、十二指肠或胰腺、胆道肿瘤引起的出血。而下消化道出血是十二指肠悬肌以下至肛门部位的肿瘤引起。

消化道出血的主要表现为呕血及便血。胃及小肠、大肠部位的肿瘤可引起便血，量多少不定，出血量大可为暗红色、咖啡色，出血量少则为黑便或隐血阳性。呕血常表示胃内积血超过 300ml 以上。肝硬化及肝癌的食管静脉曲张所致的出血常凶险，不易诊断及治疗，常危及生命。

一、上消化道出血

上消化道出血可表现为呕血及黑便。呕血发生的时间与频率有所不同，有时良性肿瘤也因破损引起呕血，常见食管息肉，胃息肉，平滑肌瘤，间质瘤等。但一般出血量较少，

很少引起大量出血。而引起大量呕血往往是上消化道的肿瘤，主要是食管癌和胃癌。尤其是呈溃疡状或菜花状生长的恶性肿瘤，常因癌肿侵及较大血管而引起呕血。呕血可有间歇性，有时短时一次性出血后停止，也可有反复数次出血。除呕血外，还可伴随呕吐物呈咖啡色，极少含有胆汁样物。出血严重者可出现冷汗、淡漠或烦躁，面色苍白，脉速快等休克早期症状。癌肿造成的出血，一般较凶险，但多经内科保守治疗而愈。内科保守治疗无效者。胃癌引起的出血最为常见，其次为胃息肉，胃十二指肠肉瘤，淋巴瘤等。残胃癌的呕血及便血往往是主要症状，其发生率较胃癌为高，需认真检查诊治。

胆道瘤及壶腹部癌引起的出血，常表现为慢性失血，以黑便、贫血为主，少见大量呕血。但有时可由胃内呕出，需考虑道胆道及壶腹部癌的可能。十二指肠肿瘤出血常为便血，大量出血也少见。

随着影像学及内镜的进步，当出血但无镜内检查无禁忌时，可采用内镜检查，了解出血情况，后明确止血点后电凝止血。

二、下消化道出血

下消化道出血较上消化道要少，依解剖部位不同，可在任何肠道段出现，发生出血的频率依次为空肠、回肠、盲肠、升结肠、横结肠、降结肠、乙状结肠、直肠、肛门。不同部位出血依据出血量不同，也可表现为不同颜色及不同症状，有时可出现腹痛、恶心、无力、贫血等全身症状。有的仅表现为血便而无任何症状；伴有腹痛预示出血量较多；无痛性血便常为少量出血，更应怀疑有肿瘤的可能。

小肠肿瘤出血诊断困难，临床上多注意胃及大肠出血，且有内镜等诊断手段，所以胃及大肠部位的出血较小肠出血易诊断。小肠出血可源于良性肿瘤、肉瘤、淋巴瘤、小肠癌、间质瘤等。但由于小肠肿瘤 2/3 均为恶性，所以确定小肠出血后要考虑恶性可能。小肠肿瘤的出血发生频率为 30% ~ 60%。少量出血仅表现为黑便或隐血阳性，可间歇性发作，甚至有持续数年后经手术确诊的报道，如果出血量多可出现短期内暗红色血便，新鲜血便较少。一般不引起呕吐，但可以伴有腹痛、肠梗阻、肠套叠等症像。大量出血也可出现短期休克，需积极治疗。小肠肿瘤引起的出血早期诊断困难，术前确诊率仅为 30% ~ 50%。但近年来依靠全消化道钡餐，选择性动脉照影，小肠镜，B 超及 CT 等检查，诊断率较前已有所提高。

大肠肿瘤出血诊断较容易，但时常有病人忽略出血症状而造成延误诊断。大肠肿瘤常见良性肿瘤包括管状腺瘤，绒毛状腺瘤，混合性腺瘤以及家族性腺瘤病（FAP）。恶性肿瘤包括各类大肠腺癌，肉瘤，遗传性非息肉病性大肠癌（HNPCC）。良性肿瘤依大小及数目不同，出血量也有所差异。小的腺瘤比较光滑，很少发生出血，而较大腺瘤则可出现少量出血，家族性腺瘤病的病人，因息肉数目超过 100 个以上，往往有不同程度的出血，但也有维持数年无明显出血症状。文献报道绒毛状腺瘤 19.2% ~ 43.9% 可无任何症状，但有症状者中，70% ~ 80% 有便血，出血量少可与黏液相混合而呈淡红色。

盲肠及升结肠癌发生的便血较左半结肠癌少，由于肠蠕动较少，即使有较大的肿瘤引起出血混合在稀便中，也不易察觉到出血，但也有果酱色便。右半结肠癌便血不明显，但由于长期慢性失血，往往就诊时已出现较明显的贫血。而且贫血症状有时比左半结肠为重。复旦大学附属肿瘤医院曾统计 226 例结肠癌，右半结肠癌有便血症状者占 36.5%。左半结肠便血占 74.8%。但在左半结肠由于大便由糊状变为固体，由大便摩擦病灶易产生出血，病人较易发现，就诊也比右半结肠早。因此降结肠及乙状结肠癌常主诉便血就诊。

直肠腺瘤便血常为鲜红色，不与大便混，与痔疮出血难以区分，有时出血呈间歇性，数月至年余才出血一次或数次。病人及医生常误为便血已数年不可能为癌，但大肠腺瘤癌变平均需 10 年左右，因此要在癌前期去除病因，积极治疗。

直肠癌便血最为常见，复旦大学附属肿瘤医院曾统计 590 例直肠癌，便血者 522 例（88.5%）。多为鲜血或暗红色血便，与大便不混，系肿瘤坏死脱落形成溃疡后的污血，大量出血罕见。年轻人往往忽略便血，就诊时常为贫血，病灶难以切除。另外还需与痔疮鉴别，但如同时伴有痔疮常难以诊断。临床上经常见到误认为“痔疮”数月，甚至一年以上者。医生及病人均有延误及误诊的可能。大肠与直肠可同时出现多发癌，应检查结肠和直肠的全部。

肛管癌便血更为常见，由于位于齿状线以下，且受神经支配感觉敏感，因为便血和疼痛是肛管癌的共同症状，尤其排便时更为明显。

第二节 腹 块

腹部肿块是消化道常见症状及体征之一。腹块可由病人扪及后成为主诉症状，也可由医生在体检及有关检查后发现。临床扪及腹块后首先要考虑是真性肿块或假性肿块，以及肿块的性质及可能发生的脏器。

一般认为假性肿块包括炎性包块，粪便，结核性肿块，充满尿液的膀胱，疝气，圆韧带囊肿，游走肾等，以上情况经 B 超及 CT 等检查常能予以鉴别。

发现腹块后，经检查后要描述大小、形状、质地、边界、活动度、有无压痛、有无搏动感及囊性感，及与最可能接近脏器的关系等。游离度较大的肿块多为肠系膜或小肠肿瘤。而胃、肝、胰、胆囊及结肠部位肿块相对固定。

腹部肿块常伴随其他各系统症状，如有黑便、呕血、呕吐、肠梗阻多为肠道肿瘤；如出现腹水、恶病质，多为肝癌、胰腺癌。胆囊癌及胆管癌常难以扪及，如能触到多表明病情较晚，或早已出现黄疸症状。良性肿块常较小，不易扪及。

一、上腹部肿块

右上腹部肿块多见于肝右叶癌，胆囊癌，胆管癌，十二指肠肿瘤，或胃幽门窦癌。结肠肝曲癌也可出现于右上腹。

原发性肝癌可伴有肝炎病史、肝硬化、AFP升高等。而胆囊癌、胆管癌可有胆道病史、并发黄疸。十二指肠肿瘤可出现便血、呕血等，有时有一定活动度，但十二指肠肿瘤常难扪及较大肿块，因未等肿块长至足够大，即已出现出血及梗阻症状。幽门窦部癌可伴有呕吐、恶心、饱胀、大便隐血阳性等阳性症状，如果伴有严重梗阻，还可以闻及震水音。结肠肝曲癌也可在右上腹扪及相对固定肿块，有时体积较大，可并发贫血、腹痛、梗阻、食欲不振等。中上腹块最常见胃癌，一般多为条索状或巨块状，可活动，也可固定，主要与体形、胖瘦有关。有时可扪及大网膜结节。如果扪及较大腹块，常意味晚期，难以手术切除。在扪及腹部肿块时，还应注意左锁骨上淋巴结是否有肿大淋巴结。

胰腺囊肿多有胰腺炎病史，肿块相对圆或椭圆，无明显压痛。胰腺囊腺病的质地要稍硬于胰腺囊肿。胰腺癌可扪及结节状物，有时将胃顶起，不易扪及，但触摸肿块时可出现压痛及触痛。

小肠肿瘤多为恶性，较少在上腹部扪及肿块。因小肠位置相对较深在，肿块时现时隐。位于肠系膜根部肿块相对固定，有时可扪及。小肠肿瘤还可合并有腹痛、便血、肠梗阻等。小肠淋巴瘤腹痛多见，可呈现阵发性，局部有触痛。小肠癌可合并食欲不振、贫血、肠梗阻等现象。小肠平滑肌瘤、腺瘤、间质瘤因常不超过5cm，难以扪及。横结肠癌也可在中上腹扪及，但发生在此区的癌相对较少。胃肠腺癌腹腔广泛转移时，中上腹可扪及饼状肿物，有时有结节感。

左上腹块相对较少扪及，常见为结肠脾曲癌，可随呼吸活动度而变化。左肾上腺、肾癌相对难以触及，巨大肝左叶癌可能触及，脾脏原发性癌可在左上腹扪及，脾脏转移性肿瘤少见。但某些原因引起的巨脾症要与肿瘤相鉴别。胃体及胃底部平滑肌瘤可伴有腹痛及上腹饱胀。如果为恶性平滑肌肉瘤，症状呈持续加重，并有消瘦等全身症状。肿瘤位于胃体及胃底前壁易触及，但如果位于胃后壁则常无法触及。脾脏血管瘤、淋巴瘤以及罕见恶性纤维组织细胞瘤也可在左上腹扪及肿块。

二、下腹部肿块

右下腹块常表现为盲肠癌及回肠肿瘤，尤其女性多见。肿瘤位于肠腔内发生阻塞，可并有阵发性疼痛，与肠蠕动相一致。排气、排便后疼痛好转。回肠肿瘤活动度较大，界限清晰，质地中等硬，而盲肠部位肿瘤活动度较小，位于回肠及盲肠部肿瘤贫血多见，粪便多为暗红色。由于阑尾脓肿也可发生在此部位，需认真鉴别。阑尾脓肿起病较短，且有发热、白细胞增多现象，而且触痛较为明显，界线常不明确。另外可通过B超、肠镜、钡灌肠、CT等影像学诊断或排除。阑尾癌、类癌、淋巴瘤在此部位也可见到，需考虑此情况的存在。胃肠道癌可伴有右下腹块，有时巨大，常需与原发性卵巢肿瘤鉴别。更常见消化道癌的卵巢转移，并可先于原发灶出现。临床常见妇科医生诊断为原发性卵巢肿瘤，但术中再发现胃肠原发肿瘤。

中下腹块常见膀胱肿瘤，多为软性肿物，位于耻骨上，并有排尿困难、血尿、排尿次数多等症状。下腹部肿物还可见于睾丸恶性肿瘤及直肠部位癌的转移。下腹壁也可见于恶性肿瘤的腹壁转移，质硬，不规则。细胞学穿刺能证实转移癌的诊断。下腹部需鉴别的肿瘤还包括腹壁韧带样瘤，多见中、青年妇女，可有生育史或剖宫产史，质地硬，界线常较清晰。

妇科常见子宫肌瘤、子宫肉瘤在中下腹可触及，但位置相对深，有阴道出血，白带增多等症状，肿瘤触诊时常有质韧感，双合诊也可触及盆腔肿块。

左下腹最常见乙状结肠及直肠癌。直肠癌因位置较深，从左下腹常难以扪及。乙状结肠癌常发生肠腔内梗阻，肿块较固定，质硬。乙状结肠游离度较大时，可以推动肿块，如发生于肠腔肿块多有肠胀气、腹部不适。排气、排便后肿块有缩小的趋势，另外还可伴随便血、排便不畅、便秘等症状，相对较容易鉴别。左下腹有时扪及髂窝肿物，常为软组织肿瘤，或睾丸肿瘤及下肢恶性黑色素瘤转移。

第三节　吞咽障碍

吞咽障碍可见于某些良性炎患，甚至可呈癔症样症状，与人的精神因素也有关。但这些情况可时好时坏，或经治疗后好转。但本节主要论述肿瘤性吞咽障碍。

吞咽不适感或许是食管癌患者最早的主诉症状，常为无痛性、隐匿性，随着病情的进展可出现胸骨后不适、烧灼感、返流。吞咽不适及困难可有间歇缓解期但随着疾病的进展，病情逐渐加重，最终呈现不可逆征象。一般情况下，咽中部到环咽水平的异物感，提示食管中 1/3 或上 1/3 的病变。而上腹部异物感并吞咽困难，常为食管下端及贲门癌。吞咽困难加重时，食入固体食物受阻，并有胸骨后疼痛。继之只能进食半流质。最严重的情况为食管近乎完全阻塞，以至口水也难以下咽，使口水量流出增多，每日可达数百毫升以上。贲门癌的吞咽困难相对晚于食管癌，而且伴疼痛不适感多位于剑突下。

有些良性病变出现吞咽障碍要与恶性肿瘤相鉴别。例如食管裂孔疝，返流性食管炎，食管黏膜增生、息肉等，通过胃镜，食管镜予以诊断或排除。某些食管黏膜增生者的吞咽不适症状较重，甚至经食管细胞学涂片发现异形细胞者，但术后病理检查并未证实癌的诊断。类似情况下，需认真考虑手术指征，避免并发症。食管平滑肌瘤症状较轻，病程较长，并有间歇缓解期。不影响正常进食，有时病程可延续 10 年以上。有些平滑肌肉瘤可长至 10cm 以上才被发现，通常肿物呈外压性，症状不明显。但也可出现胸闷，不适等症状。

出现吞咽不适，临床要高度重视，应及时行食管钡餐、食管镜、细胞学、CT 等检查，并定期随访。即使在食管镜及食管 X 片正常后，原则上 2 ～ 3 月内再随访复查 1 ～ 2 次，避免误诊。

第四节　胃肠道梗阻

多种原因均可引起胃肠道梗阻症状，例如蛔虫、粪便阻塞，便秘、肠套叠等。最常见的肠道梗阻原因仍以肿瘤为主。其中包括肠内病变，如息肉、平滑肌瘤、间质瘤、肿瘤等。肠腔外病变也可引起肠道梗阻症像，如淋巴瘤、肠源性囊肿、软组织肿瘤等。

早期肠道梗阻可出现不思饮食、腹痛、腹胀，症状可持续一两天不缓解，继之噎逆、呕吐，为胃内容物，不排气、无排便；或虽有排气、少量排便，但频繁呕吐，即考虑高位小肠梗阻。而胃幽门窦部癌引起的呕吐，常为渐进性，多为隔夜胃内容物呕出，有酸臭发酵味。呕吐后上腹部胀即缓解，有时可有震水音。胃癌引起的消化道梗阻通过胃镜及胃肠钡餐多能明确诊断。

低位小肠梗阻无排气及排便。腹部膨胧较明显，胃肠减压液为黄色小肠液，量多，肠鸣音可亢进，或气过水声、金属音，此时多意味着梗阻部位难以通过，需考虑手术。有时小肠梗阻可通过保守治疗呈现间歇缓解期，甚至可持续10天以上，但随着时间推移，脱水、电解质紊乱等全身症状出现，并可影响血压、脉搏等循环系统，严重者出现休克症状。临床上虽然小肠梗阻多见，但也时常见到因结肠肿瘤产生的梗阻症状，腹痛较明显，且呈进行性加重。病程较小肠梗阻为长，但也常见不排气、不排便、腹胀，急需手术探察者。多见左半结肠梗阻。

无论发生大、小肠梗阻，高位或低位，均需拍摄腹部X线立、卧位片，以了解病情的转归，保守或手术常依靠腹部X片的症像决定。另外血象、电解质及全身情况也是评价梗阻的重要指标。

腹部肿瘤术后发生的梗阻为继发性肠道梗阻。一类系外科手术后引起的肠粘连，另一类系肿瘤复发引起的肠梗阻。

术后引起的胃肠道梗阻可在术后早期发生，也可在术后一周至十天左右发生。术后早期发生的梗阻需考虑手术原因所致，高位梗阻表现为呕吐，但腹胀不明显，可在胃肠减压管中引流出较多量胃液，有时会导致电解质紊乱，X线片可见胃扩张，小肠上段有液平，一般术后短期出现的梗阻多为机械因素，如小肠扭转，内疝形成，应在保守治疗无效情况下考虑二次手术。如果低位梗阻出现的时间可在5～7天，除呕吐外，不排气不排便也是常见症像，肠鸣音此时虽已恢复，但由于胀气常表现为间歇性肠鸣音亢进或呈现减弱，此时应考虑直肠癌术后造瘘口血供及健闭侧腹膜处较紧等因素，也可见于侧腹膜浅脱离后小肠疝入。胃癌根治术后的胃瘫也多发生于手术后5～7天，胃液量大增，胃呈排空障碍，尤其是根治性胃癌手术后发生的概率明显高于单纯胃大部切除者。胃瘫的症状可持续十数天或近一月，但也罕见胃瘫与肠套叠同时存在，此时需行X线造影检查后才能确诊。术后10天左右出现的肠梗阻多系肠粘连所致，有些粘连性体质病人及高龄病例多有发生。尤其在某些右半结肠癌切除术后及直肠前切除术后，而未能置胃管积极减压者更为常见。

类似情况经胃肠减压，保守治疗后多有缓解，病程持续 3 ～ 7 天，如一周后仍不缓解，则考虑保守治疗无效，需采取更改治疗方案。

肿瘤复发引起的肠梗阻临床多见。在腹部外科，妇科卵巢癌、宫颈癌治疗后均可出现。病人均有腹部癌肿手术史，多在术后 1 ～ 2 年内发生，梗阻症像与一般肠梗阻不同，多呈现为渐进性，且并有全身情况的恶化，如贫血、消瘦、呕吐、厌食等。胃液增多，可有呕吐，但仍有少许排气、排便，这与一般肠梗阻不同。症状时好时坏，可维持 10 天至半月均无好转或恶化。由于营养消耗、脱水，可并有眼窝凹陷，皮肤无弹性、干燥，口唇干，表情淡漠。腹部触诊也具有特殊性，在腹胀的基础上，也可扪及大小不等肿块，以及腹壁肌肉均呈板块样，这往往是在腹内实质性肿块在多个肠间占位所致。肠鸣音弱或完全消失。X 线片示腹腔多个肠段呈现大小不等液平段，并无法明确确切梗阻的主要部位。由于肿瘤所致的多处肠段梗阻，手术治疗常无法解决根本问题，有时手术后出现肠瘘，病情更加恶化致死。

第五节　黄　疸

黄疸临床分为溶血性黄疸、肝细胞性黄疸、梗阻性黄疸及先天性非溶血性黄疸。许多先天性因素及肝、胆、胰等部位病变均可引起黄疸，但肿瘤病例引起的黄疸具有特殊性，一般均系肝外梗阻性黄疸，常见胆系癌肿、胰头癌等，另一类见于肝内梗阻性黄疸，如原发或继发性肝门部癌。

黄疸出现后，可伴随全身其他症状，如皮肤瘙痒、大便呈陶土色、尿黄、发热、腹痛等。因肿瘤引起的黄疸同样具有以上症状，但由于解剖部位较局限，有时临床很难判断何种肿瘤引起的黄疸，常需借助现代影像学方法诊断及鉴别诊断。

胆囊良性肿瘤少见，一般为腺瘤，胆管良性肿瘤更为少见，主要为乳头状瘤，胰腺良性肿瘤可有囊腺瘤等。一般情况下，良性肿瘤生长缓慢，较少引起黄疸。而临床多见的进展性黄疸多为癌肿所致。有时黄疸是就诊的首发症状，如曾宪九曾报道 133 例壶腹部癌中，95% 入院时已有黄疸，胰腺癌可有 50% 病例以黄疸就诊，但晏楠在 2002 年报道 220 例胰腺癌中，黄疸仅 25 例（11.4%）。可能与早期病例增多或采集病史不全有关。

胆囊癌早期诊断困难，因常误诊为胆囊炎或胆囊结石手术。如果出现黄疸多为晚期病例。胆囊区疼痛常为首发症状，多发生于女性中年以上病人。黄疸逐渐加深，有时并有发热等胆系感染症状，通过 B 超及影像学诊断常可确诊。

胆管癌常为无痛性黄疸，癌肿体积虽小，但早期就可发生黄疸，也有并发胆囊肿大、合并感染，中年男性尤为注意胆管癌的可能。曾有报道，胆管癌 90% 可出现黄疸，有时可误诊为肝炎，有胆道结石病史者误认为胆道结石。一般在黄疸出现四月内均能诊断出。也有病例在黄疸出现前伴有上腹痛及后背区痛。

壶腹部癌较少见，但也可出现胆道下方梗阻症状，同时并体重下降、恶心、贫血等症状。壶腹部癌黄疸可呈深度，或伴肝肿大、胆囊肿大。上消化道出血可发生于壶腹部癌肿，通过十二指肠镜、X 线钡餐、MRI 等检查项目确诊。

胰头癌可出现黄疸、疼痛、体重减退三大症状，但临床上黄疸并非常见，其主要原因是先有胆道扩张，经过 1 ~ 3 月后才出现黄疸。因此认为黄疸并非胰头癌早期症像，力争发现胰头癌的胆道扩张尚有意义。由于黄疸发现较晚，多呈现慢性进行性，由不完全发展至完全性梗死，同时可伴随肝肿大、肝功能异常、血清淀粉酶早期增加。影像学的诊断同样重要，近年来在诊断不明的病例，已开展 CT 及 B 超引导下的细胞学穿刺涂片检查，多能确诊。黄疸如在原发性肝癌中发现，多为晚期表现，也可见于肝门部肝癌。除肿瘤压迫肝胆管外，还可合并肝细胞性黄疸，也可由于胆管癌栓及毛细胆管淤积所致。原发性肝癌引起黄疸诊断一般并不困难，患者常有肝炎及肝硬化病史，AFP 增高及 CT、MRI 等影像学诊断。

继发性肝癌多位于肝门或肝门附近。多数由于腹腔内及脏器癌肿转移所致，临床较多见的是胃癌、肠癌、胰腺癌等。病史中多有腹腔癌的手术治疗史，或在胃镜、肠镜时同时发现原发部位病变，此时 AFP 多为阴性，且影像学及 CT 检查出现多个病灶或“牛眼症”等。一般诊断并不困难，近年的治疗多考虑切除原发灶，转移灶行介入等治疗。

第六节　慢性腹痛

慢性腹痛是消化道癌肿常见的症状，但由于病人常常忽视腹痛症状而延误诊断治疗。虽然癌肿也可出现穿孔、出血、急腹痛现象，但多数病例则表现缓慢进程，持续性痛，因此如何判别不同部位癌肿引起的疼痛，明确其起因、性质、部位均有助于临床诊断及鉴别诊断。

原发性肝癌的疼痛常因肝包膜膨胀引起，表现为慢性持续性疼痛。有时因肝包膜下肿瘤破裂引起较剧烈疼痛，如并有出血则在右上腹及上腹部有明显压痛及反跳痛，呼吸时加重，此时已属急腹症情况，需认真处理。有时癌肿侵及腹膜及膈肌也可引起疼痛，但均为慢性持续性、以夜间为重，病人为缓解疼痛，时有用肘或物品抵压在疼痛部位，似有好转倾向，因患者常并随肝炎及肝硬化病史，一般诊断并不困难。

胆囊癌病人的疼痛较早即可出现，常表现为上腹区或右上腹区过敏性压痛，压痛点也较明确，多呈现陈发性绞痛，或逐渐转为钝痛或持续性疼痛，严重者影响呼吸、睡眠。病程可持续数周，同时合并食欲不振、恶心、呕吐、黄疸等症状，加之既往有胆囊结石病史等均应考虑胆囊癌的可能。胆管癌的疼痛也可类似于胆囊癌，且可并右肩背部位疼、发热，黄疸较胆囊癌更为明显。

结肠肝曲癌及升结肠癌常并有右侧腹或右上腹痛，疼痛为钝痛，有时可缓解，但症状持续存在及便血、贫血等，均应考虑结肠癌的可能，通过结肠镜常能诊断出。

贲门部癌近年来有增多趋势，多表现为中上腹或后背区疼，同时有恶心、呃逆、吞咽不适、食欲减退、乏力等症像，有冠心病病史的病人有时误认为心脏病发作，但贲门癌可通过胃镜及钡餐造影得以诊断。

胃癌的疼痛表现为胀痛及隐痛，多位于上腹部，有时在脐部，可表现为间歇性，随着病情进展为持续性痛。疼痛进食后可不缓解，有时反而加重，与溃疡病表现不同。有些胃癌疼痛无法早期诊断，误认为溃疡服用洛赛可后病灶暂时愈合的病例也可见到。因此要在胃镜检查后才能做出诊断。

十二指肠癌疼痛也较常见，有时类似于溃疡病，但有消化道出血、梗阻等症像。十二指肠癌诊断较为困难。

胰腺癌的疼痛随部位不同，可表现为右上腹、中上腹及左上腹，疼痛性质可呈慢性持续性痛，有时呈陈发性加重，并可出现后背区痛。胰体癌疼痛时俯卧位可缓解疼痛。

小肠肿瘤依部位不同表现疼痛各异，但多为持续性隐痛，如有肠梗阻疼痛较剧烈，并有不排气、不排便现象。小肠系膜游离度较大时疼痛部位可随之移动。

右下腹痛可见于盲肠肿瘤，以淋巴瘤多见，如为盲肠癌可有便血等情况。

左下腹痛见于乙状结肠及直肠癌。由于腹痛多系肿块梗阻引起，因此疼痛可随肠蠕动而增强或减弱，排气、排便后疼痛好转，但症状会持续存在且逐渐加重。

第七节　腹　水

正常状态下，腹腔内有少量的液体，对肠蠕动起润滑作用，量不超过 200ml。任何非生理状态导致腹腔内自由流动的液体超过 200ml 均成为腹水。腹水是常见的、内外科疾病的共同表现，其成因复杂。

一、腹水的成因与性状

腹水的形成是腹腔内液体的产生和吸收失去平衡的结果。当血浆胶体渗透压降低或伴有门静脉高压，体液容易从毛细血管漏入组织间隙及腹腔而形成水肿或腹水；当内分泌紊乱导致水钠潴留，体液过多可加剧腹水。淋巴回流增加或回流受阻时，可使淋巴液漏入腹腔形成乳糜性腹水。腹膜血管受炎症或肿瘤侵袭时，血管通透性增加，引起血性腹水。所以，腹水是多种疾病的共同表现，根据其性状，通常分为漏出液、渗出液和血性三种类型。漏出液多清亮透明，呈黄色或黄绿色，比重低于 1.018，腹水蛋白含量少于 25g/L，主要见于心血管性、肾源性、肝源性、营养不良及乳糜池阻塞性疾病等。渗出液可呈现为多种性状，或透亮或浑浊，比重大于 1.018，腹水蛋白含量超过 25g/L，见于肿瘤性、脓性、结核性、风湿性疾病。血性腹水在多见于恶性肿瘤、外伤，在女性也可见于宫外孕、黄体破裂等。

妇科恶性肿瘤引起的腹水因肿瘤分化、生长速度不同，表现为血性或淡黄色腹水。淋巴瘤引起的腹水较特别，多数呈现为乳糜样，浑浊，淘米水样。具体不同的疾病类型见表5-7-1。

表5-7-1 腹水的原因

性质	疾病种类
漏出液	门脉高压症：肝硬化、门静脉血栓形成、肝内浸润性病变（肿瘤、淋巴瘤、肉芽肿等） 低蛋白血症：肾病综合征、重度营养不良、蛋白丢失性胃肠病 体循环淤血：右心功能不全、右房室瓣关闭不全、慢性缩窄性心包炎、痨性克山病等 肝静脉和下腔静脉阻塞：Budd-chiari 综合征、下腔静脉阻塞综合征、Meig 综合征
渗出液	腹膜炎：结核性、化脓性、阿米巴性、胆固醇性、嗜酸性粒细胞性、红斑狼疮、急性胰腺炎 恶性肿瘤：腹膜肿瘤、腹膜转移癌、卵巢癌、腹膜间皮瘤、恶性淋巴瘤、白血病 胰腺疾病：胰腺炎、胰腺囊肿、假囊肿、胰管结石、胰腺癌。
乳糜样液	胸导管或乳糜池肿瘤压迫、丝虫病、纵隔肿瘤、结核病

二、腹水的诊断

（一）症状

1. 腹胀、食欲缺乏

是腹水主要的临床症状，是一种非特异性的症状，是多种疾病的共同表现。腹水量少于500ml时，症状比较轻微，特别是在肥胖者中往往被忽视，但可用超声波确定。腹水量达到500ml时可用叩诊证实。

2. 腹痛

腹水本身不会引起腹痛，但大量腹水形成时，产生胀痛感。腹水合并肿块，肿块可以产生压迫性疼痛或腰酸等症状。

3. 少尿和下肢水肿

在有大量腹水的患者中比较常见。蛋白大量丢失，有效循环容量减低，排尿量减少，水钠潴留，出现下肢水肿等症状。

4. 乏力

多数是因为腹水形成后，食欲减退，进食少，而营养成分又丧失于腹水中，加上肿瘤本身的消耗，造成负氮平衡所致。

（二）诊断

腹水是炎症、肿瘤和某些慢性疾病的共同表现，其诊断需要依据过去的病史，现有的症状、体征，做出综合判断。

腹水患者就诊的情形有三种：①由明显的内科病史和症状者，首先要排除非肿瘤性腹水，如青少年腹水多考虑结核性腹膜炎、肾病综合征等。有心、肾病史者，腹水常为心源或肾源性。有肝炎病史、黄疸或酗酒史常提示腹水由肝硬化引起。急性腹膜炎致腹水为少量，起病急，腹痛剧烈。伴随症状有助于腹水的诊断，伴有发热与腹痛见于急性炎症；伴有肝肿大者见于肝瘀血、肝癌、肝演化、肝硬化等；伴呼吸困难，颈静脉怒张者，见于充血性心功能、慢性缩窄性心包炎；伴全身性水肿者，常为心、肾源性或营养不良性。注意有无黄疸、贫血、水肿、消瘦、浅表淋巴结、颈静脉怒张、腹壁静脉怒张、肝脾肿大、腹部肿块、蜘蛛痣与肝掌等体征。②腹水是主要表现，除了腹水有关的症状外，没有其他系统的症状，因产生腹水的原因较多，往往难以做出诊断。常见的疾病有结核性腹膜炎、肝硬化、原发性腹膜癌、卵巢癌等。③腹水伴有盆腔肿块，在发现腹水的同时，检查发现盆腔肿块，提供了进一步检查的线索，诊断并不困难。常见的疾病有卵巢癌、淋巴瘤等。

（三）腹水的辅助诊断

1．结核菌素试验

怀疑结核性腹水，检查结核菌素试验，但也有部分病例呈阴性表现。应该引起重视的是，由于结核发病特点的变化，过去认为结核性腹膜炎是肺结核的继发表现，但近年来发现，结核性腹膜炎患者往往找不到腹膜以外的病灶。术前误诊率高，经常是在剖腹探查后诊断才明确的。

2．腹水细胞学检查

（1）腹水脱落细胞检查：是鉴别肿瘤与非肿瘤性腹水最直接的依据，但临床阳性检出率并不高，在 40% 左右，抽取腹水量不应少于 250ml。

（2）细胞染色体检查：脱落细胞进行染色体分析，肿瘤细胞的染色体有明显的异常，腹水细胞发现超二倍体或非整倍体时，有助于恶性肿瘤的诊断。

（3）AgNOR 的检测：AgNOR 是与核仁组成区相关的嗜银蛋白的简称。核仁组成区（NOR）位于某些染色体上特殊部位的 rDNA，转录形成 rRNA，在蛋白合成中起极其重要的作用。银既不与 rDNA，也不与 rRNA 结合，而只与 rRNA 相关的酸性非组蛋白结合，故这种蛋白被称为 AgNOR。恶性肿瘤细胞核嗜银颗粒增大，形态不规则，且颗粒数显著增多，据此与非肿瘤性腹水鉴别。

3．生化和免疫学鉴别

（1）LDH 及腹水 LDH/ 血清 LDH 比：肿瘤组织代谢旺盛，糖酵解增加，血管通透性增加，血中 LDH 渗入腹腔，致使血和腹水 LDH 增加。检测血以及腹水 LDH 有助于恶性肿瘤的诊断。

（2）腹水中 FDP、蛋白定性、唾液酸等过去曾用于腹水的鉴别诊断，但特异性差，目前也很少应用。

（3）CEA 及腹水 / 血清 CEA 比值：腹水 CEA>15μg/L，腹水与血清 CEA 比值大于 1 时，恶性肿瘤可能性大。

（4）CA19-9、CA50 和 CA125：CA19-9 和 CA50 是从人结肠癌细胞珠分离出来的糖蛋白，CA50 属于Ⅰ型，CA19-9 属于Ⅱ型，与胃肠道、胰腺、肺、肾、卵巢以及子宫恶性肿瘤有关。放射免疫法检测血清CA19-9和CA50的正常值分别在3.7万U/L和4万U/L以下。CA19-9和CA50在良性肿瘤中分别有100%和85.7%的患者低于血清正常上限； 而在恶性肿瘤中71%和64.1%的病例超过正常上限。CA125是人胚胎发育过程中体腔上皮细胞产生的一种大分子量糖蛋白，正常情况下不易直接进入外周血循环。卵巢上皮癌可以脱落大量的CA125，腹水中CA125水平很高。但CA125不但与卵巢上皮癌有关，也与其他苗勒管来源的良性病变如子宫内膜异位症、输卵管炎和腹膜炎等有关。

4．影像学检查

B超可以探测腹水的深度，附件肿块，盆腹腔内大的瘤块以及肝脾等实质性脏器的占位，或有无肝硬化、脾肿大等情况。

5．腹腔镜检查

腹水细胞学检查和影像学检查后还不能提出临床诊断，但又怀疑恶性肿瘤的病例，过去采用剖腹探查进一步明确诊断，近年来腹腔镜技术的进步，该项检查代替大部分的剖腹探查。准确率在90%以上。腹腔镜检查可以窥视盆腹腔脏层和壁腹膜面的情况，了解肿瘤位置，播散范围，全面检查隔面、大网膜、结肠旁沟、子宫附件以及子宫直肠凹和子宫膀胱凹，并取腹水进行细胞学检查或组织学检查。取活检不仅可以用以诊断，还可以用于卵巢癌的全面分期。但对于早期卵巢肿瘤则不宜取活检，以免造成肿瘤的医源性播散。没有条件行腹腔镜检查，或患者因手术后肠粘连不能施行腹腔镜检查者，可以采用剖腹探查。

第六章　食管癌

我国是食管癌高发国家，估计每年死于食管癌者超过 19 万人。20 世纪 70 年代以来，我国通过流行病学调查研究和病因学的研究以及高发地区的防治工作，基本查清了食管癌在全国的死亡情况和分布特点以及可能的病因。使我国食管癌的基础研究和临床诊治方面达到了世界先进水平。

第一节　概　述

一、发病情况

食管癌主要高发于发展中的国家，例如伊朗和南非的某些地区发病率高达350 ~ 500/10 万。在欧洲，除法国的某些地区外，发病率均非常低。

据卫计委统计，我国食管癌发病率呈现逐年明显的下降，1995 年我国食管癌男性发病率为 10.1/10 万，与 1980 年相比（21.0/10 万），下降 55%，女性下降 53%。至 2000 年，发病率男性居于肺癌、胃癌、肝癌、结肠之后，位于第五位。女性居于乳腺癌、胃癌、肺癌、结肠癌之后，位于第五位。男性发病率（10.1/10 万）高于女性（4.0/10 万）。死亡率近年来无明显的下降，据 1995 年全国部分城市调查资料显示，总的死亡率为 8.92/10 万，与 1987 年（10.71/10 万）相比，稍有下降，男性的死亡率为 13.23/10 万，女性的死亡率为 5.96/10 万。由此可见，男性的食管癌的发病率和死亡率均高于女性，约为 2：1。1999 年上海市食管癌男性发病率为 9.8/10 万（标化后），居于第六位；而女性发病率为 2.5/10 万（标化后），居于第十一位。在我国主要高发区有河北、河南、山西三省交界的太行山区，河南林县，苏北地区，鄂皖交界的大别山区，四川的北部地区，闽粤交界地区和新疆哈萨克族居住地区。

二、病因学

1．种族因素

我国新疆是食管癌高发区，哈萨克族居民的食管癌发生率最高（33.90/10 万），其次是蒙古族、维吾尔族、汉族，以苗族为最低 1.09/10 万，不同民族中食管癌发病率的不同，可能与不同民族的生活习惯和遗传易感因素有关。食管癌的发生有一定的民族差异，如我国高发区河南林县居民迁移到其他地区定居 2 ~ 3 代后食管癌的死亡率仍高于该地区居民 5 倍以上。移居到美国的中国移民，在美国出生的第 2 代发病率则增加 1.91 倍，死亡率在男性中为美国白人的 2.94 倍。

2．吸烟和饮酒

长期吸烟和饮酒与食管癌的发生有关。吸烟量多者食管癌发病率比不吸烟者高 7 倍，大量饮酒者比不饮酒者食管癌发病率要高 50 倍。

3．长期食物种类和饮食方法不当

食用粗、硬食物和进食过快、过烫，易引起食管黏膜的机械性及物理性的刺激与损伤，反复损伤可以造成黏膜上皮增生、间变，最后导致癌变。同时食管慢性损伤为致癌物质进入创造条件，从而促使癌的发生。各种原因引起的经久不愈的食管炎，可能是食管癌的前期病变，尤其伴有食管黏膜上皮细胞间变或不典型增生者，癌变的危险性更大。

4．亚硝胺

亚硝胺类化合物是一种很强的致癌物，已知有十几种亚硝胺能引起动物的食管癌。这类化合物主要包括亚硝胺和亚硝酸胺两大类。在食管癌高发区林县的粮食、酸菜、井水中均可以检测到较高含量的硝酸盐、亚硝酸盐，其含量和当地食管上皮增生、食管癌的发病率呈正相关。在食管癌高发区的居民胃液中，不仅能检出亚硝酸类物质，而且发现在人群中的暴露水平与食管癌死亡率水平相一致，呈明显的正相关。

5．霉菌毒素

已发现有 10 多种霉菌毒素，能诱发动物不同器官的肿瘤。研究发现食管癌高发区粮食中霉菌污染情况比低发区高 2 ~ 15 倍，河南林县粮食中分离出的交链孢霉和串珠镰刀菌的毒素能诱发人胚食管鳞状细胞癌和大鼠的食管癌以及胃癌，通过对与食管癌的发生相关的霉菌毒素分离和研究，发现霉菌毒素在食管癌的病因中起重要作用。

6．营养和微量元素

调查发现河南林县水中缺少钼，可能与食管癌的高发有关。文献报道，高发区人群中血清钼、毛发钼、尿钼及食管癌组织中的钼都低于正常水平。钼的抑癌作用已被美国学者所证实。纵观食管癌高发区大部分为发展中国家，仍然处于贫穷的地区，长期缺乏维生素和蛋白质以及核黄素，使食管黏膜上皮增生和间变而诱发食管癌的发生。

三、病理学

（一）解剖和分段

食管上起于下咽部，下至食管胃结合部，总的长度为 22 ~ 24cm。近年来，考虑到临床上手术前或其他治疗前的准确分段以及便于 X 线上确定标志点，国际抗癌联盟（UICC）

对食管的分段进行了修改，分为颈段：从食管入口（下咽部）到胸骨切迹（胸骨入口，距门齿 18cm）；上胸段食管起自胸骨入口至气管分叉（距门齿 24cm）；气管分叉至贲门入口，这段一分为二，上 1/2（到距门齿 32cm 处）为中胸段食管，下 1/2（到距门齿 40cm 处）为下胸段食管。国内外资料显示，中胸段食管癌最多，占 50% 左右，下胸段次之（30%），接下就是上胸段（14%）和颈段（6%）。

（二）淋巴引流

食管颈段淋巴可通过颈部的颈深上和颈深下淋巴以及咽后淋巴结和颈部气管旁淋巴结，直接或间接注入颈深淋巴结，再分别注入右淋巴导管和胸导管，少数可进入锁骨下淋巴结；胸段食管的淋巴引流在气管分叉水平以上者首先引流到食管旁淋巴结，再到气管旁淋巴结，然后到甲状腺下动脉部位的淋巴结，最后注入颈深淋巴结；气管分叉以下的淋巴下行注入胸主动脉旁淋巴结和 / 或气管支气管淋巴结；肺下静脉以下部分淋巴引流下行，经膈肌食管裂孔注入腹腔淋巴结。腹段食管淋巴引流注入贲门旁淋巴结，胃上部淋巴结和腹腔淋巴结。

（三）病理分类

1．癌前期病变

在食管癌中 10% ~ 40% 的病人伴有 Barrett 食管。食管腺癌中 64% 患者伴有 Barrett 食管。Barrett 食管患者发生食管腺癌比正常人群高 40 倍。67Ki 和 PCNA 检测显示 Barrett 食管上皮细胞增殖活性增加，流式细胞检测有多达 1/3 的细胞进入细胞周期 G1 期，S 期的比例也相对增加，且异倍体的比例高达 80%，并在染色体的多个位点有杂合子丢失，许多抑癌基因 P53、APC、MCC 等在食管中的异常表达提示，通过自分泌和旁分泌机制可以促使细胞周期进展和癌变。因此 Barrett 食管上皮恶性变是由于基因突变与表达异常所致，尤其在食管腺癌的发生中起重要作用。

2．病理分型

食管癌中 95% 为鳞状细胞癌，少数为腺癌或肉瘤。

食管癌的发展在病理上可以分为：①早期食管癌，或原位癌：上皮全层为癌细胞所占，但基底未见癌浸润。②黏膜内癌或最早期浸润癌：浸入或累及黏膜固有层，但未穿透黏膜肌层。③黏膜下癌或早期浸润癌：癌细胞浸入黏膜肌层进入黏膜下层，但未累及肌层。④中晚期食管癌：癌细胞已穿透食管黏膜下层，浸润肌层或食管全层，甚至周围组织。

对早期食管癌切除标本的大体形态学观察发现，恶性肿瘤绝大多数发生于食管黏膜上皮，可将早期食管癌分成 4 个类型。①隐伏型：在新鲜标本上，黏膜色泽较正常深，无隆起和凹陷。病理形态大部分表现为鳞状细胞癌，少数为起源于食管的腺体或异位体，偶见鳞状细胞癌与腺癌合并发生，病灶变得不明显，仅见食管黏膜皱襞紊乱，即腺鳞癌，或由腺癌鳞化。镜下为原位癌，是食管癌最早期镜下表现。②糜烂型：病变黏膜轻度糜烂或凸凹不平呈不规则地图样，与正常组织分界清楚，呈颗粒状。③斑块型：大体标本可见肿瘤隆起呈灰白色斑块状，边界清楚，切面质地致密。镜下表现为早期浸润癌，癌细胞浸入黏膜肌层或进入黏膜下层。④乳头状型或隆起型：大体标本可见肿瘤呈外生长，结节状隆起或乳头状突入管腔，基底有根蒂，与周围正常黏膜分界清楚。中晚期食管癌的病理形态主要表现为黏膜肌层或外膜的侵入。

四、分期

临床分期依靠临床检查，食管 X 线钡餐检查，食管内窥镜（或食管脱落细胞检查）病理确诊，以及参考胸部 CT/MRI，腔内超声，腹部 B 超，肝功能，外周血象，心电图及其他相应检查。常用 UICC 分期（见表 6-1-1）。

表 6-1-1 TNM 分期（UICC，1997）

T（原发肿瘤）	N（区域淋巴结）*
T_x 原发肿瘤不能确定 T_0 无原发肿瘤证据 T_{is} 原位癌 T_1 肿瘤侵犯黏膜或黏膜下层 T_2 肿瘤侵犯肌层 T_3 肿瘤侵犯食管外膜 T_4 肿瘤侵犯邻近结构	N_x 区域淋巴结不能评定 N_0 无区域淋巴结转移 N_1 区域淋巴结转移 * 区域淋巴结的定义：颈段食管区域淋巴结包括颈部和锁骨上淋巴结，胸段食管区域淋巴结包括纵隔和胃旁淋巴结，不包括腹腔动脉淋巴结
M（远处转移）	**TNM 分期标准**
M_x 远处转移不能评定 M_0 无远处转移 M_1 远处转移 ** ** 下胸段食管肿瘤：M_1a 转移至腹腔淋巴结； M_1b 其他远处转移 上胸段食管肿瘤：M_1a 转移至颈部淋巴结； M_1b 其他远处转移 中胸段食管肿瘤：M_1a 尚无适宜标准； M_1b 非区域性淋巴结转移或其他远处转移	0 期 $T_{is}N_0M_0$ Ⅰ期 $T_1N_0M_0$ ⅡA 期 $T_2N_0M_0$；$T_3N_0M_0$ ⅡB 期 $T_1N_1M_0$；$T_2N_1M_0$ Ⅲ期 $T_3N_1M_0$；$T_4N_{0\sim1}M_0$ Ⅳ期任何 T，任何 N，M_1 ⅣA 期任何 T，任何 N，M_1a ⅣB 期任何 T，任何 N，M_1b

第二节 诊断和鉴别诊断

一、临床表现

发病年龄以高年龄为主，60—64 岁组最高，其次为 56—69 岁，70 岁以后逐渐下降。死亡年龄以 50—69 岁为最高（占 60% 以上）。

早期临床症状：早期无明显症状或仅有轻度胸骨后不适、食管烧灼感或疼痛，偶尔有局部异物感，有时吞咽食物产生轻度梗阻感，下段食管癌可引起上腹部不适、呃逆等症状。

中晚期食管癌症状：进行性吞咽困难是食管癌的典型症状，起初常是进粗食或干粮后梗阻感，呈间歇性。随着病情的发展，梗阻症状呈进行性加重，并且表现为持续性。其程度与病理类型有关，缩窄型和髓质型更为严重。持续性胸背疼痛提示食管癌有外侵。声音嘶哑提示纵隔淋巴结转移或肿瘤直接侵犯喉返神经。食管穿孔可出现呛咳，尤其在进流质饮食时更为明显，严重则引起大出血。晚期病人由于肿瘤侵犯血管或穿透性溃疡使血管破裂所致，表现为呕血或黑便。晚期病人可出现恶病质等临床表现。

二、影像学诊断

（一）食管X线钡餐检查

食管癌必须做食管X线钡餐检查，包括黏膜相、充盈相、收缩相和扩张相。着重观察病灶部位、长度、充盈缺损、狭窄、溃疡、穿孔、轴向改变，外侵征象和食管动力学改变。早期分为扁平型、隆起型和凹陷型，中晚期分为蕈伞型、髓质型、缩窄型和混合型，但更主要的是判断外生性或浸润性生长。食管X线钡餐检查对早期食管癌尤其局限于黏膜层病变优于CT/MRI，对溃疡和穿孔的显示亦优于CT/MRI，尤其对于食管癌的随访和治疗中的观察较CT/MRI方便及简单。其缺点是无法直接观察肿瘤外侵范围和淋巴结转移。但可通过间接X线征象，如食管扭曲、尖角溃疡，食管与邻近器官的间距增大，气管受压移位等来判断外侵的程度。

（二）CT/MRI 检查

CT或MRI应作为食管癌确诊后的常规检查手段，两者对食管癌的早期诊断和溃疡、食管穿孔的显示虽不如食管钡餐，但CT/MRI能显示肿瘤侵犯范围及其周边器官关系，对淋巴结转移的诊断亦优于食管钡餐，CT/MRI对照射野设置和术前评估至关重要，并能提高TNM分期准确性，即使受经济条件限制，CT平扫亦不失其价值，应作为常规的治疗前检查。

CT对于淋巴结转移的诊断的准确率为70%，而对于大于1cm的纵隔淋巴结的诊断的准确率为90%。CT对于肿瘤外侵的诊断的准确率为90%左右，其敏感性和特异性均为90%。外侵的标准主要参考肿瘤段的食管与周围正常组织的脂肪界面消失，以及食管壁的增厚和食管—主动脉—椎体的三角区消失。

（三）腔内超声显像

食管腔内超声对于局限于黏膜层的食管癌的诊断优于食管钡餐检查，对于T分期的准确率为85%，对于区域淋巴结转移的诊断的准确率为79%。所以对于肿瘤侵犯深度和胸腔内淋巴结转移的诊断亦优于CT/MRI，其TNM分期的准确性亦优于CT/MRI，并能进行活检，应加以推广，其主要缺点是对肿瘤侵犯范围的整体显像不如CT/MRI直观，大探头腔内超声对食管Ⅲ^{0}和Ⅳ^{0}狭窄者难以通过，小探头直径只有2.6mm，更为可取。

三、病理学诊断

取得病理学诊断的方法有两个：①食管拉网脱落细胞检查：优点在于方法简便、安全，病人痛苦少、准确率在90%。禁忌证：出血或出血倾向者；伴有食管静脉曲张者；有穿孔或穿孔前征象或深溃疡者；放射治疗后的病例；严重的高血压及心脏病；上呼吸道或上消化道急性感染；全身状况衰弱等情况者。②食管镜检查：优点在于操作比较容易，病人易接受，损伤少，安全可靠，可以观察到肿块的形态，大小、部位，并可行多点位置的活检和脱落细胞检查，是食管癌的诊断理想方法之一。禁忌证为：严重心肺疾病者；胸主动脉瘤患者；脑卒中及衰竭者。对于巨大食管憩室，食管静脉曲张，高度脊柱弯曲，深溃疡、严重出血倾向及衰竭者，应慎重食管镜检查。

四、诊断和鉴别诊断

结合临床表现及钡餐检查，内窥镜或脱落细胞检查，食管癌的诊断并不难。但要准确地了解肿瘤侵犯范围及临床分期，以及治疗方法的选择，CT或MRI或腔内超声检查仍然十分必要。

食管癌要与下列疾病相鉴别：

①食管慢性炎症：可能有进食梗阻感，钡餐表现为黏膜紊乱，或管壁僵硬，尤其是经过放射治疗后的病人，往往难以和原发食管癌或食管癌治疗后未控相区别，此时内窥镜检查十分重要，必须通过病理检查来相区别。

②食管外压性疾病：如主动脉瘤、胸内甲状腺，纵隔肿瘤、结节病等。常表现为食管外压性改变，但黏膜光整，食管镜见黏膜正常，依赖CT或MRI检查可区别。但是当纵隔肿瘤侵犯食管时，难以区别。

③食管其他肿瘤：食管平滑肌肉瘤或其他肉瘤类，常在影像学表现为边缘清晰，光整的肿块，而黏膜表面光整，未见溃疡或糜烂，腔内超声或MRI检查有助于明确诊断，当然手术后病理检查为理想的诊断方法。

④食管良性肿瘤：食管平滑肌瘤，食管腺瘤、食管乳头息肉等，常表现为边缘规则，光整的肿块，为非浸润性生长，X片及CT上表现为边缘光整，突出管腔内或外压状的肿块表现，食管镜检查及病理活检易于鉴别。

⑤食管功能失常：神经官能症、功能性食管痉挛、神经性吞咽无力，食管贲门失弛症等，均可产生吞咽困难和进食梗阻症状，通过内窥镜检查及影像学检查，结合病史，易于与食管癌相鉴别。

⑥其他良性疾病：食管良性狭窄、憩室、血管瘤、食管静脉曲张等，均有表现为进食梗阻的症状，但食管X线钡餐检查表现为黏膜无中断、良性狭窄，通过内窥镜检查便于诊断，易于与食管癌鉴别。

第三节　治　疗

一、手术治疗

（一）适应证

无心肺疾病、肺功能正常，全身状况良好。CT 检查显示肿瘤外侵不明显，或其与主动脉夹角 <90 度或食管主动脉间脂肪三角区未完全占据，或未侵及周围邻近器官者。

下段食管癌由于邻近器官少，易于手术切除，故以手术治疗为主，上胸段和颈段食管癌由于部位高，邻近器官多，手术较复杂，并且疗效不满意，手术切除率仍低，创面大，术后需作永久性气管造口，需严格掌握指征。

（二）手术切除范围

切除食管病灶上下至少 5.0cm 的食管长度，以及周围脂肪结缔组织，区域性淋巴结清扫。区域淋巴结清扫包括二野清扫和三野清扫。二野清扫术是给予纵隔和胃上部淋巴结清扫。三野清扫术是包括颈部、胸部和腹部区域淋巴结的清扫。二野清扫范围不如三野广泛和彻底。由此，三野清扫技术越来越受到广泛的推荐。

（三）术后并发症及其处理

主要的术后并发症如下：①肺部炎症、肺功能不全：术前戒烟酒、术后鼓励排痰、抗生素预防。②吻合口瘘：报道发生率为 3% 左右，近来三野清扫术后，其发生率明显下降。颈部吻合口瘘无须手术，治愈率高。少数早期瘘，可选择手术治疗，而中晚期瘘可采用保守治疗。③吻合口狭窄：在除外复发后，可行扩张术，严重者可行腔内支架术。④脓胸或乳糜胸：闭式引流、抗生素药物治疗。

二、放射治疗

（一）放疗的形式

1．术前放疗

目的在于使难以手术切除的肿瘤缩小，便于手术切除，同时改善术前病人的一般状况，便于耐受手术治疗。目前有的方式有：①快速术前放疗：20Gy/10 次，2 周，或 20Gy/4 ~ 5 次，1 周，照射后 1 周左右手术。②常规术前放疗：40-50Gy/20 ~ 25 次，4 ~ 5 周，休息 4 ~ 6 周手术。③高剂量术前放疗：照射 50 ~ 60Gy/25 ~ 30 次，5 ~ 6 周，休息 4 ~ 6 周后手术，此方法由于疗程长，可能增加手术并发症。

对术前放射治疗的评价仍有分歧，目前无肯定的结果，许多作者均报道未能提高疗效，但北京中科院肿瘤医院 425 例食管癌术前放疗资料显示，术前放疗组的疗效优于单纯手术组。而其余若干分组研究资料均显示术前放疗未能提高长期生存率，但手术切除率有明显升高。本院施学辉教授报道 136 例术前放疗病例，手术切除率为 93%，但 5 年生存率仅为 22%。而近来许多学者总结经验后，予以术前放疗和化疗结合起来，达到手术切除率 93%，而术后病理阴性者达 20%，长期疗效有待于随访。

2．术后放疗

目的在于杀灭不能切除或残留病灶，以及术后消灭亚临床病灶，防止局部复发。对于前者，已无任何争议。但后者争议较多。许多作者对术后预防性放射持否定态度，认为未能提高生存，同时有降低生存率的危险。因为可能预防性照射导致局部损伤增加，影响生存质量，而有报道对于术后无淋巴结转移者，术后预防性放疗疗效最好，其余情况均未显示出术后放疗的优越性。

3．单纯根治性放射

目的在于治愈病人，最大限度地杀灭肿瘤细胞，同时又尽可能地保护正常组织，减轻放射性损伤，提高病人的生活质量。它的适应证：①适用于早期食管癌，拒绝手术者，或由于内科疾病不宜手术者。②上胸段和颈段食管癌：由于邻近器官限制及手术创面大，适于放射治疗，且疗效优于手术治疗。③中胸段食管癌的肿瘤明显外侵，与降主动脉的间隙完全消失，不宜手术。④全身状况中等，至少可进流质，无远处转移，无穿孔出血征象，无内科禁忌证。

4．姑息性放射治疗

目的在于缓解症状，改善进食，延长生存期，减轻病人的痛苦，适于晚期食管癌。

5．放疗与化疗的综合治疗

由于既往食管癌的长期疗效均十分差，主要原因是复发为主（占 70% 左右），而远处转移仅占 30% 左右，所以人们把重点放在解决局部病灶问题。近年来由于非常规分割照射的开展，尤其后程加速超分割放疗方法，使食管癌的 5 年局控率达 70%，5 年生存率提高到 30% 左右，在这组病人中主要的死亡原因为远处转移，因此，为了减少远处转移，联合应用化疗势在必行。目前结合化疗方案有诱导化疗、序贯化疗及同期化疗，而同期化疗被认为比较理想的方法。美国 RTOG 报道同期化疗临床Ⅲ期试验显示，同期化疗组的疗效明显提高。

（二）放疗的照射技术

1．放射线的选择

颈段、上胸段可选择 ^{60}Co，4 ~ 8MV 高能 X 线，中胸段、下胸段者可选用 18MV 高能 X 线或 18MV 以上的 X 线，无条件者也可选用 ^{60}Co 或 4-8MV-X 线。

2．放射范围及照射野的设置

根据 CT 所显示的肿瘤的范围，照射野应包括病灶上、下 3 ~ 4cm，宽度要包括病灶段最宽处两侧扩大 1cm，前后考虑气管受量以及脊髓受量，仅放宽 0.5cm（气管受侵例外）。采用多野照射的设计。

3．分割剂量、总剂量和照射时间

（1）常规分割

常规分割照射方法是每次 1.8 ~ 2.0Gy，每周 5 次，总剂量 66 ~ 70Gy。此方法已经使用近三十年。优点在于急性反应比较少，但是肿瘤的局控率和生存率比较低，复旦大学附属肿瘤医院资料显示，5 年生存率为 15%。

（2）非常规分割照射

由于近来放射性物学的发展，尤其对于肿瘤细胞再增殖理论的认识，许多实验表明在放疗过程中，肿瘤干细胞发生加速再增殖，从而要求探索非常规分割的新照射方法。

首先使用的是超分割放疗，即使每次照射量减小，而每日次数增加，总剂量增加，总疗程不变。然而实际的疗效并不如人意，从报道的随机Ⅲ期试验结果显示，总的长期生存率无明显提高，且后期反应并未减轻。后来，又试用加速超分割的方法：即减少每次量，增加每日照射次数，总的疗程缩短，总剂量不变。根据近来报道，此方法并未提高生存率。

在 1988 年，复旦大学附属肿瘤医院施学辉首先提出使用后程加速超分割方法。理论依据在于对肿瘤细胞动力学研究的结果，肿瘤干细胞的加速再增殖在常规分割放疗开始后 4-6 周。由此，设想出后程加速超分割方法：即先用常规分割照射 4 周后，再用加速超分割放疗。方法为：每次 1.8Gy，每周 5 次，先照射总量 41.4Gy，然后改用每次 1.5Gy，每日二次，照射 18 次。照射总量达 68.4Gy/41 次，6.4 周。自 1988 年至 1990 年完成 85 例食管鳞癌的临床Ⅲ期试验。结果显示，后加速放疗组 5 年局控率由 26.2% 提高至 55.8%，5 年生存率由 14.3% 提高至 32.6%。虽然急性反应增加，但病人能够耐受。

（三）放疗反应

1．急性放射反应

最常见的为急性放射性食管炎和气管炎，发生于常规放疗开始后 2 周左右，在 4 周达到高峰。需要对症处理。食管穿孔、食管 - 气管瘘、出血：常发生于肿瘤有深部溃疡者，一旦发生这些并发症，必须中止放射治疗，改用支持治疗、抗感染或止血等对症处理，严重者应立即手术（止血或穿孔修补或胃造瘘术）。

2．后期放射损伤

常见的是放射性气管狭窄，轻度导致顽固性咳嗽，严重者导致窒息死亡。另外放射性食管狭窄也较普遍，可以通过食管扩张术或支架术解决。肺纤维化是另一常见的后期反应，多发生于近椎体的后段、肺门，为纤维条索状致密影，在放射野内多见，为不可逆的放射后遗症。放射性脊髓病也偶见，多发生在无 TPS 的治疗单位，或晚期癌出现食管扭曲，使得后斜野难以避开脊髓，从而脊髓受到较高剂量照射，由此，为避免放射性脊髓炎的产生，严格控制脊髓受量是预防其发生的唯一办法。

三、腔内放疗和腔内加热治疗

（一）腔内放疗

适应于外照射后的加量治疗或姑息性治疗（如复发后治疗，晚期为了缓解梗阻的治疗）。不可以作为根治性治疗的主要手段，所以应严格掌握治疗指征。

其治疗方法为：用 ^{60}Co 或 ^{137}CS 或 ^{192}Ir 作为放射源，每周 1 次，每次 5 ~ 7Gy，连用 2 ~ 3 次，剂量计算参考点为距源 1cm 处，即黏膜下 0.5cm 左右。其优点在于减少外照射剂量，从而减轻肺、气管、脊髓等正常组织的受量，从而减轻放射反应。缺点在于源的位置难以固定，在食管中移动，使剂量分布不均。另外不适于有明显外侵或偏心性生长的肿瘤，尤其是 CT 扫描显示食管壁厚度超过 1cm 时，或有深溃疡时，应禁忌使用腔内放疗。

（二）腔内加热治疗

腔内加热治疗是近来使用的较新的治疗方法，目前使用的射频热疗仪，使得食管部位温度持续在 42℃左右，而邻近器官如心、肺、大血管均通过血流或气体交换，未起到加热的效果，从而使食管受到增加放射敏感性的效果，而正常组织受到保护。目前推荐的加热方法是：每周一至二次，每次 30 分钟，温度保持在 42℃，但梗阻严重，有深溃疡或穿孔前征象者，不宜使用。

四、化学治疗

对食管癌有效的单药有 5Fu、DDP、MTX|MMC、BLM、VDS 等。大量病例分析结果表明单药有效率 15% ~ 30%。近年来应用于临床的新药有 NVB、Taxol、Gemzar 等。新药有效率 25% ~ 32%。单药疗效不佳，很少有 CR，缓解期 2 ~ 5 月。仅起姑息作用。两药或三药联合化疗方案较单药有效率提高。常用的方案有 DDP+5Fu、DDP+VDS+BLM、DDP+MTX+BLM、Taxol+DDP、Taxol+DDP+Vp-16 等。联合化疗的有效率 44% ~ 70%。中位有效时间 7 月。其中 DDP+5Fu 对鳞癌的有效率 50% ~ 60%，毒副反应能耐受，是食管鳞癌的标准方案。对食管腺癌亦有 35% 疗效。此外 DDP 和 5Fu 都有放射增敏作用，因此常作为放化疗综合治疗所选择的方案。

化疗常作为一般情况较好的晚期食管癌的治疗，但作用有限。可手术的食管癌病人因合并有其他疾患不能耐受手术或不愿手术，经化疗和放疗综合治疗的疗效与单纯手术相仿或略好。此外随机的前瞻性研究也证实了化疗加放疗优于单纯放疗。在一组胸段食管癌或腺癌的病人随即接受 5Fu+DDP 综合放疗 50Gy 或单纯放疗 64Gy，中位生存期分别为 12.5 月和 9 月，2 年生存率 38% 和 10%。综合治疗的局部控制率高，远处转移率低，但治疗相关的毒副作用明显。术前放化疗在一些Ⅲ期临床试验中显示了生存的益处。术后标本达病理学完全缓解者 50% 可长期生存。

四、食管癌复发的治疗

食管癌治疗的主要手段是手术和放射治疗，而对于手术后出现吻合口复发，可以选择放射治疗方法，予以补救。放射治疗后复发的病人，首选手术治疗，据山西省肿瘤医院的资料显示，放疗后复发的病人手术治疗与再程放疗相比，手术治疗 5 年生存率达到 20% 左右，而再程放疗的 5 年生存率 < 5%。由此，对于根治性放射治疗后复发病人，优先考虑手术，术后再辅以一定的联合化疗。

五、疗效和预后

早期食管癌无论是手术或放射治疗，其 5 年生存率均达 80% ~ 90%，而大部分病人确诊时，已属晚期，据尸检资料，50% 已有远处转移，60% ~ 70% 已有淋巴结转移。因此，总的食管癌手术后 5 年生存率为 30% 左右，手术后病灶是否侵及全层或侵及周围结构，区域淋巴结转移以及手术是否完全切除是影响预后的主要因素。区域淋巴结转移是重要的预后影响因素，而淋巴结转移后预防性术后放疗并未提高疗效，这可能与食管癌生物学行为有关，有待于今后进一步研究。

放射治疗后总的 5 年生存率为 10% 左右，而近来通过食管癌后程加速超分割治疗方法的研究，使其 5 年生存率达到 30% 左右，与手术治疗相仿。对于影响放射治疗预后的因素仍然是有否淋巴结转移、远处转移以及局部侵犯的范围，另外，原发部位也可能是影响预后的因素之一，颈段、上胸段的疗效优于中下胸段，而区域淋巴结转移者，很少获得长期生存，我院资料显示，锁上淋巴结转移者 5 年生存率为 1.2%。食管癌治疗失败的主要原因是局部复发和远处转移，据报道常规放射治疗后，食管癌死亡原因中复发占 80%，而远处转移占 20%，而目前食管癌后程加速放疗后，失败原因中复发占 30%，而远处转移占 70%，由此，后程加速放疗使得部分食管癌病人获得长期的局控，但由于远处转移，而未获得长期生存。因此，如何联合应用化疗，预防远处转移的发生是目前的主要课题，而分子生物学发展，癌基因检测技术的进步，可望在肿瘤转移的研究方面获得突破。

第七章　胃　癌

胃癌是起源于胃黏膜上皮的恶性肿瘤，在我国各种恶性肿瘤中发病率居首位。目前在发达地区和城市，胃癌呈稳定和下降趋势；但大多数农村地区，胃癌趋于稳定和升高状态。不同的国家和地区胃癌的发病率不同，世界上日本的胃癌死亡率最高，美国的死亡率最低。我国的不同地区和城市胃癌发病率也差别很大，在我国的西北与东部沿海地区胃癌发病率比南方地区明显为高。胃癌的发生是多因素长期作用的结果。我国胃癌发病率存在明显地区差异，环境因素在胃癌的发生中居支配地位，而宿主因素则居从属地位。有研究显示，幽门螺旋杆菌（Helicobacter pylori，H.pylori）感染、饮食、吸烟及宿主的遗传易感性是影响胃癌发生的重要因素。

第一节　概　述

一、病理学

根据胃癌的浸润深度，转移情况将其分为早期，进展期胃癌。早期是指肿瘤浸润不超过黏膜下层者；进展期胃癌是指肿瘤浸润超过黏膜下层或伴有转移的中，晚期胃癌。

（一）癌的发生部位

胃癌的发生部位根据解剖划分，可分为：上部，中部，下部。临床上也称之为：贲门癌，胃体癌，胃窦癌。我国胃癌以胃窦癌常见，欧美发达国家胃癌以贲门癌常见。近年临床发现高位胃体，贲门癌呈明显升高趋势。

（二）癌的大体分型

目前国内外较多采用的仍然是 Borrmann 的胃癌大体分型。

0 型：肿瘤主要沿黏膜或黏膜下播散，亦称浅表播散型。

1 型：肿瘤主要向胃腔内生长，呈息肉状，边界清楚，无溃疡，浸润不明显。

2 型：肿瘤形成明显的溃疡，溃疡边缘隆起，呈环堤样改变，浸润不明显。

3 型：肿瘤表现为明显的溃疡，边缘呈坡样，明显浸润改变。

4 型：肿瘤呈明显浸润改变，主要向黏膜下，肌层，浆膜下浸润。临床上常称之为“革囊胃”或“皮革胃”。

我国胃癌协作组将胃癌的大体类型分为九种类型：结节蕈伞型；盘状蕈伞型；局部溃疡型；浸润溃疡型；局部浸润型；弥漫浸润型；表面扩散型；混合型；多发癌。

（三）组织学分型

胃癌的组织学分类主要使用 WHO 的国际分型，分为九型：乳头状腺癌；管状腺癌；黏液腺癌；印戒细胞癌；腺鳞癌；鳞状细胞癌；类癌；未分化癌；未分类癌。

不同的组织学类型具有不同的生物学表现，其与肿瘤的预后，发病年龄，转移方式有密切的关系。在肿瘤诊治中具有重要意义。

（四）特殊胃癌病理概念

1．早期胃癌

胃癌的原发灶局限于黏膜内及黏膜下层者。此定义并不涉及肿瘤的大小、淋巴结转移和肿瘤分期。有些早期胃癌可以超过 7cm 大小；部分早期胃癌可有第二站淋巴结转移。以下是早期胃癌的几种特别情况。

（1）微小胃癌

微小胃癌（MGC）是指肿瘤直径小于 5mm。

（2）小胃癌

小胃癌（SGC）是指肿瘤直径在 5.1-10mm。

（3）浅表广泛型胃癌

浅表广泛型胃癌是指癌灶直径在 4cm 以上的黏膜内癌和直径在 5cm 以上的仅有部分黏膜肌层破坏的黏膜下层癌。该型淋巴转移率低，为 3% ~ 8.3%，术后 5 年生存率高达 100%。

（4）表局限型胃癌

表局限型胃癌是指癌灶在 4cm 以下有广泛黏膜肌层破坏的黏膜下层癌。该型淋巴转移率较高，可达 23.8% ~ 33.3%，术后 5 年生存率 60% 左右。

（5）一点癌

一点癌是指肿瘤病变非常小，仅在胃黏膜活检诊断为癌，但手术切除标本经系列检查也找不到癌组织。

（6）残胃早期癌

残胃早期癌是指发生于残胃的早期胃癌。

（7）多发性早期胃癌

多发性早期胃癌是指同一胃内及同一时间（6月）发生各自独立的2个以上的早期癌灶。文献报道其发病占早期胃癌的 6% ~ 10%。多原发早期胃癌的 5 年生存率比单发早期胃癌低 10% 左右。

2．进展期胃癌

进展期胃癌是指肿瘤浸润胃壁肌层及以下。占胃癌的绝大多数，是临床上主要问题。

3．晚期胃癌

晚期胃癌是指胃癌已有广泛的浸润和转移，无法进行根治性治疗患者。

（五）癌的浸润和转移

1．直接浸润

是指肿瘤细胞沿组织间隙向四周的扩散。其向上可浸润至食道下段，向下可浸润至幽门下、十二指肠上段；其向外可浸出浆膜，继而侵犯邻近器官，如肝、胆、胰、脾、横结肠、肠系膜、腹膜等，是肿瘤切除困难和切除不能的主要原因。

2．淋巴道转移

文献报道早期胃癌淋巴结转移率为 3.3% ~ 33%，进展期胃癌的淋巴结转移率为 56% ~ 77%。一般胃癌的淋巴转移从临近胃壁的第一站向第二、第三站转移，少数病人有跳跃式转移。胃癌的远处淋巴结转移有沿胸导管的锁骨上淋巴结转移和少数左腋下淋巴结转移；沿圆韧带淋巴管的脐部转移。

3. 血道转移

胃癌的最常见血道转移部位是肝脏，其主要通过门静脉转移，其次是肺，少数可转移到胰腺、骨、脑等部位。

4．腹腔种植转移

是指胃癌细胞浸润浆膜后，脱落至腹膜腔，形成种植性转移。种植性病灶可以分布在腹腔的任何脏器表面。腹膜的转移在临床上体检时可发现腹壁增厚、变韧、紧张度增加；盆底的种植转移可通过肛指检查发现盆底的种植结节。

二、分期

胃癌的分期是胃癌诊治计划设计的非常重要的基础。目前国内外通用的是 1985 年国际抗癌联盟（UICC）的胃癌 TNM 分期法。该分期 1988 年又做了修改。修改后的分期如下：

T——原发肿瘤

T_{is}- 原位癌

T_1- 侵犯黏膜或黏膜下层的肿瘤

T_2- 侵及固有肌层或浆膜下层的肿瘤

T_3- 浸出浆膜的肿瘤

T_4- 侵及临近脏器的肿瘤

N——所属淋巴结

N_0- 所属淋巴结无转移

N_1- 沿大小弯淋巴结中，距原发肿瘤 3cm 范围内的淋巴结出现转移。

N_2- 超越原发肿瘤 3cm 以上的胃周围淋巴结或胃左动脉，脾动脉，腹腔动脉，肝总动脉出现淋巴结转移者。

注：除以上淋巴结以外的腹腔淋巴结、胰腺后、肝十二指肠、肠系膜根部淋巴结转移均属远处转移。

M——远处转移。

M_0- 未出现远处转移。

M_1- 出现远处转移。

分期：

0 期 -$T_{is}N_0M_0$

Ⅰ A 期 -$T_1N_0M_0$

Ⅰ B 期 -$T_2N_0M_0$，$T_1N_1M_0$

Ⅱ期 -$T_3N_0M_0$，$T_1N_2M_0$

Ⅲ A 期 -$T_4N_0M_0$，$T_2N_2M_0$

Ⅲ B 期 -$T_4N_1M_0$，$T_3N_2M_0$

Ⅳ期 -$T_4N_2M_0$，$T_{1-4}N_{0-2}M_1$

第二节　诊断与鉴别诊断

一、症状和体征

（一）症状

胃癌的发生和发展是一个缓慢长期的过程，因此，症状的出现也是一个从隐匿间断逐渐到持续加重的过程。

胃癌的常见症状如下：

1．腹部胀痛：是最常见的症状。初始疼痛比较隐匿、间断、逐渐发展为持续。约 80% 的患者有疼痛的表现。

2．食欲减退和消瘦：是常见症状。肿瘤引起胃蠕动减退致食欲减退，以至消瘦，个别患者消瘦非常明显。

3．进食梗阻和呕吐：进食梗阻主要为贲门癌的表现，呕吐是幽门或胃窦肿瘤造成梗阻，这种呕吐往往量大，有大量宿食。

4．呕血，黑便，贫血：约 30% 的胃癌患者有上消化道出血的表现。一般出血量小，多数可以自行停止出血，但多表现反复出血。长期出血可以造成贫血。大量出血表现为呕血，有时需急诊手术止血。黑便是胃出血的特殊表现，呈柏油样。

（二）胃癌的体征

早期胃癌多无明显的体征，大多数体征是晚期胃癌的表现。

1. 上腹部压痛：压痛往往较弥散，定位不明确，少数病人压痛明显，并伴有肌紧张，肌卫，反跳痛。

2. 淋巴结肿大：主要是转移性淋巴结肿大。常见的是锁骨上淋巴结转移，少数有左腋下淋巴结转移。

3. 腹水、盆底种植转移：由于肿瘤的腹腔内播散，造成腹水以及盆底种植结节。通过腹水检查可以查出癌细胞；通过肛指检查可以查出盆底的种植转移结节。

4. 梗阻、黄疸：由于胃窦或幽门部肿瘤可使胃腔变小致幽门梗阻，胃癌腹腔播散可以造成肠道粘连形成消化道梗阻；肝门的淋巴结肿大和广泛的肝转移可以造成黄疸。

5. 贫血貌，消瘦，恶病质：均是晚期肿瘤的表现，在胃癌中非常常见。

（三）胃癌的副瘤综合征

胃癌在临床上经常有副瘤综合征的表现，常见的有：黑棘皮病、掌棘皮病、圆形糠疹、鲜红皮肤乳头状瘤、皮肌炎、多发性肌炎，低血糖和高血糖等。

二、检查方法

（一）X 线检查

X 线检查是胃癌主要的检查方法，X 线钡剂检查在胃癌的定性检查中具有重要意义，其定位诊断价值超过纤维胃镜，是临床上常用的诊断方法。它的主要缺点是对小于 1cm 的病灶容易漏诊，对早期浅表性肿瘤诊断困难。

胃癌的 X 线检查主要是通过对胃黏膜的形态、胃充盈的形态、胃壁的柔软度和蠕动进行诊断，有两种方法：传统的黏膜法、充盈法、挤压法和低张 X 线双重气钡对比检查。前者对于较大的病灶诊断价值较高，但易漏诊较小的病灶，一般诊断正确率在 90% 左右。低张 X 线双重气钡检查对较小的病变诊断有较大价值，可以发现小于 1cm 的肿瘤，但年老体弱者不易耐受。

1．早期胃癌的 X 线表现

一般将其分为三型：

（1）隆起型（Ⅰ型）肿瘤呈圆形或椭圆形向腔内凸起，形成充盈缺损，多不大，加压检查时容易发现。

（2）浅表型（Ⅱ型）肿瘤呈轻微的隆起或凹陷，表现为不规则的轻微隆起和凹陷、黏膜中断、纠集。检查时最好使用加压，或双重气钡检查。

（3）溃疡型（Ⅲ型）肿瘤呈浅溃疡改变，表现为大小不等的不规则凹陷，边缘呈锯齿状。

2．进展期胃癌的 X 线表现

（1）增生型肿瘤呈巨块状、向胃腔内生长为主。X 线表现为充盈缺损、多不规则、病灶边缘多清楚、胃壁僵硬且蠕动差。

（2）浸润型肿瘤沿胃壁浸润性生长。X 线表现为黏膜破坏、紊乱、蠕动消失、胃腔狭窄，严重者呈“皮革胃”改变。

（3）溃疡型肿瘤向胃壁生长，形成局部增厚，中心坏死，形成溃疡。表现为不规则龛影，周围有环堤、边缘不正、常见指压征。

（4）混合型肿瘤具有上述多种改变。X 线亦具有以上三型的各种表现。

3．胃癌与胃良性溃疡的 X 线鉴别诊断

胃良性溃疡是常见疾病，它的 X 线表现明显不同于胃癌，其鉴别诊断重点见表 7-2-1。

表 7-2-1　胃癌与胃良性溃疡的 X 线鉴别诊断

项目	良性溃疡	恶性溃疡
龛影大小	多较小	多较大（>2.5cm）
龛影形态	圆或椭圆	多不规则
龛影位置	胃轮廓外	胃轮廓内
溃疡边缘	整齐	不整齐
溃疡底部	多光滑	多凹凸不平
溃疡周围黏膜	粗细一致、柔软有 Hampton 线	结节增厚不规则中断
溃疡周围胃壁蠕动	正常	无 Hampton 线

（二）CT 检查

CT 检查是一种常用的胃癌检查方法，对于胃癌的胃内肿瘤的定位、范围的确定、浸润深度、周围器官的侵犯、淋巴结的转移有极大的临床价值；在肿瘤的定性诊断和鉴别诊断方面亦有一定意义。特别在术前帮助判断肿瘤能否切除有肯定价值。

胃癌的 CT 检查主要通过对胃壁厚度、肿瘤的浸润深度、周围器官的侵犯、淋巴结的肿大、腹腔其他脏器的改变来诊断胃癌。

正常的胃壁厚度为 5mm 以下，在肿瘤情况下，局部胃壁增厚、肿块、伴不规则改变、局部强化。通常 Borrmann Ⅰ型表现为胃壁的局部肿块；Borrmann Ⅱ型和Ⅲ型表现为肿块和溃疡；Borrmann Ⅳ型表现为弥漫的胃壁增厚。

肿瘤向周围的侵犯主要表现是肿瘤与邻近器官间的脂肪层的消失，肿瘤与相关器官融合成块等，需结合其他改变综合分析。

胃周围淋巴结的正常大小有不同报道，直径从 8 ~ 15mm。对于直径小于 10mm 的淋巴结很难确定是否转移。如淋巴结较大、呈圆或椭圆形、有融合多为转移性淋巴结。

在胃的 CT 检查上腹部检查中，可同时观察肝、腹膜等的转移。

胃淋巴瘤是胃的恶性肿瘤之一，近年发病增加很快。临床上术前诊断比较困难，主要表现为胃壁的弥漫性增厚及胃周的淋巴结肿大。

（三）胃镜检查

胃镜经历多年的发展，从硬管、半可屈式、纤维胃镜，直到现今广泛使用的电子胃镜、超声胃镜。胃镜的发明和发展对胃黏膜病变和胃癌的诊断，特别是早期诊断具有极大的意义。胃镜的定性价值极大，但定位价值欠佳，而 X 线钡剂检查定位诊断非常可靠，两者结合方可获得准确的定性和定位诊断。

1．早期胃癌的表现

（1）表浅型：病变与周围黏膜等高，无明显的隆起或凹陷，主要表现为黏膜的充血、糜烂，范围往往较小，肉眼诊断较困难。此型与胃黏膜炎性病变较难鉴别，多需病理检查确定。

（2）隆起型：病变呈颗粒状、息肉状、乳头状隆起，黏膜可呈苍白或充血糜烂样，与周围边界不清，如病变较大、广基常为恶性改变。此型与黏膜下病变如：间质来源的肿瘤、黏膜病变如良性息肉等需做鉴别。

（3）凹陷型：病变呈糜烂、溃疡凹陷状，与周围界限多较清楚，溃疡内黏膜可呈高低不平、附有污秽、出血等，周围黏膜可呈纠集、增粗、中断等。此型与良性溃疡需做区别。

2．进展期胃癌的表现

进展期胃癌肿瘤较大，表现类型同早期胃癌，但较大的肿块、溃疡临床上诊断多不困难。特别值得注意的是；弥漫浸润型（皮革胃）胃癌有时胃黏膜完好，仅可发现胃壁较硬，蠕动不明显，易于造成误诊。可结合 X 线检查帮助诊断。

（四）细胞和病理学检查

1．脱落细胞学检查

胃脱落细胞学检查是一种简单、有效的定性检查方法。但是由于脱落细胞较少，细胞形态变化大，诊断较困难，需有丰富临床经验。

胃的脱落细胞获得有下列途径：线网气囊法、加压冲洗法、胃镜刷片法。一般胃脱落细胞检查的阳性率约 92% 以上，早期胃癌的阳性率约 75%。由于脱落细胞的检查有一定的漏误诊率，在临床上多以病理活检检查确诊。

2．胃黏膜活组织检查

胃的黏膜活检主要通过胃镜检查时进行。由于活检的组织小、组织挤压变形明显诊断较大病理困难。

胃组织的活检是需要注意以下几点；活检要多取几个部位；取病灶的边缘区，不取坏死区；多处病灶活检的标本要分别放置，标记。

胃组织活检的诊断正确率较高，误诊主要由于没活检到肿瘤组织，有时由于胃活检所取组织较小，有时无法鉴别诊断。

三、胃癌诊断应注意的几个问题

胃癌的诊断由于其症状的不典型性、检查方法的局限性经常容易造成误诊。为了早期正确的做好诊断，需要注意下列几点：

1．早期胃癌没有症状，或症状轻微、时隐时现，不要轻易放弃对此类病人的检查，最好是胃镜检查。日本的经验证明：胃镜的普查和有症状患者的全面检查是早期胃癌发现的主要方法。

2. 胃镜是胃癌的最好检查方法，其主要优点是：能够发现较小的病变、进行病理活检，定性价值肯定，早期胃癌的发现率较高。而X线检查容易漏诊较小的病变，定性诊断低于胃镜检查，但肿瘤定位肯定。在小病变时，两者结合使用在术前诊断上相辅相成，对于选定切口，设计切除范围有重要临床价值。

3. 在解读经胃镜病理活检的报告时，需注意：病理报告为非癌性病变时，不能排除恶性可能；病理报告为恶性时，病变为恶性。

4. 胃镜检查的小病灶如未能证实为恶性肿瘤，可行正规抗溃疡治疗后复查。临床上可见到如下的病例：溃疡经正规抗溃疡治疗后溃疡可以愈合，但随后症状再次出现，最终证实为胃癌。因此愈合后的溃疡最好应在1 ~ 3月内复查，如有症状需短期内复查。对于中年以上的患者更应重视。

第三节　胃癌的治疗

虽然肿瘤的治疗已经取得了很大的发展，如胃癌的手术率、手术切除率、治愈性切除率、五年生存率取得了很大的改善。虽然胃癌的化疗和放射治疗取得了一定的进步，但外科手术仍然是胃癌的主要治疗方法。目前国内早期胃癌的五年生存率在89% ~ 95%；进展期胃癌的治愈性手术后五年生存率为37% ~ 53%；总的胃癌五年生存率为20% ~ 30%。

一、治疗原则

应当采取综合治疗的原则，即根据肿瘤病理学类型及临床分期，结合患者一般状况和器官功能状态，采取多学科综合治疗（multidisciplinaryteam，MDT）模式，有计划、合理地应用手术、化疗、放疗和生物靶向等治疗手段，达到根治或最大幅度地控制肿瘤，延长患者生存期，改善生活质量的目的。

1. 早期胃癌且无淋巴结转移证据，可根据肿瘤侵犯深度，考虑内镜下治疗或手术治疗，术后无须辅助放疗或化疗。

2. 局部进展期胃癌或伴有淋巴结转移的早期胃癌，应当采取以手术为主的综合治疗。根据肿瘤侵犯深度及是否伴有淋巴结转移，可考虑直接行根治性手术或术前先行新辅助化疗，再考虑根治性手术。成功实施根治性手术的局部进展期胃癌，需根据术后病理分期决定辅助治疗方案（辅助化疗，必要时考虑辅助化放疗）。

3. 复发/转移性胃癌应当采取以药物治疗为主的综合治疗手段，在恰当的时机给予姑息性手术、放射治疗、介入治疗、射频治疗等局部治疗，同时也应当积极给予止痛、支架置入、营养支持等最佳支持治疗。

二、手术治疗

胃癌的外科治疗有 100 多年的历史，从开始的胃大部切除到全胃、贲门的切除；从简单的胃大部切除到根治性切除；从一般根治术到扩大根治术；从胃切除术到联合脏器切除术，胃癌外科治疗有了长足的进步。近年的临床研究显示：单纯依靠外科技术进一步提高胃癌治愈率已经很困难，应在早期诊断和综合治疗方面做更多的工作，提高胃癌的治疗水平。

胃癌的外科治疗根据切除肿瘤的程度分为治愈性手术和姑息性手术。过去根据胃癌淋巴结清扫的站别以 R（Radical）1-4 标示。但是由于淋巴结清扫的站别并不能表示是根治性切除还是姑息性切除，近年已将 D（Dissection）代替 R。分别为 D_{1-4}。它反映的是切除的范围而不是是否根治。

目前采取的对根治的判断主要根据手术时和手术后的病理检查来估计手术的根治性。具体如下：

①根治性 A：无肿瘤残留，治愈可能性大。其要满足下列条件：T_1 或 T_2N_0 以 $D_{1、2、3、4}$ 治疗者，N_1 以 $D_{1、2、3}$ 治疗者，远近切端大于 1cm，同时 $M_0P_0H_0$。

②根治性 B：无肿瘤残余，但估计略逊于根治性 A。

③根治性 C：有明显肿瘤残留。

（一）治愈性切除

胃癌的治愈性手术是指将原发肿瘤与转移淋巴结以及受侵犯的周围组织一并切除，以达到治愈目的的手术。它强调三个方面：远近切端无肿瘤残留；清除的淋巴结站数大于转移的淋巴结站数（D>N）；临近组织器官中无肿瘤残留。肿瘤手术分为两大部分：肿瘤切除和淋巴结清扫；消化道的重建。其中肿瘤切除是主要的。

1．胃切除

胃癌的胃切除一般根据胃癌的大小与部位来决定。依据胃的切除的大小可将其分为：胃局部切除术、胃大部切除术、全胃切除术、胃合并联合脏器切除术。具体切除范围和适用病情如下：

（1）胃局部切除：对于早期肿瘤，有部分医生采用胃的局部切除，其临床价值尚待科学的研究和评估，而且早期胃癌的多原发机会达 5% ~ 8%。

（2）胃大部切除：胃大部切除是胃癌切除的主要形式。根据切除胃的部位又分为：近端胃大部切除和远端胃大部切除。胃大部切除的范围应根据肿瘤的范围来决定，可以是胃的 50% ~ 80%。胃的近端大部切除适于贲门及胃体高位肿瘤；胃的远端大部切除适于胃窦、胃角癌和远端胃体癌。

（3）全胃切除：主要用于肿瘤病变超过二个分区以上的胃癌。部分医生曾建议：对贲门癌和胃体癌也适合全胃切除。但近年多数专家认为：在保证切缘和淋巴结清扫的情况下，尽量保留部分胃，对于减少手术并发症、改善术后生活质量有重要价值。

（4）胃合并联合脏器切除：胃的联合脏器切除有三种情况：①肿瘤侵犯邻近器官，需要将受侵脏器行联合切除，如受侵的横结肠、胆囊、肝脏、胰腺等。②胃癌合并临近脏器孤立或少数转移灶，可将原发灶及转移灶分别切除，如合并的肝转移。③胃癌产生的有较大机会脏器周围淋巴结转移时，需进行将受累的脏器一并切除，如胃体癌和贲门癌的合并胰体尾、脾脏的切除。此种联合切除有较高的手术并发症生存情况未见明显改善，因此，目前仅用于肿瘤侵犯胰体尾或脾门淋巴结有明显转移的患者。

2．手术切缘

胃癌的手术切缘是胃癌手术的很重要部分。保证手术切缘阴性是根治性手术的标准之一。

胃癌的切缘与肿瘤的浸润距离有关，不同的肿瘤大小、肿瘤类型、肿瘤生长方式的浸润距离是不同的。这里的浸润是包括：肿瘤的沿组织间隙的扩散、肿瘤侵犯胃壁的血管、淋巴管、神经。多数研究显示：中高分化腺癌、内生为主、局限性肿瘤一般不超过 3cm；低分化、未分化、黏液腺癌、印戒细胞癌、溃疡型、浸润性生长者，浸润距离较长，可达到 3 ~ 5cm。因此临床上对第一种情况，需要选择 3 ~ 4cm 切缘；对第二种情况采用 5 ~ 6cm 切缘。

在手术过程中，避免切缘阳性主要直接观察和冰冻病理检查。标本切下后，应及时检查标本看切缘是否满意，如肿瘤边缘清楚且距离超过 2cm 以上即可；如肿瘤边界不清楚、距正常组织边缘小于 2cm，应进行术中冰冻病理检查，确定切缘是否阳性。

3．淋巴结清扫

（1）胃淋巴结的分组：胃的周围淋巴结共分为 20 组。它们分别是：①贲门右淋巴结；②贲门左淋巴结；③胃小弯淋巴结；④胃大弯淋巴结；⑤幽门上淋巴结；⑥幽门下淋巴结；⑦胃左动脉干淋巴结；⑧肝总动脉干淋巴结；⑨腹腔动脉周围淋巴结；⑩脾门淋巴结；⑪脾动脉干淋巴结；⑫肝十二指肠韧带内淋巴结；⑬胰后淋巴结；⑭肠系膜根部淋巴结；⑮结肠中动脉周围淋巴结；⑯腹主动脉周围淋巴结；⑰胰前淋巴结；⑱胰下淋巴结；⑲膈肌下淋巴结；⑳食管裂孔淋巴结。

（2）胃淋巴结的分站：胃周围的 20 组淋巴结临床上又被分为四站，习惯上用 N1、N2、N3、N4 表示。胃不同部位的淋巴结分站是不同的，详见表 7-3-1。

表 7-3-1　不同部位胃癌的淋巴结分站

站别	胃窦部	胃体部	贲门部	全胃
第一站	3*、4、5、6	1、3、4、5、6	1、2、3、4	1、2、3、4、5、6
第二站	1、7、8、9	2、7、8、9、10、11	5、6、7、8、9、10、11	7、8、9、10、11
第三站	2、10、11、12、13	12、13、	12、13、	12、13
第四站	14、15、19、20	14、15、19、20	14、15、	15、16、19

* 淋巴结的分组

（3）胃癌的淋巴结转移：文献报道早期胃癌的淋巴结转移为 3.3% ~ 34%，国内报道的多在 10% 左右；不同类型的进展期胃癌淋巴结转移在 48% ～ 81% 之间，其中第一站淋巴结转移占 74% ～ 88%，约 10% ～ 20% 患者有第二站以上的淋巴结转移。

（4）胃癌手术的淋巴结清扫：胃癌手术的切除根据淋巴结清扫的站数分为 D1、D2、D3、D4，其分别清扫第一、二、三、四站淋巴结。一般根治术的要求是清扫范围超过淋巴结转移范围一站，即肿瘤有第二站转移，手术清扫到第三站淋巴结。在临床上，有时根据肿瘤和机体的情况，在手术中进行选择性扩大或缩小原有大清扫范围称之为改良根治术，如在 D2 的基础上扩大清扫数组淋巴结，称为扩大 D2。

（5）不同分期胃癌的淋巴结清扫：不同分期的胃癌的淋巴结转移的概率和转移的站数是不同的。临床上应根据肿瘤的大小、浸润深度、淋巴结的情况和转移的站数，选择胃癌的清扫范围。目前多数临床医生认为：Ⅰ期的胃癌，因为没有淋巴转移，采用 D1、D2、D3 清扫的结果相同。由于在临床上无法判断分期，故多采用 D2；Ⅱ期的胃癌淋巴结转移至第一站，建议采用 D2 清扫术；对于Ⅲ期的胃癌，其淋巴结转移至第二站淋巴结，理论上应清扫第三站淋巴结，但临床上多采用扩大的 D2 清扫来代替 D3 手术。TNM Ⅳ期的胃癌手术是姑息性手术，应根据患者的综合情况决定手术方式。

4．早期胃癌的手术治疗

（1）早期胃癌的手术治疗

早期胃癌有它的病理学和生物学方面的特点，因此其手术也有它的特别注意点。

①早期胃癌病灶较小，手术中有时无法查出，造成手术困难。这要求医生在术前通过胃镜和胃钡剂检查仔细定位。手术中寻找病灶有两种方法：术中切开胃壁和术中胃镜。

②早期胃癌的淋巴结转移率为 3.3% ～ 33.4%，部分有第二站淋巴结转移，因此一般宜进行改良 D2 切除或扩大 D1 切除。

③早期胃癌的边界不易确定，同时多原发可达到 5% ～ 8%，术中宜在标本切下后立刻检查，避免形成切缘阳性。

（2）胃癌的局部切除

近年随着早期胃癌的检出的增多，许多学者探讨缩小手术，进行胃癌的局部切除的探索。其方法有：经腹腔镜局部切除、经胃镜切除、经腹胃局部切除、经腹腔镜胃镜切除等。

（二）姑息性切除

胃癌在临床诊断的时候常常由于肿瘤过大、侵犯周围器官、有淋巴结和远处转移，因而不适合根治性手术，可行姑息手术治疗，姑息手术的目的在于缓解病人临床症状，提高生存质量，甚至延长病人生存期。

1. 姑息性切除是指肿瘤晚期而无法根治性切除时，尽量切除肿瘤原发灶的手术。可分为：近端胃大部切除、远端胃大部切除、全胃切除。

2. 胃空肠吻合术手术探查后，如胃远端肿瘤不能切除，临床上已有梗阻或很快将形成梗阻行胃空肠吻合是最佳选择。

三、化学治疗

胃癌的化疗有多年的历史，特别是近年来，化疗发生了很大的变化，如新药的发现、新的药物应用途径、新的联合化疗等使药物治疗的效果获得了很大的提高。从化学的途径上分为腹腔化疗和全身化疗两种。

（一）腹腔化疗

对局部晚期的胃癌，肿瘤侵犯浆膜后，可脱落种植于腹腔和脏器的浆膜面，在手术过程中可能造成肿瘤细胞脱落或血管淋巴管切断造成的腹腔游离肿瘤细胞。为处理上述情况应用的技术有下列几种：

1．腹腔直接化疗

即在手术结束前根据肿瘤侵犯浆膜或残留的情况在手术关腹前给予一次性化疗。

2．腹腔置管化疗

即手术结束时放置腹腔化疗管以备术后化疗。通常有两种导管可以置放：一般塑料管或硅胶管、颈静脉穿刺留置管。后者放置、护理、应用均较方便目前常用。腹腔置管化疗一般不宜超过一月，因长期置留可以造成腹腔感染。

3．腹腔泵化疗

手术结束时，留置腹腔泵以备术后化疗。

4．持续腹腔热灌注化疗

持续性腹腔热灌注化疗（continous hyperthermic peritoneal perfusion，CHPP）是近 10 年出现的新方法。CHPP 治疗常用化疗药物有：丝裂霉素（MMC）和顺铂（DDP），或两者相加。CHPP 的加热温度为：输入温度 44 ~ 52℃，输出温度 42 ~ 52℃，腹腔内温度为 42 ~ 43℃。持续加热时间为 60 ~ 96 分钟。文献报道 CHPP 具有明显的临床价值。有控制腹水、减少局部复发、延长生命的作用。CHPP 的主要副作用有：骨髓抑制、急性肾功能衰竭、少数有肝功能损害，一般于 CHPP 结束后二周恢复。

5．腹腔化疗的常用药物

5- 氟尿嘧啶 1 000 ~ 1 500mg/ 次；DDP 40 ~ 60mg/ 次；MMC 8 ~ 12mg/ 次，卡铂 300 ~ 400mg/ 次，单用或两种药物联合应用。腹腔化疗的液体量为 1 000 ~ 2 000ml/ 次，液体量小于 1 000ml/ 次，容易造成药物性腹膜炎，形成粘连、导管堵塞等，同时对药物弥散也有影响。

（二）全身化疗

全身化疗分为：①术前的新辅助化疗，其目的是通过化疗缩小肿瘤，增加手术切除率、减少肿瘤的播散。②获得根治性切除后的辅助化疗，化疗的目的是杀灭超出术野的、腹腔种植的、肝脏转移的少量肿瘤细胞，以减少复发和转移，延长生存时间。③对肿瘤姑息性切除或未能切除肿瘤的化学治疗称为姑息性化疗，化疗的目的是杀灭或抑制肿瘤、减轻病人痛苦、延长生存期。

1．适应证

（1）早期胃癌在根治性术后一般不必术后化疗，但如果肿瘤范围较大、恶性程度较高、侵犯血管和淋巴管也应化疗。

（2）进展期的胃癌根治性术后需辅助化疗，文献报道可以提高5年生存率20%左右。

（3）晚期的胃癌（包括姑息性切除后和未能切除的胃癌）需要姑息性化疗，姑息性化疗有效率30% ~ 50%，持续时间6 ~ 9个月。

（4）对中晚期胃癌可以行术前的新辅助化疗（包括介入化疗），以增加切除率，减少播散。

2．胃癌化疗的常用药物及疗效

胃癌的常用化疗及疗效见表7-3-3。

表7-3-3 胃癌的单药疗效

药物名称	例数	有效率（%）
5FU（推注）	392	21
5FU（持续灌注）	13	31
MMC	211	30
ADM	68	25
CDDP	36	22
Taxotere	26	23
Irinotecan	60	23
FT207（口服）	19	26
UFT（口服）	188	27
HCFU（口服）	65	18

5-Fu：5-氟尿嘧啶；MMC：丝裂霉素；ADM：阿霉素；AT1258；DDP：顺铂；Taxotere：紫杉特尔；Irinotecan：依莲诺特肯；FT207：替加氟；UFT：复方呋喃氟尿嘧啶；HCFU：卡莫氟

四、放射治疗

放射治疗在胃癌的应用较少，但术中放疗仍有人使用。

1．适应证

胃癌放疗或放化疗的主要目的包括施行术前或术后辅助治疗、姑息治疗和改善生活质量。术后放化疗的适应证主要针对T_{3-4}或N^+（淋巴结阳性）的胃癌；术前放化疗的适应证主要针对不可手术切除的局部晚期或进展期胃癌；姑息性放疗的适应证为肿瘤局部区域复发和/或远处转移。

（1）胃癌根治术后（R_0），病理分期为 T_{3-4} 或淋巴结阳性（$T_{3-4}N^+M_0$）者，如未行标准 D2 手术，且未行术前放化疗者，建议术后同步放化疗；

（2）局部晚期不可手术切除的胃癌（$T_4N_xM_0$），可以考虑术前同步放化疗，治疗后重新评估，争取行根治性手术；

（3）胃癌非根治性切除，有肿瘤残存患者（R_1 或 R_2 切除），建议行术后同步放化疗；

（4）局部区域复发的胃癌，建议放疗或放化疗；

（5）病变范围相对局限、骨转移引起的疼痛和脑转移等转移性胃癌，考虑肿瘤转移灶或原发病灶的姑息减症放疗。

2．放射治疗技术

（1）照射技术

根据医院具有的放疗设备选择不同的放射治疗技术，如常规放疗、三维适形放疗、调强放疗、图像引导放疗等。建议使用三维适形放疗或调强放疗等先进技术，更好地保护周围正常组织如肝、脊髓、肾脏和肠道的照射剂量，降低正常组织毒副作用，提高放疗耐受性。

①模拟定位：推荐 CT 模拟定位。如无 CT 模拟定位，必须行常规模拟定位。体位固定，仰卧位。定位前 3 小时避免多食，口服对比剂或静脉应用造影有助于 CT 定位和靶区勾画；

②建议三野及以上的多野照射；

③如果调强放疗，必须进行计划验证；

④局部加量可采用术中放疗或外照射技术；

⑤放射性粒子植入治疗不推荐常规应用。

（2）靶区定义

胃癌根治术后照射靶区包括原发肿瘤高危复发区域和高危区域淋巴结区照射。

①原发肿瘤高危复发区域：包括吻合口和邻近受侵器官或部位；

②高危区域淋巴结区：根据原发肿瘤部位、肿瘤侵犯深度和淋巴结转移情况决定；

③邻近器官：胰腺或部分胰腺区等。

（3）正常组织限制剂量

对正常组织进行剂量限制：60% 肝 <30Gy，2/3 单肾 <20Gy，脊髓 <45Gy，1/3 心脏 <50Gy，尽量减少肠道和十二指肠照射剂量。

（4）照射剂量

三维适形照射和调强放疗应用体积剂量定义方式，常规照射应用等中心点剂量定义模式。

①根治术后原发肿瘤高危复发区域和区域淋巴引流区照射剂量，推荐 DT 45 ～ 50.4Gy，每次 1.8Gy，共 25 ～ 28 次；

②有肿瘤和 / 或残留者，大野照射后局部缩野加量照射 DT 5 ～ 10Gy。

3．同步放化疗的化疗方案。

宜采用以 5- 氟尿嘧啶（5-FU）或卡培他滨为基础方案的同步化放疗。

第八章　大肠癌

第一节　概　述

大肠癌是常见的恶性肿瘤，包括结肠癌和直肠癌。大肠癌的发病率从高到低依次为直肠、乙状结肠、盲肠、升结肠、降结肠及横结肠，近年有向近端（右半结肠）发展的趋势。其发病与生活方式、遗传、大肠腺瘤等关系密切。发病年龄趋老年化，男女之比为1.65：1。随着经济的发展、生活水平的提高和生活方式的改变，大肠癌的发病率也随之上升。在发病率上升的同时，发病年龄趋向老龄化，发病部位趋向近侧结肠。为此，诊断和治疗的对策应有相应的变化。

一、病理学

（一）大体分型

1．早期大肠癌

（1）早期大肠癌的概念

癌肿限于大肠黏膜层及黏膜下层者称早期大肠癌。早期大肠癌一般无淋巴结转移，但其中癌肿浸润至黏膜下层者，有5%～10%的病例出现局部淋巴结转移。确定早期大肠癌，必须将肿瘤病灶全部制取切片观察，确认癌肿未超越黏膜下层。

（2）早期大肠癌的肉眼分型

①息肉隆起型（Ⅰ型）：根据肿瘤蒂的形态，也可进一步分为有蒂型（Ⅰp）、广基型（Ⅰs）两个亚型。息肉隆起型在组织学上多为黏膜内癌。②扁平隆起型（Ⅱ型）：此型多为黏膜下层癌。③扁平隆起伴溃疡型（Ⅲ型）：此型均为黏膜下层癌。

（3）早期大肠癌的组织学分型

早期大肠癌的组织学类型与进展型大肠癌相同，但通常多为管状腺癌或乳头状腺癌。早期大肠癌根据癌组织生长及浸润的范围，又可进一步分为原位癌、黏膜内癌及黏膜下层癌。

2．进展期大肠癌的大体类型

（1）隆起型

凡肿瘤的主体向肠腔内突出者，均属本型。肿瘤呈结节状、息肉状或菜花状隆起，有蒂或为广基。切面：肿瘤与周围组织境界常较清楚，浸润较为浅表局限。若肿瘤表面坏死，形成浅表溃疡，形如盘状者，称盘状型。其特点为：肿瘤向肠腔作盘状隆起，边界清楚，广基，表面有浅表溃疡，其底部一般高于周围肠黏膜。切面：肿瘤边界多较清楚，局部肠壁肌层虽可见肿瘤浸润，但肌层结构仍可辨认。

（2）溃疡型

肿瘤形成较深（深达或超出肌层）之溃疡者均属此型。根据溃疡之外形及生长情况，它又可分为两类亚型：①局限溃疡型：肿瘤外观似火山口状，溃疡边缘肿瘤组织呈围堤状明显隆起于黏膜面。溃疡中央坏死，形成不规则形深溃疡。切面可见肿瘤底部向肠壁深层浸润，但边界尚清楚。②浸润溃疡型：肿瘤主要向肠壁深层浸润生长，中央形成溃疡。溃疡口边缘多无围堤状隆起之肿物组织，而系正常肠黏膜覆盖之肿瘤组织。切面：肿瘤浸润至肠壁深层，边界不清楚。

（3）浸润型

肿瘤向肠壁各层弥漫浸润，使局部肠壁增厚，但表面常无明显溃疡或隆起。肿瘤可累及肠管全周，常伴纤维组织异常增生，有时致肠管周径明显缩小，形成环状狭窄，此时局部浆膜面可见到因纤维组织牵引而形成之缩窄环。

（4）胶样型

肿瘤外形不一，或隆起，或伴有溃疡形成，但外观及切面均呈半透明胶冻状。

（二）组织学分型

1．乳头状腺癌

乳头状腺癌预后较好，故从一般腺癌中划分出来。

2．管状腺癌

根据其分化程度分为 3 级：①高分化腺癌；②中分化腺癌；③低分化腺癌。

3．黏液腺癌

根据其形态又可分为两种亚型：一种表现为大片“黏液湖”形成，其中漂浮小堆癌细胞；另一种表现为囊腺状结构，囊内充满黏液，囊壁衬覆分化较好的黏液柱状上皮。后者可伴有高分化腺癌或乳头状腺癌。

4．印戒细胞癌

肿瘤由弥漫成片的印戒细胞构成，不形成腺管状结构。

5．腺鳞癌

腺癌与鳞癌见于同一肿瘤内，两种成分混杂相间并可见移行过渡。如腺癌内仅见小灶性鳞癌分化，则仍属腺癌。

6．鳞状细胞癌

肿瘤全部或绝大部分由鳞状细胞组成。

7．未分化癌

诊断此型癌肿应作黏液染色及神经内分泌细胞免疫组化标记，排除低分化腺癌及神经内分泌肿瘤。

8．神经内分泌肿瘤

目前倾向于根据神经内分泌肿瘤的分化程度分为下述几种亚型：①类癌；③腺类癌（又称黏液腺癌）；④小细胞神经内分泌癌（又称小细胞癌）是低分化的神经内分泌癌；⑤混合性腺癌 - 类癌：同一肿瘤内可见到明确的腺癌和上述任一类型的神经内分泌肿瘤成分。

二、分期

有传统的 Dukes 分期和国际 TNM 分期。

（一）Dukes 分期

Dukes 分期：此分期由著名的大肠癌专家 Dukes 创立。该分期经改良后，以肿瘤浸润最大深度和有无远处转移为依据，将大肠癌分为 A、B、C、D 四期。该分期方法简便，易于掌握，一直沿用多年，至今仍被广泛采用（表 8-1-1）。

表 8-1-1　大肠癌的 Dukes 分期

A 期	肿瘤限于肠壁内
B 期	肿瘤已侵及肠壁外
C 期	无论肿瘤侵及哪一层，只要伴有淋巴结转移即为 C 期 C1 期：无高位淋巴结转移；C2 期：有高位淋巴结转移
D 期	有远处转移者为 D 期

（二）国际 TNM 分期

国际抗癌联盟（UICC）恶性肿瘤 TNM 分期（1997 年）和美国癌症协会（AJCC）（1998 年）对大肠癌的 TNM 分期见表 8-1-2。

表 8-1-2　大肠癌的 UICC 和 AJCC 分期

T（原发灶）	
T_x	原发灶情况无法评估
T_0	无原发肿瘤证据
T_{is}	原位癌：上皮内癌或黏膜内癌未穿透黏膜肌层而达黏膜下层
T_1	癌侵达黏膜下层
T_2	癌侵达肠壁固有肌层

续 表

T（原发灶）	
T_3	癌已侵透固有肌层达浆膜下，或原发灶位于无浆膜层的结肠、直肠时，癌已侵达结肠旁或直肠旁组织
T_4	癌已穿透腹膜或直接侵入其他器官（穿透浆膜后累及其他段大肠时也为 T_4，例如盲肠侵及乙状结肠时）
N（区域淋巴结）（注 1）	
N_x	区域淋巴结无法评估
N_0	区域淋巴结无转移
N_1	1 ~ 3 只区域淋巴结转移
N_2	≥4 只区域淋巴结转移
M（远处转移）（注 2）	
M_x	无法评估有无远处转移
M_0	无远处转移
M_1	有远处转移
分期	
0 期	$TisN_0M_0$
I 期	$T_{1-2}N_0M_0$
Ⅱ期	$T_{3-4}N_0M_0$
Ⅲ期	任何 T，$N_{1-2}M_0$
Ⅳ期	任何 T，任何 N，M_1

注 1：直肠旁或结肠旁淋巴结脂肪组织中有直径 > 3mm 的癌结节，但组织学检查未见其中有淋巴结结构残留时，作淋巴结转移分类。但如此癌结节 ≤ 3mm 时，则作为原发灶非连续性的蔓延分类，属 T_3。）

注 2：0 期与Ⅰ期相当于 Dukes’ A；Ⅱ期相当于 Dukes’ B，其中 $T_3N_0M_0$ 预后较好，而 $T_4N_0M_0$ 预后较差；Ⅲ期相当于 Dukes’ C，其中 N_1 预后较 N_2 为好。）

第二节　大肠癌的诊断

一、症状和体征

（一）肿瘤出血引起的症状

肿瘤表面与正常黏膜不同，在与大便摩擦后甚易出血。低位大肠中大便干硬，故便血最常见，直肠癌病人中 90% 有便血，左半结肠癌病人中 75% 有便血。但右半结肠中大便尚处于半流体状，故右半结肠癌出血量相对较少，又加混于大便中后色泽改变，因此不易为病人察觉，只在出血量较多时始可见大便呈棕红色。右半结肠癌病人中有这种肉眼可见的便血者约占 36%。当长期失血超过机体造血的代偿功能时，病人即可出现贫血。左、右半结肠癌病人分别有 38% 及 58.8% 血红蛋白低于 100g/L，最低者甚至在 30g/L 以下。Ⅰ、Ⅱ期结肠癌病人中分别有 35% 及 50% 血红蛋白低于 100g/L。故贫血并非一定属晚期表现。但如果右半结肠癌病人除贫血以外，还伴有乏力、体重明显下降时，常表明已有转移发生。近年来一些研究结果支持大肠癌病人如有便血症状其预后往往较无便血者为好。可能与有便血症状者往往较早就诊，早期病人较多。也可能有便血者的癌常呈外生型，而呈浸润型发展的癌产生便血较少，故此型预后较差。

（二）肿瘤阻塞引起的症状

肿瘤长至相当体积或浸润肠壁引起肠管狭窄时，肠腔变小，肠内容通过受阻。此时可出现肠鸣、腹痛、腹胀、便秘、大便困难等症状。病灶位于直肠时，可出现大便变形、变细，大便费力不易一次排净，大便次数增加或里急后重的感觉。情况进一步发展时即可出现部分性甚至完全性梗阻。左半结肠肠中内容比右半结肠中干稠，故阻塞症状往往较常见，发生肠梗阻的机会比右半结肠癌多 1 倍左右。有 2% ~ 16% 的大肠癌病人在发生完全性肠梗阻时始发现为本病。有时印戒细胞癌等高恶性癌浸润肠管整周的肠壁肌层，肌层破坏失却蠕动能力，此时虽肠腔尚未为肿瘤堵塞，但由于肿瘤段肠管失去蠕动能力而“麻痹”，临床也可出现梗阻症状。大肠癌引起肠梗阻时预后将明显受影响。有报道表明，有梗阻者 5 年生存率为 31%，而无梗阻者可达 72%。完全性肠梗阻时，肿瘤近侧扩张的结肠或盲肠处可发生穿孔。在急诊手术的大肠癌病人中约 3/4 为肠梗阻，1/4 为穿孔，穿孔中约 75% 于肿瘤所在的肠壁，约 25% 发生于肿瘤近侧的结肠或盲肠。

（三）其他原发灶引起的症状

绒毛状腺瘤常分泌较多的黏液，由其演变而来的大肠癌，常有大便黏液的症状。结肠癌病人在确定诊断时已有腹块可触及者可占 20% ~ 30%。但结肠癌的生物学恶性行为一般比胃癌、胰腺癌等低，因此往往可长至相当体积而尚未远处转移。在可触及腹块的结肠癌病人中，64% 手术发现还可作根除性切除，20% 的病人肿瘤还未穿透肠壁而属第 I 期病例。癌灶呈深溃疡穿透肠壁时可发生穿孔。其中一半穿孔入腹膜腔造成腹膜炎，其余的则局部形成脓肿或蜂窝织炎。有穿孔的病人预后差，癌细胞散播种植，日后局部复发多见，死于癌的危险性为无穿孔者的 3.4 倍。

（四）肿瘤外侵、转移引起的临床表现

1．局部浸润引起的症状

直肠癌扩散出肠壁在盆腔内有较广泛浸润时（或手术后盆腔内复发时），可引起腰、骶部酸痛、胀坠感。当肿瘤浸润或压迫坐骨神经或闭孔神经根（腰骶丛）时还可出现坐骨神经痛或闭孔神经痛。肿瘤向前侵及阴道及膀胱黏膜时可出现阴道流血或血尿等。结肠癌

如侵及与之接触、粘连的小肠形成内瘘时可出现餐后腹泻，排出尚未全消化食物的症状。肿瘤累及输尿管时可出现肾盂积水，如双侧输尿管受累时则可引起尿闭、尿毒症，为直肠癌术后盆腔复发而致死亡的常见原因。

2．血道播散引起的症状

大肠癌发生血道转移的情况常见，其中以肝转移为最常见。有 8% ~ 25% 的病人在确定诊断时已有肝转移。大肠癌手术切除后的病人在随访中有 20% ~ 30% 发生肝转移。偶尔大肠癌病人原发灶症状不明显，却以血道转移如肝转移、骨转移等为首见临床症状。直肠癌病人术后 5 年内约有 15% 发生血道转移，最常见的部位为肝、肺、骨，分别占 37%、35%、19%。女性病人中 4% ~ 8% 可发生卵巢转移。偶尔结肠癌原发灶症状隐而不显，首先表现为“卵巢肿瘤”而行妇科手术，术后病理报告为“转移性卵巢癌”，而后始查出结肠癌。

3．种植播散引起的临床表现

癌侵及浆膜层时癌细胞可脱落进入游离腹膜腔，种植于腹膜面。膀胱—直肠凹，或子宫—直肠凹为腹膜腔最低的部位，癌细胞易集积种植于此。直肠指检（或阴道—直肠指检）可触及该处有种植结节。当腹膜面广泛种植播散时可出现腹水或种植灶浸润压迫肠管而致的肠梗阻。有时癌细胞随肠腔中的大便下行而种植于肛瘘或误将直肠癌诊断为“痔出血”而作痔切除的手术创面上，并形成种植性转移灶。

4．淋巴道转移的临床症状

左锁骨上淋巴结转移为晚期表现。结、直肠癌发生髂血管旁淋巴结转移时，淋巴可逆流至腹股沟而发生腹股沟淋巴结转移，亦属晚期表现。但肛管癌腹股沟淋巴结转移时，如尚局限则仍可行腹股沟淋巴结清除而有根治之可能。当腹膜后淋巴结广泛转移，肿大的淋巴结团块压迫下腔静脉、髂静脉时可出现两侧或一侧下肢水肿、阴囊或阴唇水肿等。

二、检查方法和诊断

（一）临床检查

应进行常规体格检查，重点检查锁骨上区、腹股沟淋巴结，有无贫血、黄疸，有无腹部肿块、腹水，有无肠梗阻体征。

（二）直肠指检

直肠指检至少可扪清距肛门 7cm 以内的直肠壁情况。早期的直肠癌可表现为高出黏膜面的小息肉样病灶。指检时必须仔细触摸，避免漏诊。大的病灶均易触知，表现为大小不一的外生型肿块，也可表现为浸润状狭窄。直肠指检时触摸必须轻柔，切忌挤压以免促使癌细胞进入血流而播散。指检时应注意确定肿瘤大小、占肠壁周径的范围、有蒂抑广基、肿瘤基底下缘至肛缘的距离、肿瘤向肠外浸润状况（是否累及阴道、前列腺，是否与盆壁固定）、肿瘤的质地等。结肠癌病人也应通过直肠指检或直肠－阴道双合诊检查了解膀胱—直肠凹或子宫—直肠凹有无种植灶。

（三）乙状结肠镜检查

硬管乙状结肠镜一般可检查至距肛 25cm 处，至少可仔细观察至距肛 15cm 处，并可对所见病灶取活检标本。

（四）钡灌肠检查

一般的钡灌肠检查不易发现直径 2cm 以下的病灶，但有经验的检查医师用低张气钡造影法可发现直径 1cm 以下的结肠癌。对临床疑有低位大肠癌症状的病人应首先采用直肠指检及硬管乙状结肠镜检查，因为这两种方法对距肛 20cm 内的低位大肠癌检查较钡灌肠为可靠。对已有肠梗阻表现的大肠癌病人是否要做钡灌肠检查必须慎重，因有加重梗阻及导致梗阻部位以上结肠穿孔的可能（这种穿孔常位于盲肠）。

（五）纤维结肠镜检查

由于其直观、可采取组织标本，被视为大肠癌诊断的金标准。对于距肛 15 ~ 20cm 以上的结肠癌此为最可靠的检查方法。技术熟练的医师 90% 以上可检查至盲肠。纤维结肠镜检查不仅可以澄清钡灌肠检查有疑问病变的性质，还可以发现不少为钡灌肠所漏诊的小腺瘤与癌。Shinya 以纤维结肠镜检查发现的 425 例癌中竟有 43% 在钡灌肠检查时漏诊。Reilly 报道 92 例大肠癌病人在钡灌肠检查后再做纤维结肠镜检查，结果发现了 7 例（7.6%）为钡灌肠漏诊的另一原发癌。近年来纤维结肠镜检查在大肠肿瘤的诊断、腺瘤的摘除治疗上已显示了其无可争议的优越性。复旦大学附属肿瘤医院 10 余年来收治的结肠癌与腺瘤患者中，其诊断 90% 以上系通过纤维结肠镜检查而确诊。

（六）大便隐血检查

大肠癌患者中 50% ~ 60% 粪隐血试验阳性。粪便隐血试验系非特异性诊断方法，任何情况引起消化道出血时均可导致粪便隐血试验阳性。但作为一种简便、快速的方法，粪隐血试验可以从“健康”人群及高危人群中检出可疑大肠肿瘤的患者，为进一步精查提供高危人群，因此粪隐血试验是目前大肠肿瘤普查和筛检的最常用的方法。结肠癌表面易出血，一般的大便隐血检查方法只要消化道内有 2ml 左右的出血就可出现“阳性”。然而，肠镜检出的腺瘤中 65% ~ 75% 大便隐血呈阴性，检出的癌中 38% ~ 50% 大便隐血呈阴性。可见大便隐血阴性不能除外大肠腺瘤或癌的可能。Hardcastle 在无症状的人群中以大便隐血筛查时，有 2% 的人隐血阳性，阳性者中进一步进行肠镜等检查，其中 10% 发现患大肠癌。可见在大便隐血阳性者中大肠癌检出率颇高。因此应对大便隐血阳性者做肠镜检查。我国多数地区胃癌远比肠癌多见（约为 3 : 1），因此对大便隐血阳性者应进行胃和肠的检查。

（七）CT、磁共振、腔内 B 超

目前此 3 种检查主要用于了解直肠癌的浸润状况。CT 对局部浸润广泛的直肠癌及直肠癌术后盆腔复发的诊断有所帮助，可以直接观察是否肿瘤侵犯盆腔肌肉、膀胱、前列腺。肌肉轮廓消失或体积增大常提示肿瘤侵犯肌肉。盆骨受侵时则表现为浸润性骨质破坏。膀

胱有腔外性肿块存在时，应考虑为膀胱受浸润。磁共振在了解直肠癌浸润范围及盆腔内复发上意义与 CT 相仿。直肠腔内 B 超可较细致地显示直肠癌肠壁内、外的浸润深度，对临床研究是否需要做术前放疗等方面提供参考依据。此 3 种检查对确定直肠癌有无淋巴结转移的意义仍有限，因为它们均难发现小的淋巴结，而有癌转移的淋巴结可有 78% 其直径 ≤5mm。而它们仅能发现直径 10 ~ 15mm 以上的淋巴结。

（八）CT 虚拟肠镜技术

早期大肠癌在普通 CT 检查上缺乏特异征象，偶尔可有局限性肠壁增厚，但难于判别病变性质。中、晚期癌可见肠腔内偏心性分叶状肿块，环形或半环形肠壁增厚，肠腔狭窄，肠壁广泛僵硬等表现。当肿瘤穿透肠壁时，肠壁显得模糊不清。近年由于 CT 硬件设施和计算机技术的发展，放射学家在肠管充气后，以螺旋 CT，沿大肠轴线在不同层面上进行交叉横断扫描，再由计算机进行三维结构重建，绘出虚拟结肠图像。这种技术称为虚拟肠镜检查（virtual colonoscopy）。虚拟肠镜技术的优点是无创、快速，可评价全结肠，包括那些因肠腔狭窄传统肠镜无法通过的近侧段肠管。检查不需要任何镇静剂和对比剂，检查安全、可靠。体外观察显示，该技术可检出小至 4 ~ 5mm 的结肠病变。缺点是肠道清洁不彻底时，有可能会把粪便误为肿瘤，结肠充气不好时，肠腔不能膨胀，会误判为肠管狭窄。肠管过度充气时，气体进入小肠影响大肠的扫描结果。此外，该方法不能如传统肠镜那样显示黏膜颜色和纹理改变，也难于发现扁平病变，一旦发现可疑病变仍需进行传统肠镜检查并进行活检。

（九）癌胚抗原检查

癌胚抗原（CEA）不具有特异性诊断价值，既有假阳性又有假阴性。早期病人阳性率较低，淋巴结转移的病人中则有 50% 的 CEA 高于正常，因此不适于作早期诊断用，但对估计预后和诊断术后复发方面具一定帮助。远处转移者血清 CEA 升高远比局部复发时为多。无论首次手术前 CEA 是否升高，当术后发生复发时均有相当部分病人 CEA 可升高，有时 CEA 升高可在临床症状发生前 5 ~ 7 个月即出现。

二、大肠癌的鉴别诊断

（一）大肠癌被误诊为其他疾病

1．痢疾

本病包括细菌性痢疾和阿米巴痢疾，分别由感染痢疾杆菌和阿米巴原虫而引起的结肠炎症，根据病程长短，分为急性和慢性。典型急性细菌性痢疾的特点是：①发病急骤，发热，腹痛，腹泻，黏液血便或脓血便，伴里急后重；②左下腹压痛；③粪镜检可见成堆的白细胞和脓细胞，满视野的红细胞，亦可见巨噬细胞；④大便培养可见痢疾杆菌生长。急性阿米巴痢疾的特点是：①全身症状较轻、腹泻次数少，< 10 次 / 日。粪中常带黏液和血，为果酱样外观，恶臭；②右下腹压痛；③无或轻度里急后重；④大便可找到阿米巴滋养体。

上述二病轻者可仅有腹痛及腹泻。慢性痢疾通常病情较轻，但反复发作，发作期亦可出现典型痢疾样症状，腹痛、腹胀，或腹泻与便秘交替出现。久病者常有营养不良及贫血，多次大便镜检可找到相应病原体。肠镜检查常可见慢性炎症反应，阿米巴痢疾则可见正常肠黏膜上有散在的钮孔样溃疡，刮取其内容物可找到阿米巴滋养体。值得一提的是，少数慢性痢疾患者可转变为大肠癌。

对大便形状、大便次数、排便困难、黏液脓血便等详细问诊有助于区别结直肠癌与痢疾，大便镜检病原菌、进行钡剂灌肠 X 线检查和内镜病理活检常可以确诊。痢疾全身症状多较重，而癌肿在晚期时才有恶病质表现。阵发性腹痛伴大便次数增多及明显里急后重症以痢疾为多见。

2．痔

痔是一种常见病、多发病，是便血的重要原因之一。其突出症状为解鲜红色血便，便时或便后伴小肿物脱出于肛门之外，用手能复原是其特点。本病亦是大肠癌的主要误诊病种之一，直肠癌误诊中约占 1/3，结肠癌则相对较少，约 1/6。本病在自误者中居多，误诊的主要原因是不少患者既往有痔病史。对于 30 岁以上便血患者，应常规做直肠指诊检查，详细询问便血的性质。

3．肠炎

肠炎是消化道最常见的疾病之一，临床表现为腹泻、腹痛。慢性肠炎则常为腹泻与便秘交替发作。统计表明，约 15% ~ 20% 大肠癌的临床表现为腹泻、便秘或者二者交替发作，是大肠癌误诊为肠炎的重要原因。一般认为大肠癌只有病情发展至一定程度时可以出现腹泻或便秘，或者二者交替发作，在右半结肠癌中表现更为明显。右半结肠大多数为髓样癌，体积较大，容易出现出血、坏死、继发感染，导致胃肠功能紊乱，引起腹痛、腹泻、便秘或二者交替发作等类似肠炎症状。左半结肠则大多数为浸润性癌，肿瘤细胞向肠壁深层浸润，易累及肠管全周，使肠壁局部增厚，有时肿瘤伴纤维组织大量增生，使肠腔周径明显缩小，容易引起环形狭窄，出现慢性肠梗阻，表现为腹痛、腹胀和便秘，亦易误诊为慢性肠炎。总之，大肠癌出现肠炎症状有以下几种原因：①大肠癌本身引起肠功能紊乱；②大肠癌继发细菌感染；③大肠癌致慢性肠梗阻；④慢性肠病如溃疡性结肠炎、血吸虫病等基础上诱发癌变。

4．外科急腹症

常见者包括急性阑尾炎、阑尾周围脓肿、肠梗阻、肠扭转等。在临床上，大肠恶性肿瘤伴发急性阑尾炎并不少见，文献中亦屡有报道，以青年人大肠癌最为多见，并且大部分发生于右半结肠癌，原因还不完全清楚，右半结肠癌误诊为阑尾炎或阑尾周围脓肿，国外报道为 10% ~ 22.8%，国内为 20.8% ~ 25%。由于大肠癌老年人发病率高，阑尾炎则是年轻人的常见病，前者发病缓慢，后者急性起病。有人认为，结肠任何部位发生恶性肿瘤，均可产生与阑尾炎类似的转移性右下腹痛。原因是在胚胎发育时，腹部脊神经和自主神经的双重神经纤维支配，脊神经的感觉神经分布在壁腹膜上，壁腹膜虽无感觉受体分布，但在脏器周围的肠系膜、阑尾系膜、小网膜及膈肌等处均存在着脊神经发生的感觉神经纤维，从肾到结肠之间的原肠所发生的向心性神经纤维为自主神经，其传导经肠系膜神经节、腹腔神经节，脊髓到胸、到腰的后根神经节进入脊髓传到中枢。在神经纤维传导过程中，自主神经纤维的冲动在脊髓中可扩散到相应的脊神经而引起牵涉痛。由于肠腔内压力的升高、肠壁缺血、肠道平滑肌痉挛、腹腔内炎症等各种因素刺激引起的内脏痛随着疼痛程度的逐渐增强，其向心性传导与来自皮肤的脊神经的感觉纤维的向心性传导，在脊髓的同一节段内可发生短路，引起上腹部和脐周的牵涉痛。当病变进一步发展刺激肠系膜，阑尾系膜及壁腹膜时，由于这些部位上分布有脊神经支配的感觉纤维，即可产生明确的相应病灶所在部位的腹痛，并出现转移性右下腹痛。所以并非阑尾炎才会出现转移性右下腹痛。

左半结肠恶性肿瘤与右半结肠恶性肿瘤不同，往往以不全性肠梗阻为主要临床表现，左半结肠癌大多数为浸润型及缩窄型，肠腔相对较小，当肿瘤生长至一定程度时，阻塞肠腔，出现不全性机械性肠梗阻，但起病相对缓慢。发生于肠壁一侧的肿块，使肠壁运动不协调，亦是肠癌出现肠梗阻的重要原因。癌肿的重力作用和肠功能紊乱亦可引起肠套叠和肠扭转，此两种情况下引起的肠梗阻一般起病快，病情急转直下，通常引起急性完全性机械性梗阻，需要急诊手术。右半结肠肠腔较大，通常肠梗阻出现较晚，当出现肠梗阻时往往在右下腹可扪及包块。老年人由于肠周围组织较松弛，乙状结肠活动性较大，容易发生肠扭转。结肠癌和直肠癌引起急性完全性肠梗阻的发生率分别为 10% 及 7.4%，入院时误诊为肠梗阻的高达 7.5%。

5．贫血

恶性肿瘤患者出现贫血的原因是多方面的，除了肿瘤本身生长需要消耗大量的营养物质外，消化道肿瘤的坏死出血、继发感染及肠功能紊乱所引起厌食、呕吐、恶心、腹泻或肠道吸收不良均可造成铁或叶酸等营养物质的缺乏，引起贫血的发生，通常为缺铁性贫血，右半结肠肿瘤居多，且发生较早。主要原因是右半结肠除了储备大便之外，还具有一定的吸收功能，右半结肠病变容易累及回肠，影响维生素 B_{12} 的吸收。此外，右半结肠癌容易引起出血、继发感染及肠功能紊乱等，这些都是导致贫血的原因。右半结肠肠腔较大，早期往往无消化道症状，或症状轻微，而以贫血为首发症状。贫血出现在肿瘤局部症状之前，容易被忽视。右半结肠癌误诊为贫血的发生率约为 2.5%。

6．上消化道疾病

该疾病的误诊率为 1% ~ 4%，平均为 2.2% 左右，多发生于右半结肠癌，与右半结肠癌的生物学特性有关。由于右半结肠肿瘤位置较靠近十二指肠及胃，容易出现胃肠功能紊乱，如恶心、呕吐、纳差等类似上消化道疾病的症状。肿瘤可发生继发坏死和出血，当出血量较大，且肠蠕动较快时，可呈鲜红色或暗红色。当出血量少，肠蠕动慢或者伴有不全肠梗阻或便秘时，致使粪便在肠道内停留过久，可表现为暗红色甚至黑色大便，而被误认为上消化道出血。通常认为结肠及直肠出血，大便多为鲜红色或暗红色。实际上，消化道任何部位出血只要在管腔中停留足够的时间，由于肠道细菌的作用下，血色素中的铁被还原成硫化铁，均可引起黑便，所以黑便并非上消化道疾病所特有。临床上有不明原因黑便时，应做全面分析，认真查体，方能减少误诊。

7．息肉

直肠癌被误诊为息肉。主要出现在既往有息肉病史的患者，常误以为是息肉复发，未引起注意。当然部分大肠癌是由腺瘤性息肉恶变引起的。青年人大肠癌常以单纯血便为临床表现，容易被误诊为息肉。

8．其他

当大肠恶性肿瘤直接浸润至周围组织的腰、髓部神经丛，往往容易被误诊为腰背病和坐骨神经病。个别以贫血、消瘦或长期低热为突出的临床表现者，常被误诊为全身性疾病。由于大小便的中枢均处在脊髓同一节段内，所以有时乙状结肠与直肠的病变可反射性地引起泌尿系的症状。另外，由于结、直肠与泌尿系相毗邻，其肿瘤容易直接浸润至泌尿系统，引起泌尿系症状，或引起继发泌尿系感染而被误诊为泌尿系统疾病。同样，当直肠癌侵犯入盆腔时，容易引起盆腔炎或附件炎而被误诊为妇科疾病。少数升结肠癌亦可引起上腹痛，类似胆绞痛，被误诊为胆道疾病。亦曾有结肠癌脾转移长期误诊为脾功能亢进的报道。在大肠癌误诊分析中发现，似乎右半结肠恶性肿瘤更容易被误诊，主要是与右半结肠癌的部位较隐蔽、病情较隐匿及生物学行为较特殊等因素有关。

（二）其他疾病被误诊为大肠癌

位于盲肠或回盲部的结核或淋巴瘤可被误诊为盲肠癌。偶尔老年人的阑尾包块亦可酷似为盲肠或升结肠癌。血吸虫性肉芽肿、局限性肠炎、溃疡性结肠炎症状也可与结肠癌相类似。肠镜活检及钡灌肠检查可有助鉴别。直肠子宫内膜异位可表现如直肠癌（浸润型、溃疡型、外生型癌或直肠壁结节状病灶），如病人有痛经病史可提示此病可能（但部分病人可无痛经史）。女性病人指检及内镜所见似癌，但反复活检未见癌时，应考虑到子宫内膜异位可能性而提醒病理医师切片镜检中可否见子宫内膜样结构。近年来各种内痔注射硬化剂治疗应用广泛，偶尔注射不当或剂量过大可致局部直肠壁硬变、隆起，但局部肠黏膜完整、无溃疡，结合注射病史可予鉴别。

第三节　大肠癌的治疗

一、手术治疗

外科治疗在大肠癌治疗中占据着最显著的地位，即使在化学治疗、放射治疗及免疫治疗高速发展的今天，外科治疗仍然是最根本而有效的治疗方法。大肠癌的外科治疗目的有：一是治愈肿瘤或最大限度地延长患者的生命；二是最大限度地提高患者的生活质量。现代外科治疗大肠癌的 5 年生存率已达 50% 以上，其中结肠癌为 70% 以上，直肠癌为 50% ~ 80%。临床病例中约 60% ~ 75% 可行根治性切除，其中约 25% 将术后复发，说明大肠癌的外科治疗仍有待改进，或需配合其他综合治疗，才能取得满意效果。

（一）手术前处理

大肠癌手术属大手术或较大手术，要求术前全面了解心、肝、肺、肾等重要脏器的功能，了解有无出血倾向。对合并高血压、心脏病、糖尿病等的患者需控制并发症后再手术治疗。术前应检查并纠正贫血、低蛋白血症。大肠癌是全身性消耗性疾病，几乎所有患者都有不同程度的营养不良，故术前应改善患者的营养状况、纠正可能存在的水和电解质紊乱。手术前应尽量取得病理学诊断，尤其是直肠癌行 Miles 手术前。

（二）手术方式

1．结肠癌手术

（1）右半结肠切除术：①适用于治疗阑尾、盲肠和升结肠及肝曲的恶性肿瘤。②应切除回肠末端 10 ~ 15cm，盲肠、升结肠、横结肠右半部和部分大网膜及胃网膜血管；切除回盲动脉，右结肠动脉、中结肠动脉右支及其伴随的淋巴结。

（2）横结肠切除术：适用于横结肠中部癌，切除范围应将大网膜、横结肠及其系膜全部切除，清除结肠中动脉周围淋巴结。再游离升结肠及降结肠，作结肠端端吻合。

（3）左半结肠切除术：适用于左侧结肠癌。手术切除范围包括脾曲、降结肠、乙状结肠及其淋巴引流，包括切除肠系膜下动脉的所属区及腹主动脉旁及髂动脉处的淋巴结。

（4）全结肠切除术：①适用于直肠内无癌变或仅有散在腺瘤的家族性腺瘤病。②按结肠切除术分离结肠及游离回肠。③切除全结肠，作回肠、直肠吻合术。

（5）全结肠、直肠切除术：适用于全结肠切除术的疾病，同时直肠内有密集的多发性腺瘤或直肠癌。

2．直肠癌手术

（1）腹部会阴直肠癌切除术（miles 术）：适用于直肠下段及肛管癌侵犯齿线近端和某些无条件作保留肛门的直肠中段癌患者。

（2）经腹会阴直肠、子宫附件及阴道后壁整块切除术（后盆腔切除术）：适用于女性腹膜返折平面以下直肠前壁癌肿。

（3）乙状结肠、直肠切除术和乙状结肠造口术（Hartmann 术）：适用于直肠、乙状结肠、直肠上段癌，因技术条件限制或病人情况太差不能立即施行肠吻合术者；或远处转移者，为解除梗阻作原发灶切除的姑息性手术。

（4）经腹部直肠切除吻合术（前切除术）：适用于乙状结肠下段、腹膜返折平面以上的直肠癌。

（5）经腹肛管直肠拉出切除术：适用于直肠中、下段交界处癌或吻合技术有困难者。

（6）经腹直肠切除，结肠肛管吻合术：适用于直肠中、下段交界癌。

（7）保留自主神经的直肠癌切除术：直肠癌根治术，尤其是扩大根治术后，由于术中神经损伤，术后膀胱功能和性功能障碍的发生率明显增加，一般排尿障碍者为 45%，不能勃起者 60% ~ 66%，射精障碍为 90% ~ 95%。故近年来应用保留自主神经的直肠癌切除术的逐渐增多。这种手术适用于保存神经而不影响根治效果者。

（8）扩大的腹盆腔淋巴结清扫术：直肠癌的局部复发、转移灶的发生、生存率减低，至少部分原因是直肠周围引流淋巴结的残留癌有关，完全切除潜在的淋巴转移可提高对直肠癌的局部控制率。由于手术范围广、创伤大，扩大的清扫术仅适用于直肠癌浸润至肌层有较高的淋巴结转移危险、局部无严重周围脏器受侵、能耐受手术创伤者。

（9）局部切除术：直肠癌的局部切除是指将肿瘤及其周围 1cm 的肠壁全层切除。分根治性和姑息性两种。根治性局部切除术原则上仅适用于病灶直径在 3cm 以内、侵犯肠壁周径＜40%、未浸润至固有肌层、细胞分化较好、而无淋巴结转移者。姑息性局部切除术适用于高龄、手术危险性大的患者。

3．肛管癌手术

肛管癌未侵犯齿线，可行局部广泛切除，亦可行放疗、化疗为主的综合治疗辅以局部切除。肛管癌已侵犯齿线按直肠癌处理，肛周皮肤癌按皮肤癌处理。

4．大肠癌急症手术治疗

大肠癌急症手术占全部大肠癌手术的 1/3。大肠癌急症手术治疗首要目的是解除威胁患者生命的大肠癌并发症，其次才兼顾肿瘤的治疗。手术应在适当准备，如补充血容量、纠正水电解质紊乱等后进行。

（1）梗阻

急性结肠梗阻中，癌性梗阻占 78%。大肠癌性梗阻因回盲瓣的原因，常形成闭襻性梗阻，易导致肠壁血运障碍，甚至发生坏死穿孔。故应积极处理，避免严重后果。手术是采用分期还是一期进行仍有争议，争论又集中在左半结肠癌性梗阻上，一期切除肿瘤的术后生存率高于二期切除者。手术原则首先是解除梗阻、避免穿孔，其次是切除肿瘤，最后才是重建消化道。

（2）穿孔

大肠癌引起穿孔的发生率为 6%。穿孔常发生于盲肠和肿瘤两处部位。盲肠穿孔继发于癌性梗阻，肿瘤部位的穿孔是癌性溃疡穿透肠壁的结果。穿孔后引起粪性腹膜炎、腹腔内脓肿或内瘘等，故应积极处理。手术原则包括冲洗引流腹腔、处理病灶、转流粪便。

（3）出血

大肠癌引起大出血较少见，约占下消化道大出血的 10%。手术治疗仅适用于内科治疗无效的情况，手术应力争切除出血病灶。仅在无法或病情不允许切除时，行近侧结肠功能性造口、出血病灶旷置术。

二、放射治疗

（一）大肠癌的放疗种类

按其目的分为根治性放疗、对症性放疗及放疗、手术综合治疗。

1．根治性放疗

通过放疗彻底杀灭肿瘤细胞。仅适用于少数早期病人及细胞类型特殊敏感的病人。

2．姑息性放疗

以减轻症状为目的。适用于止痛、止血、减少分泌物、缩小肿瘤等姑息性治疗。

3．放疗、手术综合治疗

有计划地综合应用手术与放疗两种治疗手段。按进行的先后顺序，可分为术前、术中、术后三种。

（1）术前放疗：术前照射能使肿瘤体积缩小、使已经转移的淋巴结缩小或消失、减轻癌性粘连、降低肿瘤细胞活力及闭合脉管，故适用于为控制原发灶及改变 Dukes 分期，并有利于提高手术切除率、减少复发率和医源性播散。手术一般在放疗后 4 ～ 6 周时进行。

（2）术中放疗适用于：①局部晚期不能切除的直肠和乙状结肠癌病人已做过术前放疗者；②手术探查时肿瘤与附近脏器如骶骨、骨盆侧壁、前列腺或膀胱有粘连或固定，姑息切除肿瘤后局部肿瘤有高度险复发危的区域；③切缘阳性或切缘小于 5mm 者；④肿瘤无法彻底切除，肿瘤残留腹腔或盆腔。

（3）术后放疗适用于：①已作根治手术肿瘤已侵及肠壁、浆膜或累及周围组织及器官；②在病变附近及供应血管和肠系膜附近淋巴结有转移者；③存有残留病灶者。术后放疗开始于术后 1 个月左右。

（二）大肠癌的放疗方法

1．照野设计

主要用于直肠癌。照射范围应包括直肠及直肠周围组织和盆腔淋巴引流区。常设以下照野：

（1）会阴野：取胸膝卧位，射野的宽度以髂骨弓状线外侧 1cm 的间距为宽度，野中心为肛口后上方，长度取决于体厚，面积一般为 8 ～ 11cm × 12 ～ 14cm。病灶在离肛门缘 5cm 以内者以会阴野为主野。

（2）盆腔前（后）野：上界在腰骶关节水平，两侧界为髂骨弓状线外侧 1cm。下界视病灶部位而定，上段直肠癌在闭孔下缘，中下段直肠癌至肛门下缘水平。面积一般为 12 × 12cm。病灶在离肛门缘 5cm 以上者，以盆腔前（后）野为主野。

3．放射剂量

常规分割放疗，每次 1.8Gy ～ 2.0Gy，总计量如下：

（1）根治性放疗：60Gy ～ 65Gy/6 ～ 7 周。

（2）对症性放疗：20Gy ～ 30Gy/2 ～ 3 周（以症状消失或减轻为标准），50Gy ～ 60Gy/5 ～ 6 周（抑制肿瘤生长）。

（3）术前放疗：20Gy ～ 45Gy/2 ～ 5 周，放疗后 4 ～ 6 周手术。

（4）术后放疗：伤口愈合后，照射 45Gy ～ 50Gy/4 ～ 5 周，残留部位可缩野补充

10 ~ 15Gy。

（5）术中放疗：β线一次照射 15Gy ~ 17Gy。

（三）放疗的急性和后期并发症

放疗的急性反应主要有：急性肠黏膜炎，临床表现为大便次数增加、腹痛、腹泻，严重者有血便。照射直肠癌时会发生膀胱刺激征，如尿频、尿急。后期的放射并发症有：肠的纤维化、肠粘连、肠营养吸收不良，较严重的会出现肠穿孔。因为肠的放射耐受性较差，仅能耐受常规分割照射 50Gy 的剂量，而根治性放疗的剂量已经超过肠的放射耐受剂量。所以在设计放疗计划时要十分谨慎，保持肠的放射剂量在安全的范围内。

三、化学治疗

手术是治疗结直肠癌疗效最好的治疗手段。但当前就诊的病人中约 1/3 是晚期病人。并且在行根治术的病人中约 1/4 以后出现转移复发。因此在争取早期诊断，改进手术水平的同时，应加强包括化疗在内的综合治疗的研究。

（一）适应证

1. 术前、术中的辅助化疗。
2. Dukes B、C 期病人的术后辅助化疗。
3. 晚期肿瘤不能手术或放疗的病人。
4. 术后、放疗后局部复发或远处转移者。
5. 一般情况能耐受化疗（卡氏评分 >60）。
6. 预期生存时间大于 2 个月以上者。

（二）单药化疗

治疗结直肠癌有效的药物不多。公认有确切疗效的传统药物是 5 氟尿嘧啶（5Fu），其他传统药物有丝裂霉素（MMC）、亚硝脲类，但后者有效率 10% ~ 18%，毒副作用较大，目前已较少用于临床。近年来治疗结直肠癌有肯定疗效的药物有铂类，拓扑异构酶 I 抑制剂和口服氟尿嘧啶类。

CF（四氢叶酸钙）是 5Fu 的生化调节剂，通过加强三联复合体使 5Fu 的细胞毒作用明显加强。根据荟萃分析 1 381 例结果，CF 加 5Fu 疗效比单用 5Fu 增加 1 倍，分别为 23% 和 11%。目前 CF 加 5Fu 是晚期结直肠癌的标准治疗方案。

伊立替康（CPT-11）是拓扑异构酶 I 抑制剂，初治结直肠癌单药的疗效为 15% ~ 32%，与 CF、5Fu 联合，有效率 50% 左右，主要毒副反应是骨髓抑制和延迟性腹泻。

奥沙利铂（L-OHP）是第三代铂类药物，单药治疗初治的结直肠的有效率是 20% ~ 24%。二线有效率约 10%。L-OHP 与 5Fu 有协同作用。CF+5Fu+L-OHP 治疗初治的结直肠癌有效率 50% 左右。对 CF+5Fu 耐药的病人，L-OHP+CPT-11，有效率 28% ~ 44%。L-OHP 的主要毒副反应是蓄积性的外周感觉神经异常。停药后中位时间 13

周可恢复。

口服氟尿嘧啶类药目前较常用的有优福定（UFT）和希罗达。优福定 +CF 口服，初治结直肠癌有效率 40% 左右。希罗达是 5Fu 前体，经三重酶代谢成 5Fu 起细胞毒作用，这些酶在肿瘤和肝脏中含量高，因此，疗效高而毒副反应低。大规模随机Ⅱ期试验结果表明希罗达疗效较 CF+5Fu 高，分别为 25.7% 和 16.7%。希罗达主要毒副作用是手足综合征。

（三）常用化疗方案

1．CF+5Fu

（1）CF200mg/m^2，d1 ～ 5；5Fu375mg/m^2，d1 ～ 5；每 3 ～ 4 周重复。

（2）CF20mg/m^2，d1 ～ 5；5Fu425mg/m^2，d1 ～ 5；每 3 ～ 4 周重复。

（3）CF400mg/m^2，d1，iv，滴 2 小时；5Fu400mg/m^2，d1，iv；5Fu2.4 ～ 3.6g/m^2，静脉给药，持续 46h；每 2 周重复。

2．L-OHP+CF+5Fu

L-OHP135mg/m^2，d1；CF20mg/m^2，d1 ～ 5；5Fu425mg/m^2，d1 ～ 5；每 3 ～ 4 周重复。

3．CPT-11+CF+5Fu

CPT-11 180mg/m^2，iv，滴 30 ～ 90 分钟，d1；CF200mg/m^2，iv，滴 2 小时，d1，d2；5Fu 400mg/m^2，iv，d1，2；5Fu 600mg/m^2，iv，滴 22 小时，d1，2；每 3 ～ 4 周重复。

4．CPT-11 单药

350mg/m^2，滴 30 ～ 90 分钟，每 3 周一次。

5．UFT

4# tid × 20 天，休 10 天重复。

6．希罗达

2510mg/m^2/ 天 × 15 天，休 7 天重复；加用 $VitB_6$ 可减少毒副反应。

（四）化疗注意事项

1．化疗药物会引起骨髓造血功能低下、脏器功能损害，故在化疗期间要定期检查血常规、肝功能、肾功能等，以便及时发现问题，及时处理。

2．化疗期间出现严重口腔炎、腹泻，或出现肝肾功能损害时，要及时停用化疗药物，并对症处理。

3．治疗 2 ～ 3 个周期后病情无改善或有恶化者，应停药或更换化疗药物。

第九章　小肠肿瘤

第一节　概　述

小肠占整个消化道长度的75%，包括十二指肠、空肠、回肠，其黏膜面也占消化道面积的90%，但其癌肿的发病率仅占所有胃肠道恶性肿瘤的5%，发病率明显低于胃及大肠，表明其起源及发病具有独特的生物学特性。

良性肿瘤包括腺瘤、平滑肌瘤、错构瘤、神经源性肿瘤等。而恶性肿瘤包括腺癌、类癌、肉瘤、淋巴瘤等，以上四种恶性病变占小肠恶性肿瘤的95%。

不同恶性肿瘤的发生部位不同。癌多发生于十二指肠，尤其是壶腹部；而淋巴瘤及类癌易发生于回肠及小肠远端部位；肉瘤则可分布于整个小肠的不同肠段。根据不同部位易发生的癌肿，可提示诊断的可能性。

小肠肿瘤难以诊断，文献报道术前诊断的正确率仅为21% ~ 56%。由于肿瘤部位及性质不同，临床症状可无或轻微，腹痛、腹块、出血是最常见临床表现，严重者表现肠梗阻、出血性休克等，因此小肠肿瘤是临床变异最大的肿瘤。今年来随着影像学及其他诊断措施的增多，诊断率较前有所提高。

小肠肿瘤的治疗包括，手术、化疗、放疗，均适合不同癌肿及不同部位的肿瘤。如何选择正确治疗手段及提高生存率仍是当今肿瘤专业研究的课题。

一、流行病学及病因

小肠癌肿的发病率呈现缓慢上升的趋势。据美国报道，每年约4600新病例发病，小肠癌在1983—1993年十年中也从1.2/10万人增加至1.6/10万人。随着内镜的开展，十二指肠肿瘤发现增多。1990年代初，我国十二指肠肿瘤已占小肠肿瘤的30%。

小肠肿瘤好发年龄为30 ~ 59岁，腺癌的病人年龄常大于淋巴瘤。小肠肿瘤的男性发病稍高于女性。

小肠肿瘤发病率较低的原因可能与以下有关：①小肠内为碱性，不利于肿瘤生长；②肠内液体流动快，较少了食物中致癌物质的接触；③小肠内菌群少，细菌致癌因素降低；④小肠内有密集的淋巴组织具备高免疫力，其中IgA介导的免疫系统可能防止了癌的发生。

而某些人群的免疫球蛋白缺陷可导致小肠肿瘤发病高于正常人群。生活环境因素也与小肠肿瘤发生有关，已有报道该肿瘤的发生与烟、酒消耗量有关。

癌基因及抑癌基因的变化与癌发生有关。与大肠腺瘤相似，小肠腺瘤同样可作为基因突变的部件发生癌变。有50%的标本显示了CK-ras基因的突变，40%显示了细胞周期素D，及p53的表达增加，neu基因的蛋白产物p185在小肠息肉的致癌过程中也起到一定作用，小肠低水平的bcl-2表达可能使某些突变细胞在凋亡过程中形成癌变。某些遗传性疾病也增加了小肠癌的危险，如大肠家族性腺瘤性息肉病（FAP）以及遗传性非息肉病性大肠癌（HNPCC）等，可以同时发生十二指肠及回肠等处的息肉性病变。尤其是Peutz-Jeghers综合征病例可能因错过样息肉病而导致异常发育最终致癌。

某些炎症因素也增加了小肠肿瘤的发生，如Crohn’s病，但这种癌并不易发生于十二指肠，而在所有小肠段均可发生。内脏及腹腔内的某些慢性炎症的长期刺激，可能是小肠淋巴瘤的起因之一。

二、病理类型

（一）小肠良性肿瘤

1. 异位组织：十二指肠可出现异位胰腺，组织学上可有胰管及胰腺组织，多位于十二指肠壶腹部，这些组织结构也可含有平滑肌，常称此为腺肌瘤。

2. 错构瘤：P—J综合征可以伴随错构瘤存在于消化道。表现为口腔及唇黏膜常有色素改变，肠道病变也类似于腺瘤样息肉，组织学上仅有平滑肌、结缔组织、小肠腺上皮。这些良性病变可类似小肠恶性肿瘤，但这些病例可增加小肠恶性及其他恶性肿瘤的发病率。

3. 间质瘤：来源于小肠血管、神经、平滑肌及黏膜、黏膜下。良性肿瘤小于5cm，显微镜下无核分裂象。多表现为梭形细胞，近年来许多以往诊断的平滑肌瘤归于间质瘤，CD117及CD34等免疫组化标记阳性。

4. 平滑肌瘤：空肠回肠较多见。也可以表现为神经纤维瘤病的症状。但其起源应为平滑肌组织，CD117阴性。目前平滑肌瘤的诊断日趋减少。

5. 脂肪瘤：小肠较常见的良性肿瘤，60%发生于回肠。X线表现为脂肪瘤样特征，也可单发或多发。

6. 血管瘤：大约10%病例发生在小肠中，常为毛细血管瘤或混合性血管瘤。位于黏膜下，可多发。也可表现为血管瘤样多种综合征。淋巴血管瘤也可存在淋巴组织中。

7. 神经源性肿瘤：可表现为神经鞘瘤，或并有神经纤维瘤病。也有神经节细胞瘤，但罕见。副神经节瘤易发生于十二指肠壶腹部。黏膜下病变可并出血或溃疡。有时可分泌多肽类激素，但多数为良性，也偶见局部淋巴结转移的个案报道。

8. 腺瘤：较大肠腺瘤相对较少，多位于十二指肠，常被认为是家族性腺瘤性息肉病的一部分。有恶性变趋势。腺瘤也可分为管状、绒毛状及混合性。绒毛状腺瘤易转为癌。

（二）小肠恶性肿瘤

1. 腺癌：是最常见的小肠恶性肿瘤。男性多于女性。易发生于小肠近侧，50% 位于十二指肠，40% 为空肠，只有 10% 在回肠。巨检形态分为息肉型、浸润溃疡型、缩窄型及弥漫型。镜下常为分化较好的乳头状腺癌，亦可分为黏液腺癌，少数为未分化癌。小肠癌常在某些疾病如 Crohn’s 病、FAP、HNPCC、P—J 综合征、绒毛状腺癌等情况下发生。小肠癌主要通过淋巴道转移至系膜淋巴结，也可发生腹膜、盆腔的种植性播散，血道转移至肝、肺等脏器。有报道，淋巴道转移占 67%，远处转移为 22%，

2. 淋巴瘤：原发于小肠肠壁淋巴组织的恶性肿瘤。非霍奇金淋巴瘤仅占胃肠恶性肿瘤的 1% ~ 3%，而在小肠癌肿中占 20% ~ 30%。可发生在十二指肠，但回肠多见，也可见同时发生于十二指肠及回肠的病例。小肠淋巴瘤包括 10 个主要类型，并根据年龄、性别、部位、分期来确定，临床上可分为低度、中度、高度恶性。

小肠淋巴瘤的巨检形态可分为息肉型、溃疡型、浸润型和缩窄型。按组织学形态分为淋巴细胞型、淋巴母细胞型、网织细胞型、巨滤泡型和霍奇金病型。淋巴瘤可直接浸润蔓延至邻近组织器官，较早即出现淋巴结转移，血行播散至肝、肺、脑等器官。

3. 恶性间质瘤：为今年来诊断增多的恶性肿瘤，起源于小肠的 Cajal 细胞，CD117 及 CD34 为阳性标记，但 SMA（平滑肌肌动蛋白）很少表达。病理类型可表现为多形性，即不同区域可分别出现梭形细胞型、上皮细胞型、混合型的镜下形态。

间质瘤的恶性标准包括以下几点：①肿瘤大于 5cm；②出现肿瘤性坏死；③核分裂大于 10 个 / 高倍视野；④肿瘤细胞围绕血管排列。

4. 平滑肌肉瘤：随着间质瘤诊断增多，平滑肌肉瘤诊断日趋减少。镜下与平滑肌瘤常难以鉴别，也可出现多形性、异形性。病变可突于肠腔内，质地较软。免疫组化 SMA 及 Des（结蛋白）阳性，而 CD34 及 CD117 为阴性。

5. 恶性神经源性肿瘤：较少见。多数表现为梭形细胞。免疫组化中 NSE（神经烯醇化酶），S100 为阳性表达。

6. 类癌：较少见，占小肠恶性肿瘤的 2.6% ~ 14%。以回肠多见。可在黏膜下生长，为结节状，多为 1cm ~ 3cm，可单发或多发，多者可达数十个病灶。镜下可见砥柱状或多角形细胞，用硫酸银的氨化合物染色呈现嗜银颗粒。小肠类癌也可分泌生物活性胺，包括 5 —羟色胺、生长激素、促肾上腺皮质激素（ACTH），转移生长因子（TGF）等，均可引起类癌综合征的表现。由于肝脏有清除激素的能力，因此小肠类癌较少出现类癌综合征，而类癌综合征多见于肝转移、血压、麻醉、化疗、外科手术及穿刺的病人。小肠类癌主要通过淋巴道转移，血道转移以肝转移多见，其次为肺、骨等。

第二节 诊断及鉴别诊断

小肠肿瘤表现因良恶性、肿瘤大小、病理及部位而不同。许多良性肿瘤可以无任何症状，只有在体检或内镜检查或X线造影时发现，而恶性肿瘤则有时出现出血、腹痛、腹块等症状。

一、常见症状

1. 腹痛：是最常见的症状，约占70%～86%。疼痛性质不一，与肿瘤部位有关。十二指肠肿瘤常出现类似溃疡病的上腹部疼痛，进食及止酸药物不能缓解。而空、回肠肿瘤则表现为脐周或下腹部隐痛及胀痛，进食及肠蠕动增强时疼痛加重，若发生并发症腹痛则加重。

2. 腹块：可在30%～65%的病例中出现。空肠肿块多位于上腹部及脐旁，回肠肿瘤多位于下腹部及右下腹，十二指肠常无法扪及肿块，但当肿块为外生型时，可扪及较固定的右上腹块。良性肿瘤表面光滑，活动度大，恶性肿瘤体积较大，且形态不规则，边界不清，活动度小。有时可并有肠型，时隐时现。也可引起肿瘤性肠套叠。

3. 消化道出血：占小肠肿瘤的半数病例。多表现长期粪便隐血阳性，严重者出现贫血。也有间歇性出血，曾有报道间歇性出血10年以上者。血便还可呈现暗红色与鲜红色，且可中等量及大量，严重者出现失血性休克，血压下降、大汗淋漓、四肢冰冷等循环衰竭征象。

4. 肠梗阻：占小肠肿瘤的20%～30%。肠梗阻的严重程度不等。良性肿瘤呈现缓慢性、复发性，发作时腹痛、腹部扪及包块，包块消失后腹痛缓解，如为恶性肿瘤则表现呕吐、腹胀、腹痛性梗阻，并呈现进行性，尤以小肠腺癌进展较快，易发生完全性梗阻，另外十二指肠肿瘤也可出现梗阻性黄疸等。

5. 肠穿孔：占小肠恶性肿瘤的10%左右。肠穿孔多发生于晚期病例，以淋巴瘤为多见。表现为剧烈腹痛，并引起腹胀、腹膜炎等，慢性穿孔可形成类似炎性包块或肠瘘或发热等。

二、良性肿瘤症状

良性肿瘤常无症状，但也可表现为类似恶性肿瘤的征象。腺瘤可长期慢性出血，少数病例可因肠套叠而发生肠梗阻。平滑肌瘤可出现腹痛、乏力、体重减轻等。位于十二指肠部位可出现呕血、大便隐血阳性，脂肪瘤也可发生肠套叠肠梗阻，神经源性肿瘤、纤维瘤及血管瘤可出现出血、梗阻、肠套叠等。

三、恶性肿瘤症状

（一）十二指肠腺癌

早期症状多不典型，仅有上腹不适、疼痛、无力、贫血等症状，腹痛多为上腹部隐痛、烧灼样痛或钝痛，酷似十二指肠溃疡；有时肿瘤侵犯胰腺和腹膜后，疼痛可放射至腰及背部。黄疸与发生部位有关，黄疸多为轻到中度，并可有间歇性缓解或波动，随着病情进展，可有皮肤瘙痒、陶土便等。重度黄疸常预示癌肿已广泛侵犯乳头周围组织，为晚期表现。肠梗阻易发生在缩窄型癌肿，表现为食后上腹部不适、恶心、呕吐等。乳头部以上癌肿呕吐物不含胆汁，类似幽门梗阻症状，另外还可出血呕血或大便隐血阳性，还可表现乏力、体重减轻、贫血等症状。

（二）空肠、回肠腺癌

空、回肠腺癌除具有腹痛、乏力、贫血等全身症状外，主要临床表现有梗阻，空肠癌梗阻好发于 Treitz 韧带附近，呈现高位梗阻症状。另外可出现出血，常为黑便，以及大便习惯改变，严重者出现腹块、癌性穿孔等。

（三）恶性淋巴瘤

症状与其他小肠肿瘤类似，但小肠淋巴瘤出血较胃淋巴瘤少，但腹泻及内脏穿孔则较胃淋巴瘤多。据报道 60% 左右的病例出现腹块，40% 发生不全性肠梗阻，15% ~ 20% 发生穿孔。

（四）肉瘤

包括恶性间质瘤及平滑肌肉瘤。肿瘤常较大，中央部缺血产生坏死及溃疡，也有肠道出血，并有恶心、食欲减退、肠梗阻等。发生于回肠的间质瘤常较空肠部位易触及，有时会时隐时现，或并肠蠕动出现腹痛等。

（五）类癌

属于内分泌肿瘤，30% 病例出现于回肠，位于黏膜下生长，可出现腹块及出血，平均症状至诊断时可达 20 个月，有时在切除阑尾时发现，疼痛占 27%，恶心呕吐 10%，出血腹块各 10%，腹泻 5%。如出现类癌综合征，可表现面孔潮红、气管痉挛及皮肤改变等，严重者出现休克、四肢厥冷，血压下降。

四、诊断

小肠肿瘤术前诊断率较低，其原因是缺少特征性症状，往往与其他疾病难以鉴别。多数病例首诊即为急腹症如出血、穿孔等征象，往往难以详细采集病史及进一步检查。同时缺乏小肠肿瘤的特异性诊断方法。因此对于任何腹部出现的腹痛、出血、穿孔、肠套叠、肠梗阻等均应考虑小肠肿瘤的可能。

（一）小肠钡剂造影

此项检查是目前最为普遍、最可利用的方法。由于小肠蠕动较快、充盈不连续、影像迂回重叠等原因，诊断率尚维持在50%左右，如采用低张钡剂造影，或经胃管向十二指肠注入钡剂及空气，可提高诊断率。气钡双重造影可使十二指肠肿瘤诊断率提高，但水平部和升部癌肿易漏诊。X线可表现为部分黏膜增粗、紊乱、皱襞消失、肠壁僵硬。也可见充盈缺损、十二指肠狭窄等。近端空肠的双重对比造影较易检出病变，但对远端小肠癌易误诊。采用钡灌肠通过回肠末端可显示远端回肠肿瘤。

（二）选择性肠系膜上动脉造影

能显示血管的分布，对平滑肌瘤、血管瘤及恶性肿瘤确诊率约50%～78%。恶性肿瘤动脉造影可显示浸润或血管推移、富于新生血管、肿瘤包绕致使血管狭窄、闭塞、动静脉分流等。

（三）纤维内镜检查

应用纤维内镜使十二指肠肿瘤及末端回肠肿瘤的诊断率提高。十二指肠侧视镜可以窥视十二指肠升部。病变部位的黏膜破溃、表面有坏死、糜烂，必要时可取活检行病理检查。纤维结肠镜可经回盲瓣窥视末端回肠。近年来有应用小肠镜进行检查，但成功率较低。用探头型小肠镜仅能窥视50～70%的小肠黏膜。

（四）B型超声

对小肠肿瘤诊断意义未明确，较大肿瘤易发现，而较小的肿瘤常难以发现，但通过B超可明确有无肝转移。对怀疑有肿块或肠壁增厚者，可饮水后检查，可了解肠壁增厚程度与周围淋巴结的关系。恶性淋巴瘤可出现小肠壁全周增厚，出现“假肾图”等征象，平滑肌肉瘤内部回声不均，或液化坏死。

（五）、CT及MRI

主要用于诊断原发肿瘤以及所属肠壁淋巴结、肝等处有无转移。女性可检查卵巢是否有转移灶。小肠脂肪瘤的CT值似脂肪密度，平滑肌类肿瘤可显示软组织块影，与小肠关系密切，增强扫描后，中央区密度可无改变，但周围组织强化明显。恶性淋巴瘤显示肠管间有结节状团块，在造影剂对比下，肠腔不规则、扩张或狭窄。肿瘤大于2cm时较易诊断。腺癌常在病灶大于3cm时诊断出。类癌的CT诊断困难，仅能通过系膜密度及挛缩等现象推测。MRI诊断小肠肿瘤的准确率类似CT。

（六）核素显像

应用99mTc标记的红细胞进行显像。在出血期即可应用，观察不同时期的变化，对急慢性出血病例均有诊断意义。

（七）、实验室检查

小肠肿瘤伴有慢性出血时红细胞及血红蛋白降低，大便隐血为阳性。十二指肠癌堵塞 Vater 壶腹时引起梗阻性黄疸，血中胆红素及碱性磷酸酶及尿胆红素增高。小肠类癌综合征时尿中 5- 羟吲哚乙酸增高，有时可达 100mg 以上。

五、鉴别诊断

小肠肿瘤由于症状不特异，有效诊断方法少，故常与下列疾病难以鉴别：

（一）胆道系统癌肿

由于胆道系统癌肿也可早期出现黄疸，故难以与十二指肠壶腹部癌鉴别。但胆道系统癌肿可并有发热、黄疸症状出现早，梗阻症状不缓解，不易出现呕吐等，另外胰胆管造影、CT 及 MRI 可以从不同角度及影像学加以鉴别区分。

（二）肠结核

肠结核也需与小肠肿瘤鉴别。肠结核病人可有结核病史，或饮用未经消毒的含有结核杆菌的牛乳或乳制品。好发部位也以回盲部为多，但病变范围较广泛，往往在较长一段的肠管出现病变，腹痛多为胀痛，且易伴腹泻。粪便多为糊状，罕见脓血便。增生型结核则以便秘为主要表现。实验室检查结核菌素试验强阳性，粪便浓缩找到结核杆菌。X 线显示回盲部激惹征象。另外病人多为年轻人，并有消瘦等全身结核病征象。

（三）Crohn 病

该病与小肠肿瘤相似，但其临床症状有明显发作与缓解交替现象。患者较消瘦，体检腹壁常较薄，X 线征象在回盲末端有边缘不齐的线条状阴影，肠曲病变呈现节段分布，间以扩张的肠曲。肠梗阻与肠瘘等并发症也较小肠肿瘤多见。

（四）肠系膜肿瘤

该肿瘤也难与小肠肿瘤鉴别，但此肿瘤的活动度更大，常无出血、肠梗阻等症状。肿块增大，但症状不明显，甚至无明显腹痛，行钡剂造影肠管可无异常，B 超及 CT 常发现肿物呈实质性，较小肠肿瘤的全身症状少，如贫血、体弱等少见。

（五）阑尾脓肿

位于回肠的肿瘤有时难以与阑尾脓肿鉴别，但阑尾脓肿常有发热史，腹痛较固定，白细胞增高，病程在一月内逐渐加重。用抗菌药物后，肿块可以缩小，发热可减轻。B 超及 CT 常可见此区域有液性物，并有脓肿外壳包绕。查体肿块活动度小，触痛明显，无贫血及肠梗阻等征象。

第三节　治疗

一、良性肿瘤的治疗

小肠良性肿瘤的治疗方式有所不同，例如血管瘤可采用栓塞治疗而避免外科手术。淋巴血管瘤应该切除，因不切除长至一定体积时可引起肠梗阻。近年来由于微创手术的开展，某些小肠良性肿瘤可通过内镜治疗或腹腔镜治疗。微创外科治疗将成为今后治疗小肠肿瘤的主要手段。

小肠良性肿瘤也可以引起肠套叠、出血、穿孔等严重情况，而且某些绒毛状腺瘤、平滑肌瘤有恶变倾向，故一旦明确诊断则应予以切除。但有时 CT 及消化道钡剂造影，甚至内镜检查也会提供假象，手术探查时并未发现任何肿块，所以一般 2cm 以下的肿瘤，剖腹探查要慎重。手术切除肿物要根据部位、大小、形态、病理类型决定。较小的浆膜下脂肪瘤、平滑肌瘤、神经鞘瘤，行浆膜下局部切除即可，但要保证一定的切缘。带蒂的管状腺瘤，可做基底肌层切除即可。绒毛状腺瘤连同基底部底肠壁部分切除，或楔形切除，缝合肠壁全层。另外对于某些难以排除癌的病灶，如条件许可，应行距肿瘤 10cm 的肠段切除，同时行系膜淋巴结清除，这样可避免日后病理检查证实为癌而再二次手术的痛苦。十二指肠腺瘤的处理要根据不同情况决定，对于单发、较小、长蒂、无恶变的腺瘤可采用内镜切除。如果肿瘤较大，则不宜采用。也有用电灼或圈套切除，较易发生出血肌穿孔，对于基底较宽，远离十二指肠乳头的腺瘤，可采用经十二指肠切除肿物。在游离十二指肠后，选定切开部位至少 4cm 长，沿肿瘤基底缝合后，切开十二指肠黏膜，在肌层表面切除肿瘤。十二指肠乳头附近的腺瘤，应先自乳头插入导管，将肿瘤和乳头一并切除，并行 Oddi 括约肌成形和胆、胰管成形术，可减少术后胆、胰管开口狭窄，避免术后胰腺炎和十二指肠瘘的发生。壶腹部腺瘤也可行胃大部切除。十二指肠较大腺瘤切除后，由于缺损常难以缝合，可以制作一段带系膜的肠瓣加以缝合修复。十二指肠良性肿瘤尽量行局部切除，避免行胰十二指肠切除，除非肿瘤巨大或疑有恶变时才实施。位于空肠及回肠的良性肿瘤，如开腹手术，则根据肿瘤位置于浆膜下、肌层、黏膜下决定。如不增加手术风险，局部切除、楔形切除、肠段切除均可。原则上不增加手术并发症即可。良、恶性难以区分时，应按恶性处理。

二、恶性肿瘤的治疗

（一）十二指肠癌

十二指肠癌 65% 发生在乳头周围，20% 发生在乳头上部。因此一般情况下均需行胰十二指肠切除术。扩大的腹膜后淋巴结清扫术并未增加生存率。十二指肠第四段肿瘤行肠段切除即可。病灶小且靠近幽门的病变可行胃大部切除术，但切缘必须距肿瘤 2cm 以上。近年来，保留幽门的胰十二指肠切除术对维持病人胃肠道生理功能有帮助。另外在此基础上，国外近年采用保留胰腺的十二指肠切除术已引起重视，但是否适合恶性肿瘤的治疗仍有争议，对于有梗阻难以切除的癌肿，或并有腹膜后淋巴转移时，行短路手术也可以起到姑息作用，有梗阻性黄疸行内引流或放置记忆合金支架也可缓解黄疸症状。

（二）空肠、回肠癌

空肠癌如紧邻 Treitz 韧带，则切除方法为充分游离十二指肠外侧缘，切除 Treitz 韧带，游离十二指肠水平部，切除包括肿瘤在内的十二指肠段及其淋巴引流区组织，将空肠远端在肠系膜血管后方拉至右侧，与十二指肠降部行端端吻合。空肠癌则距肿瘤 10cm ~ 15cm 切除肠管及其所属淋巴结。这样才能达到根治癌的目的。回肠癌的切除也需行系膜的扇形切除，同时结扎肠系膜血管，并将小肠系膜一同结扎，以免术后小肠淋巴液漏出。并注意在切断血管后，应行双重结扎，避免结扎点脱离腹腔内大出血。同时在切除系膜时，要保护好肠系膜上动脉，避免损伤。肠管及标本切除后，选择两侧肠管行端端吻合。要注意血管良好，无张力、距回盲瓣 20cm 以内的回肠癌，因血供主要来源于回结肠动脉，其淋巴引流也伴随动脉达其根部，所以回肠末端癌必须行根治性右伴结肠切除术，回肠与横结肠吻合。空、回肠癌肿一般情况下均能切除，所以尽量避免姑息性捷径手术，应努力切除肿瘤，尤其是出现小肠出血及肠梗阻时，更应以切除肿瘤达到治疗目的。

（三）间质瘤及肉瘤

该类肿瘤超过 5cm 以上常引起出血坏死，同时血供丰富，因此手术的关键在分离过程中避免肿瘤破溃，这是防止复发的最重要环节，因此从进腹后探查肿瘤开始即应小心仔细，往往刚刚能触摸肿瘤即已破溃，造成手术中种植播散。除探查要动作轻，尽量少触摸外，手术应从距肿瘤 10 ~ 15cm 处肠系膜开始，已包围状手术为主，同时切断小肠肠管，原则上不去触摸肿瘤，行非接触性肿瘤切除。肿瘤切除后行吻合术后，手术野区还需用化疗药物浸泡，是防止日后复发的重要环节。由于间质瘤即肉瘤易发生肝转移，因此在切除过程中尽量先结扎静脉，或用束带扎住两端系膜，可起到预防肝转移及血行转移的作用。对多发性肉瘤更需耐心解剖或摘除。肉瘤的淋巴转移较少，不主张扩大的淋巴清扫，也不主张联合脏器切除，除非有肿瘤浸润时才予以考虑。间质瘤直径大于 5cm 应按恶性肿瘤治疗。

（四）淋巴瘤

淋巴瘤的治疗尚存在争议，关键是如何应用手术、化疗、放疗的综合措施。对进展期淋巴瘤的治疗主要是化疗，但化疗有可能引起小肠淋巴瘤的出血或小肠穿孔。所以有学者认为先用手术切除肿瘤可能保证化疗的安全性。外科手术也需要考虑引起肠瘘、吻合口瘘、出血、脓肿等并发症。如发生并发症则必然延误了日后的化疗。外科手术的死亡率约占 5%。化疗期间小肠穿孔的手术死亡率更高。因为弥漫性腹膜炎及多发穿孔所造成严重的中毒症状，常难以治愈，20% 的小肠淋巴瘤系多发。近来 D' Amore 报道 109 例小肠非霍奇金淋巴瘤的疗效，得出结论为外科手术加化疗可明显改善小肠淋巴瘤的生存率，并主张小肠淋巴瘤应首选外科手术，这样可减少局部复发危险性 10 倍。List 的报道也证实类似结论，因为高分级的小肠淋巴瘤采用化、放疗的并发症（出血、穿孔）明显高于手术切除者。因此目前认为小肠淋巴瘤手术切除后，化疗可减少复发，而放疗可补充外科手术的不足。虽然有少数学者认为进展期病例，外科手术并无太大意义，但对于低分级小肠淋巴瘤，外科手术仍系主要治疗手段。

（五）类癌

30% 的类癌可出现恶性行为及转移，所以类癌应考虑广泛切除及所属肠系膜切除，并清扫淋巴结。<1cm 的类癌很少发生转移，所以手术相对保守。而发生于空、回肠的大于 2cm 以上的类癌则 100% 出现转移。十二指肠大于 2cm 的类癌则仅有 33% 发生转移。对于有远处转移的手术治疗仍有争议，无症状的病人可采取观察。而肝转移时也应积极手术或切除其他部位肿瘤，常能延长生存期。也可以用介入化疗。全身化疗常无明显效果，但可以试用 5- 氟尿嘧啶（5-Fu），阿霉素及氮烯脒胺等。30% ~ 60% 的病例用干扰素治疗有效，并能减少类癌综合征症状。但只有 15% 的病人治疗后肿瘤缩小，并延长生存期。类癌虽少见消退，但 50% 的病例可以在相当一段时间内趋于稳定。

三、综合治疗的原则

小肠腺癌对化疗药物不甚敏感，但术中见癌肿浸润至浆膜外者，术毕宜用顺铂 40 ~ 60mg 溶于 200ml 生理盐水置腹腔内，达到杀灭癌细胞的目的。也有应用腹腔热灌注化疗药物，同样达到一定效果，但需专门设备。现临床上也有用氯己定液及碘附液进行术后杀菌及灭瘤。术后病理证实淋巴结转移者，可试行化疗，每月一次，持续 6 个月。常用药物有四氢叶酸，5-Fu，丝裂霉素，顺铂，奥沙利铂。一般采用联合化疗。

恶性间质瘤及平滑肌肉瘤术后原则上考虑化疗，预防肝转移的发生，也有用新辅助化疗，使瘤体缩小后再手术，可增加手术切除率。常用药物包括阿霉素，顺铂，环磷酰胺。近两年由于靶分子药物的应用，对小肠间质瘤可采用格列卫（Gleevec）治疗，近半数病例达到部分缓解，因此无法手术者可试用此药物，但应在用药前行 CD117 的免疫组化检查，以求药物治疗的有效性。

小肠淋巴瘤对化疗放疗均敏感，术后一般共行联合化疗 4 ~ 6 次，药物有阿霉素，环磷酰胺，氨甲蝶呤，丙卡巴肼，泼尼松等。然后再行术后放疗每次 1.8Gy，每周 5 次，总剂量是 40Gy 左右。合理应用综合治疗者，疗效明显高于单纯手术者。

四、预后

小肠恶性肿瘤因诊断困难，病情较晚，因此疗效并不满意，5 年生存率仅 20% 左右。一般认为腺癌预后最差，恶性淋巴瘤、肉瘤次之。肿瘤的生长部位越高预后越差。但也有回盲部淋巴瘤短期内出现远处转移者。十二指肠癌行胰十二指肠切除术后 5 年生存率为 5% ~ 37%，空肠、回肠癌手术后 5 年生存率 6% ~ 33%。恶性淋巴瘤术后平均 5 年生存率为 40%，其中 I 期病人高达 75%。肉瘤及恶性间质瘤 5 年生存率 30 ~ 50%。

第十章　原发性腹膜后肿瘤

第一节　概　述

腹膜后肿瘤少见，发病率很低。据 1978—1994 年上海市市区居民恶性发病率统计，在 17 年内男性共 310 例（0.3 ～ 0.7/10 万），女性共 313 例（0.2 ～ 0.8/10 万）。国外报道该区域肿瘤占全身肿瘤的 0.07% ～ 0.20%。

腹膜后肿瘤位于腹膜后间隙，常见为软组织肿瘤，但也包括胚胎、生殖泌尿系残留组织引起的肿瘤。也有起源于交感神经系统的肿瘤，如神经母细胞瘤、嗜铬细胞瘤及神经节细胞瘤。国内、外大宗病例分析和个案报道明显地指出，腹膜后肿瘤的病理性质以恶性者较多，约占 2/3。在恶性肿瘤中又以各种肉瘤最多见。

腹膜后肿瘤由于体积较大，常累及邻近器官，外科手术时难以确定其切除边界，从而导致肿瘤残留而复发。局部复发及远处转移仍是主要致死原因。肉瘤完全切除率维持在 50% ～ 75% 之间，完全切除者 5 年生存率达 54% ～ 64%，未完全切除者仅 10% ～ 36%。迄今辅助治疗的疗效不肯定。

一、腹膜后间隙的解剖范围

腹膜后间隙的上界是横膈；外侧界限是腰方肌的外侧缘，相当于第十二肋骨尖端与髂脊间的垂直线；前方是后腹膜、肠系膜根部以及肝右叶后方裸面、十二指肠、升结肠、降结肠和直肠；后方则为腰大肌、腰小肌、腰方肌和腹横肌的腱部。在盆腔内其后壁则为髂腰肌的连续部、闭孔内肌和梨状肌，向下即为提肛肌和尾骨肌所组成的盆膈，在这组肌肉群的表面还附有一层筋膜和松软的结缔组织。以上这些结构形成了一条面积广阔、组织松软、非常有利于感染扩散和肿瘤生长的潜在间隙。

腹膜后间隙的组织器官，除胰腺、十二指肠、部分肝右叶、肾脏、肾上腺、输尿管和结缔组织外，还包括许多重要神经、血管在内，它们是腹主动脉，下腔静脉，门静脉，肾动、静脉，脾动、静脉，肠系膜上、下动、静脉，卵巢或睾丸动、静脉，髂总、髂内外动、静脉以及分支，还有直接来自腹主动脉和下腔静脉的腰动、静脉和骶中动脉以及骶前静脉丛。神经的分布主要有第十二胸神经前支和腰骶神经丛主干及其分支，以及交感神经干、交感神经节、内脏神经丛等。其分支自上而下有髂腹壁下神经、髂腹股沟神经、生殖股神经、股外侧皮神经、股神经、副闭孔神经、闭孔神经以及腰骶神经丛干的坐骨神经。淋巴系统则分布在各血管附近，流向腹主动脉两旁的淋巴主干，在第二腰椎椎体的前方，位于腹主动脉与下腔静脉之间，汇聚成为乳糜池，再由此向上与膈下淋巴结联合进入胸腔，成为胸导管。胚胎性的残留组织和泌尿生殖系统的未退化组织也多沉积在这个间隙之中。

二、肿瘤的组织来源

原发性腹膜后肿瘤系指起源于腹膜后潜在间隙内的肿瘤，但不包括肝、十二指肠、胰、脾、肾、肾上腺、输尿管、骨骼等脏器来源的肿瘤，以及转移性肿瘤。由于恶性淋巴瘤的诊断和治疗有其特殊性，一般不列入本章讨论。腹膜后间隙的组织结构复杂，可发生许多不同种类的肿瘤。

（一）来自胚胎生殖泌尿残留组织

在胚胎期的正常状态下，原始生殖细胞向背中线两侧移动形成生殖嵴，然后再继续演变成为正常的生殖腺。如果生殖细胞在移动过程中停留或迷走到背中线以外的其他部位继续生长，向胚内结构分化者则会形成三种胚胎组织的畸胎瘤；向胚外结构分化者则成为胚体的附属组织，进而会发生绒毛膜上皮瘤或卵黄囊瘤（又称内胚窦瘤）。这些肿瘤有囊性和实质性之分，也有良性和低度恶性与高度恶性之别。来自中肾体残留组织者多演变成浆液性囊肿和黏液性囊性瘤，多见于女性，因男性的中肾体组织均发育为睾丸和输精管。还有未退化的 Mullehan 组织则会形成孤立的子宫内膜瘤及 Mullehan 管囊肿。

脊索瘤是由残留的或错位的胚胎性脊索组织演变而来，好发于骶尾部的神经与骶骨交界处，其体积可生长很大，也可引起骶骨的溶骨性破坏；虽属低度恶性肿瘤，却很早即会产生局部疼痛和压迫症状。来自胚胎残留组织的肿瘤大多位于盆腔腹膜后的骶尾部的前方。畸胎瘤和内胚窦瘤也多见于女性儿童，良性畸胎瘤的发病率高于恶性者。

（二）来自间叶组织

间叶组织来源的肿瘤多属恶性的肉瘤。以脂肪肉瘤的发病率最高，依次为平滑肌肉瘤、纤维肉瘤、恶性纤维组织细胞瘤、间皮肉瘤、血管肉瘤和恶性神经鞘瘤等。也有极少数横纹肌肉瘤、滑膜肉瘤、腺泡状软组织肉瘤、间叶性软骨肉瘤及未能分类的软组织肉瘤。一般肿瘤体积较大，其直径从数厘米到数十厘米。形态各异，有的呈分叶状，有的外被一层假包膜，有的边界清晰，有的漫无边界呈浸润性生长；有的病理形态为良性，而其生物学行为却侵袭性生长，很早就可侵犯其周围的重要神经、血管和脏器。来自间叶组织的腹膜后肿瘤占绝大部分。

（三）来自神经组织

主要来自腹膜后的脊椎神经，包括第 12 胸神经前支及腰骶神经干的所有分支。最多发生的是神经鞘瘤，其周围有一层很完整的包膜。有时可多发或呈哑铃状向椎体或骨盆骨孔延伸生长而固定。恶性神经鞘瘤也是类似情况，唯包膜不完整，易侵犯大血管和破坏附近骨质，多有剧痛，术后易复发。神经纤维瘤和神经纤维肉瘤均无明显包膜，呈浸润性生长，边界不清，体积巨大，这是临床上和良性神经鞘瘤最大的区别。这些恶性神经源性肿瘤不但向其周围的组织器官浸润生长，还可沿其原发的神经纵轴向神经根侵犯，钻入椎孔压迫神经总干并破坏椎体骨质，引发剧痛或截瘫。

来源于交感神经系统的肿瘤一般有三种，即神经母细胞瘤、嗜铬细胞瘤和副神经节瘤。这些肿瘤源于外胚层与神经管之间的神经脊，沿神经管均纵向生长伸展，其中一些细胞演变成部分中枢神经结构，如大脑灰质部和蛛网膜及神经鞘细胞，而大部分发育成为交感神经细胞瘤。

在交感神经细胞胚的发育过程中，一些细胞脱落并进入肾上腺髓部与其结为一体；另一些细胞则演变为神经母细胞，继而变为交感神经节，如发生肿瘤则为神经母细胞瘤；还有一些细胞则演变为嗜铬细胞组织，沿腹主动脉及其分支生长成为副交感神经节链，其中最大一个神经节位于肠系膜下动脉根部，称为 Zuckercandl 体。这些细胞虽有嗜铬特点，但不一定都属功能性。一旦这些细胞发生肿瘤，能分泌升压物质儿茶酚胺者为嗜铬细胞瘤，无分泌功能者多为副神经节瘤。这些肿瘤也有恶变可能。

神经母细胞瘤多见于儿童，高发年龄是 3 ~ 5 岁。这种肿瘤也有分泌儿茶酚胺的功能。

嗜铬细胞瘤与副神经节瘤均详见“肾上腺肿瘤”章，不予赘述。

副神经节瘤可同时伴发胃平滑肌肉瘤和肺软骨瘤，切勿误诊为转移，而是同源于神经系统的肿瘤在不同部位同时发生的表现，应严格鉴别。

（四）来源不明的肿瘤和肿瘤样病变

腹膜后没有上皮组织，但也偶有原发性腺癌发生，这种现象很可能与迷走上皮组织和腹膜后肠源性囊肿有关。还有一些不能分类的肿瘤和肿瘤样病变也常见到：①腹膜后纤维性变（fibrosis）表现为腹膜后弥漫性纤维化，它可以浸润、围绕、压迫腹膜后一切结构，常引起输尿管梗阻、血管狭窄，严重者也可引起十二指肠、结肠和胆总管狭窄梗阻。其形态与组织结构完全表现为炎性浸润性病变，分布于胶原纤维之中，尤多集中于血管周围，明显不同于纤维瘤病，因为它的雌激素受体测定很低。临床上表现为巨大固定肿块，多发生于 50 岁左右的男性，应列为罕见的良性肿瘤样病变。② Castleman 疾病，又称血管滤泡型淋巴结增生、淋巴错构瘤、巨淋巴结增生或滤泡型淋巴网状内皮瘤。1956 年 Castleman 首先报道。多见于纵隔内，至 1992 年止文献资料共有 54 例发生于腹膜后。其特征表现为局限性淋巴组织大量增生，并具有侵袭性，可向周围蔓延生长。病理学分透明血管型、浆细胞型和混合型。患者多无明显症状，半数主要表现为贫血，检查发现肿块和高丁球蛋白血症。局部肿块富含血管，有包膜，色深黄，为均质，常附于邻近的结构上，术前很难诊断，有赖于手术病理确诊。病理诊断也需与风湿性关节炎、自身免疫性疾病、艾滋病和转移性癌相鉴别。手术切除后症状消失，很少复发，但多灶性者预后极差。

第二节 诊断与鉴别诊断

一、症状和体征

腹膜后间隙的解剖范围广，部位深，组织结构复杂，肿瘤种类繁多。又由于早期肿瘤的体积小，除少数内分泌功能性肿瘤外，一般没有任何症状。但随着肿瘤的不断生长，再根据其发生的部位、生长速度、与邻近组织器官的关系和病理性质等，则会出现一系列不同的症状，但总不外乎有压迫性表现、占位性表现、肿瘤毒性反应性表现和内分泌功能紊乱性表现等。这些症状在一定时间内可以单一出现，更可同时出现；有平行也有交叉，不可能完全一致。

（一）压迫性表现

病人主诉的首先症状一般是胀、酸、麻、痛，这是因为脏器受压和肿瘤累及血管、神经等引起的。

上腹饱胀感为胃肠道症状，如进食后不适感觉，继而恶心，严重者会呕吐。凡此情况肿瘤多位于腹膜后间隙的上方。盆腔腹膜后肿瘤压迫直肠和膀胱，就会出现肛门排气和大便不畅感，严重者会有排便困难、次数增多、变形及里急后重下坠感，同时也会有下腹膨胀及小便不畅、尿急、尿频、尿潴留等。巨大肿瘤压迫大血管，影响下肢的静脉和淋巴回流，引起腹壁、会阴部和下肢静脉怒张，严重者会引起下肢和会阴部肿胀和沉重感。另外肿瘤本身体积的增大也可刺激腹膜产生膨胀感觉。同时肿瘤所产生的毒素也会影响胃肠道的正常蠕动，从而更感到腹胀不适。如肿瘤累及门静脉系统，影响了腹腔内脏器的静脉回流，也会产生大量腹水，腹胀感更会严重。

酸的感觉往往出现在腰部、臀部和下肢。腰酸是肿瘤本身的重量及其压迫刺激腰椎神经引起的。如果肿瘤压迫肾脏和输尿管引发肾盂积水，就更会加重腰部酸胀感。

麻木和疼痛的感觉除了一部分腹膜后神经源性肿瘤，如神经鞘瘤本身的刺激外，其他组织来源的巨大肿瘤都会引发，这是由于肿瘤压迫或侵犯了附近神经根部，甚至破坏附近骨质的缘故。麻木和疼痛只是程度的不同。这些感觉可延伸到臀部、会阴部和下肢。

（二）占位性表现

腹部肿块和盆腔肿块主要是占位表现，多因肿瘤压迫不适后发现，或就医时体检发现，或施行其他腹腔手术时偶然发现；在儿童也多为其亲属或就医体检时发现。肿块多为单发，呈球形或橄榄球形，也有哑铃形、不规则形及分叶状等。脂肪源性肿瘤的好发部位多在肾脏周围或肠系膜根部，多呈分叶状，有时还跨越中线。盆腔腹膜后的脂肪源性和神经源性肿瘤可能穿出坐骨大孔、闭孔以及腹股沟韧带和坐骨直肠窝向外生长；有时囊性畸胎瘤还能穿破骶尾骨或在骶尾骨附近向外溃破形成溃疡或窦道，久治不愈。经肛门指检会发现溃疡和窦道是来自盆腔肿瘤。

（三）毒性反应表现

巨大肿瘤的代谢产物和肿瘤坏死组织产生的毒素，直接危害着机体，会引起全身发热；消化系统功能紊乱影响着消化和吸收，也会引起全身营养不良；泌尿系统的排泄障碍，更易继发尿毒症。这一切毒性反应再加上肿瘤本身的大量消耗，致使病人日渐衰弱。如不及时给予处理，预后极差。

（四）内分泌功能紊乱性表现

低血糖是巨大肿瘤的首先症状，在临床并不少见。对这一现象的说法不一。有人认为巨大肿瘤的生长代谢会消耗大量糖原，导致全身出现低血糖；也有人认为腹膜后巨大肿瘤能分泌一种类胰岛素物质，当其分泌量达到一定程度时，就可出现低血糖症状。

阵发性高血压是腹膜后肾上腺外嗜铬细胞瘤的一种特有的症状。化学感受器瘤也会出现高血压。

二、检查方法及诊断

（一）临床检查

询问病史，结合症状，进行体格检查和辅助检查等是诊断疾病的手段。腹膜后肿瘤的诊断也是如此。体格检查时，一般习惯是要求检查者立于患侧一边，一手托在肿块处的后方，另一手放在肿块的前方，两手互相轻压肿块，前后推动。也可一手略施压力向前顶托，另一手放松；或一手向后轻压肿块，另一手放松，如放松的手有肿块冲击感，或加压的手有饱满感，则应诊断为腹膜后肿瘤。与此相反，后放的手感到空虚，仅前手能触到肿块，则应为腹腔内肿瘤。采取胸膝位检查时，腹腔内肿瘤和肠系膜肿瘤比较活动，而腹膜后肿瘤较固定。对一切腹部肿瘤要常规作肛门指检，特别对盆腔腹膜后肿瘤的诊断是一种简单有效的可靠检查方法。如有“甲状腺功能亢进”、月经紊乱以及阵发性高血压和血糖不稳定病史，应进一步检查，考虑嗜铬细胞瘤等可能。

（二）X线摄片

腹部平片对诊断腹膜后肿瘤无特异性，可协助诊断，自CT开始应用以来，其重要性有所下降。脂肪肿瘤通常表现为局限性可透X线的肿块。对于畸胎瘤及神经母细胞瘤，腹部平片偶可发现其中的钙化物质，如牙齿、骨骼等。腹部平片如显示肾影移位、腰大肌影消失及胃泡变形，提示有腹膜后病灶。侧位、斜位片可协助确定腹膜后肿瘤的位置，肾脏的形状及位置改变。胸部摄片可显示膈肌升高，肺门淋巴结肿大或肺转移灶等病变。目前腹膜外空气造影已极少采用。

（三）胃肠钡剂检查

胃肠钡剂检查对腹膜后肿瘤的诊断缺乏特异性，但有一定的定位价值，有人主张应常规应用。约 50% 左右腹膜后肿瘤可显示胃肠道受侵犯或移位等异常，胃肠钡剂检查对判断肿瘤是否涉及胃肠道本身很有帮助，可帮助排除原发于肠道的病变，判断腹膜后肿瘤的部位。腹膜后肿瘤长大时，可压迫或涉及胃肠道，通过胃肠钡餐或钡剂灌肠检查，胃肠道固定部分如胃附着部、十二指肠球降部、十二指肠空肠曲、肝脾曲、升降结肠与腹后壁连接部，易于在钡造影片上显示非特异性移位。横结肠移位意义不大。也可采用侧位和斜位摄片来检测腹膜间位脏器，通过出现明显向前、外侧移位，来推测腹膜后肿瘤的诊断。另外，肿块位于下腹部，肠道可以向上或向一侧移位，肿块位于上腹部，小肠和横结肠可下移。将泌尿系造影术与胃肠道造影检查可使 60% 以上的腹膜后病人得以确诊，故主张将两种检查结合应用。

（四）泌尿系造影术

输尿管附着于腹后壁，腹膜后间隙肿瘤易于影响其行程，压迫浸润泌尿系统可产生输尿管扩张或肾盂肾盏扩张。静脉肾盂造影或逆行肾盂造影是诊断腹膜后及盆部肿瘤最基本的检查，两者的综合利用适用于邻近肾脏或输尿管行经的腹膜后肿瘤的检出，可显示肾、输尿管或膀胱的移位、浸润或尿路本身的病变，60% 以上腹膜后肿瘤肾盂造影可发现异常。造影可见肾脏向内或向前移位、肾门转向前、肾盂或输尿管受压积水等征象。恶性肿瘤可引起输尿管扭曲、移位和梗阻，良性肿瘤多数仅见输尿管移位，扭曲和梗阻少见。

如因过敏而不能使用造影剂时，应采用放射性核素检查，以判断肾功能并确定是否有泌尿系梗阻。

（五）血管造影术

血管造影已被认为是腹膜后肿瘤重要的检查方法，多在 CT 不确定血管内侵犯情况时用此方法，有时在计划手术方案及辅助术前化疗时颇有价值。其方法有腹主动脉造影、选择性腹腔动脉造影、下腔静脉造影等。选择性动脉造影诊断腹膜后肿瘤的意义在于：①发现肿瘤的血供，腹膜后肿瘤的血供来源为：上腹的来自肋间动脉，肾上方的来自膈下动脉、腰动脉，肾周的为肾、肾上腺、肾周血管，下腹的来自腰动脉，髂动脉，卵巢动脉等。通过选择性注射，可确立肿瘤的起源；②根据动脉造影所显示的腹主动脉及其分支的行径、分布及形态等改变，可以区分腹腔内或腹膜后肿瘤；③了解肿瘤内血管分布情况；④排除肾及肾上腺病变，确定肿瘤大小及位置，尚可提示肿瘤的良恶性。

动脉造影的表现有：①动脉移位：是最重要的征象，以肾动脉移位最常见，依次为肠系膜上动脉和腹主动脉。正常血管的移位是鉴别诊断的重要依据；②血管异常：表现为血管扩张、拉长、延伸、分离、簇状、幔状、辐射状、地图状等，或表现为肿瘤区血管稀少甚或缺如。在恶性肿瘤有时出现血管增生、粗细不一、行经不规则，而良性肿瘤很少显示血管增生象。单侧腰动脉扩张是腹膜后肿瘤的早期改变，继发于腹主动脉—髂动脉梗阻的侧支循环亦产生相同改变；③动脉包绕：是恶性征象之一，但较少见；④动脉梗阻：常提示该动脉血供之脏器被肿瘤侵犯。

静脉造影术：多采用下腔静脉造影术，以显示下腔静脉受压移位或侵犯，有助于分析下肢水肿的原因，术前设计下腔静脉的处理方法。

血管造影所见与肿瘤组织学类型无相关性。

（六）B 超检查

B 超在评估腹膜后肿瘤方面并非理想方法，15% ~ 30% 因肠袢阻挡而不适用于 B 超。但 B 超检查无禁忌证，是一种非侵入性的检查方法。B 超诊断腹膜后肿瘤的意义在于：①能显示出肿块的位置、大小、数目、实体或囊性，以及与周围脏器的关系；②鉴别腹腔内肿瘤和腹膜后肿瘤，可显示临床上尚不能触及的肿瘤；③ B 超诊断是非特异性的，不能明确肿块的组织学类型，近年来 B 超引导下细针穿刺活检术弥补了这一不足；④ B 超这一非侵入性的诊断方法还可用于腹膜后肿瘤病人术后的长期随访。

（七）CT 扫描

CT 是腹膜后肿瘤术前最有用的影像学检查。它用于发现腹膜后肿瘤、判定肿瘤特征、分析肿瘤来源，具有较强可靠性。近年 CT 已广泛应用于诊断腹膜后肿瘤，该检查图像清晰，80% ~ 90% 可发现直径 2cm 以上的肿瘤的部位、大小、形态、数目、密度、边界等，能明确显示肿瘤侵犯周围脏器的程度，周围脏器、血管的移位情况及腹膜后淋巴结肿大情况。如必要可增强以显示主要血管、输尿管位置、双侧肾功能。对于腹膜后肿瘤术后病人的随访，CT 亦被列入常规检查项目。

实质性肿瘤的密度较高，故 CT 值较高，假性囊肿型肿瘤质地均匀，密度低，CT 值也低，混合性肿瘤质地不均匀，CT 值范围大。脂肪瘤的密度均匀，边界清晰锐利，CI 值接近于正常脂肪组织；脂肪肉瘤的密度欠均匀，边界不清，具有浸润性，CT 值大于正常脂肪。肿瘤内出现大块坏死或高低密度不均匀，可见于平滑肌肉瘤或畸胎瘤，CT 图像上大块坏死表现为肿瘤内的低密度区，CT 值可在 0 ~ 15Hu 之间，如有出血，CT 值也可增高。恶性淋巴瘤表现为腹膜后淋巴结肿大，于主动脉、下腔静脉和胰腺周围呈分散或融合成块的肿大淋巴结影。多血管性血管瘤和血管外皮瘤 CT 片上血管性增强值大。临床表现有儿茶酚胺过多和在主动脉旁有肿块时，提示为副神经节瘤，CT 表现为均匀一致低密度肿块，增强后改变不明显。

（八）MRI 成像

腹膜后器官很少受生理运动的影响，而 MRI 又可进行除横断面以外的冠状面、矢状面或其他任意切面检查，其图像清晰，故其特别适用于腹膜后肿瘤的术前检查。早期经验显示 MRI 可提供比 CT 更多的信息，不用造影剂术前即可判断腹膜后肿块的血管特征及血管受累程度。以前不能经 CT 轻易区分的肿瘤与正常组织，通过 MRI 可区分出来。MRI 的多平面显示尚可提供 CT 所不能提供的分期信息，而 CT 的肿瘤检出率和显示肿瘤特性的能力均稍逊色于 MRI。MRI 发现肿瘤的敏感性和特异性分别为 96% 和 83%。与 CT 比较，MRI 能显示肿瘤内血肿、积液、积脓、组织坏死和水肿等特性。冠状位扫描可显示下腔静脉位置及通畅性，T1 加权可较好地确定肿瘤与周围实质脏器关系，T2 加权最适用于显示腹膜后肿瘤邻近肌肉的侵犯情况，在确定肿瘤在腰大肌或腰方肌内的侵犯程度以及紧邻嵴孔的肿瘤方面尤有价值。MRI 图像上肿瘤的钙化使其在 T1、T2 加权图像上显示为低信号。对恶性纤维组织细胞瘤的诊断，在发现肿瘤范围及其与肿瘤周围组织和血管的关系时，MRI 亦优于 CT。腹膜后纤维化的 MRI 表现为，恶性纤维化其软组织肿块沿脊柱延伸，与腰大肌重合，界限模糊，病变边界不清，但不侵及锥体，T1 加权像上病变信号强度类似或低于脂肪；良性纤维化软组织块边缘清楚规则，不侵犯腰大肌，但边缘可分叶，围绕腹膜后血管，T1、T2 加权像上病变为均匀一致信号强度，与肌肉信号类似。MRI 能够确定肿瘤范围并判断神经血管束受累情况，并有助于黏液样脂肪肉瘤和非典型脂肪瘤与其他类型的脂肪肉瘤的鉴别，在 MRI 图像上，肿瘤细胞的脂肪成分越多，T1 图像的信号强度越低，黏液样脂肪肉瘤和非典型脂肪瘤显示的独特的 MRI 改变是：T1 图像表现为弯曲和 / 或不规则的结节状肿块伴有不均匀的中等信号强度，以及混合性的高信号间隔；T2 图像则表现为肿块的大部分为中等信号强度，而间隔呈现较低信号。其他类型的脂肪肉瘤（如多形性、未分化性），其 T1 和 T2 图像显示为更不均匀的低信号。血管瘤及血管外皮细胞瘤显示为多血管性，MRI 图像可显示 Tl 低信号、T2 高信号的血管影。

（九）针吸细胞学检查

经皮穿刺活检对腹膜后肿瘤术前诊断颇有价值，尤其在怀疑腹膜后肿块为淋巴瘤及转移癌等不需外科处理的肿瘤时，穿刺病理诊断可为其治疗提供重要依据。操作熟练者 95% 可获取足够材料进行细胞学检查。术前针吸细胞学检查，其主要目的是鉴别腹膜后肿块良、恶性，尽可能确定肿瘤的病理类型，协助外科医师确定手术的意义，制定手术方案。

腹膜后肿瘤针吸细胞学检查尚存在一定的假阴性，约占 10% ~ 20%。为提高对腹膜后肿瘤的诊断符合率，应注意：①获得较清晰的超声图像，宜在 B 超引导下进行穿刺；CT 成像所提供的准确解剖定位为经皮活检提供了安全引导。②采用肿瘤内旋转进针法，获取较多的细胞标本。③针吸细胞学诊断应由经过专门训练的病理医师完成，必要时重复穿刺或采用会诊方式明确诊断。

研究表明，针吸细胞学检查不影响患者的生存率及存活质量。针道肿瘤残留本身少见，且经随后手术切除而更使肿瘤扩散的危险性降低。虽然一些严重的并发症（出血、腹膜炎、菌血症、肿瘤扩散等）在理论上是可以发生的，但实际上，其发生率很低。腹膜后肿瘤的细针活检的细胞学分析较困难，因为软组织肿瘤的诊断不仅依赖于单个细胞学，且依赖于组织结构，在对巨大肿瘤进行针刺活检时，所得标本难以代表整体病变情况，故诊断有疑问时，需剖腹探查。

（十）病理诊断

腹腔镜及腹腔镜直视活检在腹膜后肿块者是可靠的病理诊断方法。术中冰冻检查，明确肿瘤性质，对确定手术方案等有重要意义。

（十一）实验室检查

实验室检查主要是鉴别和诊断腹膜后的内分泌功能性肿瘤。成人的嗜铬细胞瘤和儿童的神经母细胞瘤，均可分泌儿茶酚胺，可从病人的尿液中测定其代谢产物香草扁桃酸（VMA）的排泄量，如高于正常值有诊断价值。另一种腹膜后内胚窦瘤，是胚胎期性细胞演变成的性腺外的肿瘤，多为恶性。这些肿瘤细胞具有合成 AFP 的功能，临床上可根据病人血液中甲胎蛋白（AFP）含量的高低来诊断该肿瘤，也可赖以判断手术的彻底性及随访中检查有无复发并推测其预后等，很有价值。巨大的腹膜后肿瘤往往会出现低血糖症状，测定血糖并加以控制，有利于手术前、后的处理。

三、鉴别诊断

原发性腹膜后肿瘤必须与其他更为常见的腹膜后良、恶性病变进行鉴别。需要鉴别的疾病很多，多囊肾、肾积水及肾上腺肿瘤是肾脏最常见的疾病，位于腹膜后两侧；胰腺肿瘤及假性囊肿位于中腹部；肝肿瘤、肝囊肿及脓肿位于右侧；脾、胃病变位于左侧；在盆腔、卵巢、子宫肿瘤以及膀胱本身可与腹膜后肿瘤混淆。腹主动脉及髂动脉动脉瘤可能与腹膜后肿瘤相似，但有搏动性。肾上腺的广泛肿瘤可能表现为腹膜后肿块。另外，腹腔或腹膜后的炎性病变亦可与腹膜后肿瘤混淆，虽然炎症常出现发热及其他全身症状。腹膜后副脾虽罕见，但易误诊为腹膜后肿瘤。最常误诊的腹膜后脏器肿瘤是肾上腺、肾、胰腺。

有时，腹外肿瘤可首先表现为腹部肿块。例如原发睾丸的隐性肿瘤，可表现为巨大腹膜后淋巴结转移。腹膜后肿块伴发热可能是累及各个部位及器官的淋巴肿瘤的最初表现。鉴别这些疾病，除了详细询问病史，全面了解临床症状及体征外，还需依靠一系列的辅助检查方法的综合利用。

恰当的影像学检查及组织学检查是腹膜后肿瘤鉴别诊断的关键，诊断与鉴别诊断腹膜后肿瘤要全面、综合、有步骤地运用各种检查方法。可首先采用非侵入性的检查方法，如腹平片、B 超、CT，如需明确组织类型，可采用 B 超或 CT 引导下的细针穿刺活检术。如果 B 超、CT 尚不能完全确诊，再采用消化道钡餐、静脉肾盂造影、血管造影等方法，以期获得完整的检查资料，加以综合分析，并为手术治疗及其他辅助治疗提供可靠依据。

在恶性腹膜后肿瘤中，40% 为淋巴瘤或各种泌尿生殖嵴肿瘤，55% 为肉瘤。间充质来源肉瘤常为异质性，含不规则实性、半实性及由病理性坏死形成的液化区，而淋巴瘤为多发性，可进行鉴别。

腹膜后肿瘤有以下情况者应考虑为恶性肿瘤：①肿瘤发展较快；②瘤体最大直径 ≥5.5cm；③出现症状；④无钙化；⑤边界不规则；⑥出现囊性变或坏死。但最终肿瘤性质需行手术探查以取得病理依据。

第三节　治　疗

原发性腹膜后肿瘤，主要来源于中胚层的间叶组织肉瘤，除恶性淋巴瘤、少数神经源性肿瘤外，绝大多数对放、化疗以及其他辅助治疗不甚敏感。故原发性腹膜后肿瘤应以手术治疗为主，酌情辅以放疗、化疗、热疗及生物治疗。

一、手术治疗

（一）手术基本原则及要点

外科手术是治疗原发性腹膜后肿瘤最重要的手段。其原则是争取完整、整块切除肿瘤，包括周围受累的组织和器官，不残留肿瘤包膜和肿瘤组织，不切破肿瘤。所以在手术前应做好细致全面的影像学检查，如B超、CT扫描MRI，甚至选择性血管造影，以准确判断肿瘤大小、边界，与周围组织、器官的关系，使术者能在手术前制定正确的手术方案，并且对手术的难度有充分的评估。

由于手术切除肿瘤的边界不够完整，而导致的局部复发很常见。若能整体切除，可明显降低肿瘤局部复发率。一般认为单纯手术切除不加辅助治疗，应在肿瘤四周至少lcm切除肿瘤，而配合辅助放疗，可在肿瘤四周0.5cm范围切除肿瘤。

保证巨大腹膜后肿瘤手术切除成功的要点是，做一个足够大的腹部切口、创造一个暴露良好的术野、找到一个正确的手术解剖间隙、对手术中出血及应急处理有一个充足的思想准备、制定一套完善合理可变的肿瘤切除方案，包括可能切除的脏器和血管及重建方案。最后要有一个平稳的麻醉和良好的心脏、血压、呼吸监测系统。

腹膜后肿瘤发病隐蔽，生长缓慢，临床出现症状时，肿瘤多较巨大，累及重要器官和血管时给手术分离和切除带来困难。对巨大的腹膜后肿瘤，应强调做一满足手术操作需要的大切口，作者的经验是腹部正中切口利于上下延长，根据需要切口可从剑突至耻骨联合，必要时加做左右横切口，甚至做腹部大十字切口，充分显露术野，以免给深部操作带来困难，或在视线不清的情况下盲目操作，导致误伤、大出血等并发症。盆腔腹膜后肿瘤，体积巨大时，肿瘤四周无足够的空间供术者解剖游离，有时需要切开耻骨联合，使肿瘤有松动的余地，利于术者解剖肿瘤四周间隙，缩短手术时间，减少术中出血。

腹膜后肿瘤手术时应选择正确的进路，位于腹部右侧的肿瘤，应经升结肠外侧腹膜切开，将升结肠连同系膜与肿瘤分开翻向内侧，沿此间隙解剖游离肿瘤四周。位于腹部左侧的肿瘤，应切开降结肠外侧腹膜，从此间隙解剖分离肿瘤。应避免从肿瘤表面直接切开腹膜，这样可能损伤结肠系膜血管，破坏肠管血运，导致不必要的肠管切除。

位于盆腔的腹膜后肿瘤，若位置很低，如骶前畸胎瘤、脂肪肉瘤或神经源性肿瘤，可经骶部切口入路或腹骶联合切口入路。有些骶前恶性神经源性肿瘤、恶性畸胎瘤侵犯骶椎，此时应将受侵的骶尾骨一并切除，一般切除至第三骶椎是安全的，若要切除第二骶椎以上，将影响骨盆的稳定性。

巨大腹膜后肿瘤整块切除有时很困难，为了手术能安全进行，需要分割切除。如盆腔肿瘤空间狭小，难以暴露，肿瘤巨大基底与重要大血管相连，这时采用肿瘤分块切除，才有可能在直视下处理肿瘤与重要血管或重要脏器的关系，才能保证手术安全，使这些原来认为不能切除的肿瘤也有可能切除。

（二）术中大出血的处理

由于原发性腹膜后肿瘤起源部位的特点，决定了其周围毗邻与大血管有密切的关系，并具有丰富的血液供应，对于巨大腹膜后肿瘤更是如此。而巨大腹膜后肿瘤、复发性腹膜后肿瘤，由于暴露困难、解剖不清、周围关系复杂，这些病例的手术尽管术前做了充分的准备，有时也难免发生术中大出血，导致失血性休克，危及生命。

腹膜后肿瘤术中大出血的可能情况有以下几种：一是腹膜后大血管误伤破裂出血，如腹主动脉、下腔静脉、髂血管、肠系膜血管，以及腹膜后器官供应血管；二是肿瘤周围的粗大供瘤血管在肿瘤游离过程中破裂出血；三是盆腔肿瘤在游离骶前间隙时，骶前血管破裂出血；四是肿瘤切除之后瘤床出血不止。

腹膜后肿瘤术中出血量大时，如超过3000ml，由于循环血量不足，病人会出现血压下降、心率加速等失血性休克症状，此时应及早与麻醉医师联系，密切监测生命指标，最好进行动脉压监测，快速补充血浆、血球、羧甲淀粉以及进行其他抗休克措施。在出血原因不明时，切忌慌乱中盲目钳夹，造成重要大血管或腹膜后器官误伤，而且腹膜后大血管的裂口可能在止血钳的钳夹下越裂越大，出血更加凶猛，危及病人生命。此时立刻以手指或纱布纱垫压迫止血，迅速判明出血原因，若为大血管破裂出血，立刻取出血管器械，用无创钳控制破裂的大血管，直视下缝合修补。

在判明是腹膜后肿瘤周围的供瘤血管出血时，可用止血钳钳夹止血，给以缝扎或结扎。

骶前出血有时很难控制，由于盆腔肿瘤占据几乎所有的空间，出血部位无法很好显露，难以直视下妥善处理，只能采取纱布、纱垫压迫，临时止血，等肿瘤切下后再彻底止血。

当巨大的腹膜后肿瘤经过长时间的手术被切下后，由于手术过程大量的出血和输血，丢失很多凝血物质，病人的凝血机能很差，肿瘤床出血有时很难控制，可见出血的血管结扎或缝扎后，创面仍不停渗血，尽管局部使用各种凝血海绵或纱布，也无法控制渗血，而病人的血压脉搏很不稳定，应尽快结束手术，此时最有效而简便的止血方法，就是用子宫纱条或纱垫填塞、压迫创面，缝合切口，结束手术。

（三）肿瘤累及大血管和脏器时的处理

腹膜后肿瘤常侵及周围大血管，它是影响肿瘤彻底切除的主要障碍。因此正确处理好受侵的大血管，是腹膜后肿瘤彻底切除的关键。手术医师术前应仔细分析所有的影像学资料，包括B超、CT、MRI、DSA等，判断肿瘤部位、与比邻大血管的关系、血管受累情况、预计血管处理方案。血管造影在判断肿瘤供血、大血管梗阻及侧支代偿和术前栓塞治疗上有重要意义。

1. 下腔静脉、肾静脉、髂静脉的切除与重建：腹膜后肿瘤累及下腔静脉多为推挤压迫、包绕，少数浸润下腔静脉壁或在腔内形成瘤栓，多为慢性梗阻或狭窄，机体已有不同程度的侧支循环建立，这时在肾静脉以上切除下腔静脉，不需重建。但如肾静脉血流受阻，则应行血管重建，至少保证一个肾脏血液回流。左肾静脉有较多属支和恒定吻合干预周围静脉相连，所以左肾静脉靠近下腔静脉切除，保留侧支循环，不需重建血管。若术前造影显示有丰富的侧支循环代偿，可不需血管重建；否则应及时重建血管，重建方式根据术中情况灵活运用，以安全、简捷为原则。在右肾已切除，欲切断左肾静脉前，先暂时阻断左肾静脉，观察膀胱内尿的排量，有助判断是否行左肾静脉移植。

2. 门静脉、肠系膜上静脉的切除与重建：一般情况，切除 5cm 以内，可行端端吻合，超过者应血管移植。需要强调门静脉、肠系膜上静脉切除与重建时，血管阻断时间应在 30 ~ 60 分钟内。吻合前松解肠系膜根部，使吻合口无张力。

3. 腹主动脉、髂动脉切除与重建：腹膜后肿瘤常累及腹主动脉、肾动脉、髂动脉，有时完全包裹或浸润严重，术中若欲分离，不仅手术时间长、出血多，而且可能有肿瘤组织残留。因此，正确的选择是连同动脉在内的肿瘤整块切除，再行血管移植。由于动脉壁厚，且有动脉鞘保护，有些腹膜后肿瘤与动脉的粘连，也可在仔细、耐心解剖下，成功分离。此时往往需要切开动脉鞘。

腹膜后肿瘤也常累及周围器官，而需同时切除受累脏器，行联合脏器切除。常需切除的脏器有结肠、肾脏、小肠、胰尾、输尿管、膀胱等。

（四）复发性腹膜后肿瘤的再手术治疗

尽管腹膜后肿瘤肉眼上能完整切除，甚至病理切片切缘无肿瘤残存，但仍存在很高的术后复发率，尤其是恶性腹膜后肿瘤。复发原因与下列因素有关：①术中无法切除足够的安全边界；②术中操作致肿瘤破溢种植；③探查手术致肿瘤播散；④分叶状肿瘤部分遗漏残留。文献报道复发率高达 49% ~ 88%，复发中位时间为 1.1 ~ 1.3 年。因此外科医生面临许多复发的腹膜后肿瘤治疗问题。为减少复发或延长复发时间，除针对上述四点采取相应对策外，特别强调第一次手术的细致和彻底。腹膜后肿瘤术后需定期密切随诊，一旦证实复发，应争取再次手术。腹膜后肿瘤大多数恶性程度较低，多为局部复发或种植转移，较少有远处转移，而且大多数复发腹膜后肿瘤对放疗、化疗不敏感。目前的观点认为大多数复发腹膜后肿瘤的首选治疗仍然是手术切除。

复发腹膜后肿瘤再次手术的难点在于解剖关系和层次不如初次手术清楚，这些肿瘤多为恶性，且恶性程度较高，与周围组织器官界限更加不清，要再次彻底切除肿瘤，往往需要联合脏器切除。由于复发肿瘤手术难度大，更易伤及大血管，出血多，术前应做好充分的技术准备和备好充足的血源。

基于腹膜后肿瘤复发的特点以及其生物学特性，多次复发的腹膜后肿瘤可以反复手术切除，达到缓解症状，延长病人生存期的目的。复发腹膜后肿瘤采取积极手术治疗，可取得良好疗效。

（五）围手术期处理

1．腹膜后肿瘤手术前准备

除了普通手术的常规准备，应强调以下几点：①常规胃肠道清洁准备，以备术中做肠道切除，大多数巨大腹膜后肿瘤术中均涉及肠道，尤其是结肠。②盆腔肿瘤，女性病人应行阴道清洁准备，因术中可能伤及阴道，而需要切除和修补。③强调全面的、准确的影像学检查，如B超、CT、MRI，要求图像清晰，能给手术医师提供准确、可靠的病情资料，如肿瘤大小，位置，与周围脏器、血管的关系，有利正确制定手术方案。根据需要做静脉肾盂造影、选择性动脉造影（DSA）。④备好充足的血源。对巨大、复发、复杂的腹膜后肿瘤，应有3000 ~ 5000ml的储备血。⑤充分准备手术器械和设备，如血管器械、氩气刀等。⑥建立大静脉通道，根据需要进行动脉压监测。备术中中心静脉压测定。⑦术后注意生命体征监测，血气分析、生化指标应根据需要随时复查。⑧对输尿管可能移位较重的病例术前应放置输尿管导管以防术中损伤。

2．术后处理

术后通过心电图监护及24小时出入量、氧饱和度、中心静脉压、动脉压等监测，及时发现有关并发症。

（1）腹腔出血为最常见并发症，尤其在术后3天内出血常见，出血量多少不等。因肿瘤创面大而出现的渗血，只要生命体征平稳，可以保守治疗，包括输血，应用止血药物。术中经大量输血者，还可输入凝血酶原复合物，以提高凝血功能。如出血量较多，颜色鲜红，应即再次手术止血。手术中填塞的纱条一般在术后5 ~ 7天开始逐日缓慢拉出，以避免再出血，有时需近1个月才全部拔除。

（2）肠梗阻：术后7 ~ 10日出现的肠梗阻多为粘连性及功能性，与手术创面较大有关。可保守治疗。如症状不缓解可摄腹部X线立卧位片，根据病情决定是否再手术治疗。由于腹膜后肿瘤常行联合脏器切除，腹膜后及肠系膜重建过程中应防止遗漏孔隙，以免造成日后内疝及狭窄性肠梗阻。

（3）其他术后并发症还包括肾功能衰竭、诱发心律失常、肠切除后吻合口瘘、胰腺部分切除后胰液漏等，可根据病因处理。

二、放射治疗

腹膜后肿瘤以手术为主，但术后复发率较高，且多在术后1 ~ 2年内复发。放射治疗的目的就是减少复发、提高肿瘤的局部控制率，以达到提高生存率及生存质量的目的。腹膜后肿瘤的放射治疗主要包括术前放疗、术中放疗及术后放疗。

（一）术前放疗

对一些生长迅速，放疗敏感的肿瘤，如脂肪肉瘤，术前放疗可使肿瘤缩小，能使原来不能切除的肿瘤转变为可以手术切除；使切除不彻底的手术转变为较彻底的手术。术前放疗的目的有两个：一是减少局部复发机会；二是使肿瘤缩小，便于手术。主要适应于：①肿瘤生长较快；②肿瘤较大，估计手术切除不易彻底；③分化差的复发性病变。

（二）术中放疗

术中放疗是指经手术切除或暴露肿瘤，在手术中一次大剂量照射病灶、术后瘤床或残存灶、淋巴引流区。如肿瘤完全切除，为降低高复发肿瘤的局部失败率，杀灭潜在病灶或亚临床病变，给予手术区及淋巴引流区照射为预防性照射。治疗性照射是指肿瘤未能切除或残存肿瘤的放疗。预防性照射不用术后体外放疗配合，而治疗性术中放疗后需与体外放疗联合。

术中放疗适应证：①根治切除肿瘤，术中预防照射引流区、瘤床；②外侵肿瘤因解剖关系无法切除或术后残存瘤灶；③肿瘤敏感性差或临近敏感组织的病例；④心肺功能差或其他原因不宜根治切除肿瘤；⑤手术加放疗或单纯外照射后复发。

（三）术后放疗

适应证：①手术范围包括正常组织太少，姑息手术切除者；②广泛切除术后仍有残存病变者。

三、化学治疗

治疗腹膜后肿瘤应以手术为主，但近年来由于化疗的不断发展和新型化疗药物的不断涌现，化疗正逐渐成为腹膜后肿瘤综合治疗的手段之一。根据腹膜后肿瘤来源的不同，化疗敏感性差别很大，对于来源于胚胎组织、淋巴组织和部分间叶组织的腹膜后肿瘤化疗相对比较敏感，如恶性畸胎瘤、生殖细胞肿瘤、恶性淋巴瘤、间皮肉瘤、横纹肌肉瘤、部分滑膜肉瘤等；而对于来源于神经组织和部分间叶组织的腹膜后肿瘤则对化疗不敏感，如恶性纤维组织细胞瘤、脂肪肉瘤、平滑肌肉瘤、恶性神经鞘瘤、神经纤维肉瘤等。

根据病灶大小及肿瘤转移的范围，化疗可以选择不同的时机。针对肿瘤转移范围较大，难以彻底切除者，可考虑术前化疗，使肿瘤缩小而达到手术切除的目的，此又称为新辅助化疗，此方法为手术争取到新的机会，同时也相当于进行体内药敏试验，通过化疗后手术切除标本病理学检查来判断化疗的敏感性，对于术后辅助化疗提供治疗经验。对于手术已切除者，可予术后辅助化疗，一方面可清除体内残留肿瘤；另一方面也可预防或延缓肿瘤复发。对于已失去手术机会或术后转移复发者行根治性化疗或姑息性化疗。

根据病灶的情况来选择化疗的方式，主要包括静脉全身给药、动脉局部给药、腹腔化疗等，对于后二者可以使病灶局部在短时间内达到较高的药物浓度，比较适用于局部病灶较大而全身转移较少的病人。静脉全身给药可用于术前、术后辅助化疗，但由于腹膜后血液供应等因素疗效并不理想，而且其全身毒性相对较大；动脉局部给药多用于术前肿瘤病灶较大难以手术切除者，采用此法可使肿瘤病灶迅速缩小，争取手术再切除的机会，并全身毒性较小，但动脉插管需一定的技术和条件；腹腔化疗适用于肿瘤局限于腹腔、局部增长较快、对化疗比较敏感的肿瘤病人，也可用于手术时肿瘤已广泛播散或种植于腹腔而手术未彻底切除者，由于大多数病人无腹水，腹腔化疗时要选择合适的药物，避免刺激性较大的药物，并且一定要给予充足的水量，以免局部刺激较大，另外，次数不宜过多以免加重肠粘连而导致肠梗阻，可选择顺铂（60mg/ 次），每次腹腔内注射 1500 ~ 2000ml 生理盐水，每 7 ~ 10 天进行一次，总计 2 ~ 4 次。

对于腹膜后肿瘤有效的常用化疗药物很多，如长春新碱（VCR）、长春碱（VLB）、长春地辛（VDS）、环磷酰胺（CTX）、异环磷酰胺（IFO）、阿霉素（ADM）、顺铂（DDP）、卡铂（CAB）、氨甲蝶呤（MTX）、达卡巴嗪（DTIC）、放线菌素 D（KSM）等。其中单药最有效也是最常用的化疗药物，包括 IFO、ADM、DTIC、VDS 等。需注意要根据肿瘤的病理类型来选择不同的化疗药物和方案。对于恶性畸胎瘤、生殖细胞肿瘤一般选择 DDP+ADM+CTX 等药物，对于恶性淋巴瘤通常选择 VCR+ADM+CTX+ 地塞米松等药物，而对于间皮肉瘤、横纹肌肉瘤、滑膜肉瘤等多选择 IFO+ADM+CAB 或 VDS 等。

四、腹膜后肿瘤预后

腹膜后肿瘤治疗后的复发率很高，虽经再手术或多次手术，有的甚至辅加放疗和化疗的综合治疗，但其疗效仍不满意。据复旦大学附属肿瘤医院收治并随访到的 201 例的统计，5 年和 10 年生存率分别为 61% 和 54%，其中 88 例良性肿瘤者分别为 96% 和 95%，而恶性肿瘤完全切除 58 例的 5 年和 10 年生存率仅分别为 56% 和 30%，部分切除及探查活检术后辅加放疗和（或）化疗的 5 年和 10 年生存率只有 8%，两者相比有显著差异（$P < 0.001$）。

又据 60 余年来国内、外一些资料的统计，虽然恶性肿瘤的切除率不断上升，但生存率并无明显提高。其主要原因是：①由于腹膜后间隙的解剖关系，不可能有一个足够的切除安全区；②肿瘤体积巨大，与重要组织器官关系密切，手术难度也大，术中难免有意或无意切破肿瘤，导致医源性种植性播散，极易复发；③其他辅助治疗，如放疗和化疗等收效甚微。因此，目前对腹膜后肿瘤只有提高手术操作技术，努力彻底切除肿瘤，才是减少复发和提高生存率的最佳治疗方法。

第十一章　原发性肝癌

第一节　概　述

原发性肝癌(Primary liver cancer，PLC，以下简称肝癌) 是常见恶性肿瘤。由于起病隐匿，早期没有症状或症状不明显，进展迅速，确诊时大多数患者已经达到局部晚期或发生远处转移，治疗困难，预后很差，如果仅采取支持对症治疗，自然生存时间很短，严重地威胁人民群众的身体健康和生命安全。

原发性肝癌主要包括肝细胞癌（HCC）、肝内胆管细胞癌（ICC）和肝细胞癌 - 肝内胆管细胞癌混合型等不同病理类型，在其发病机制、生物学行为、组织学形态、临床表现、治疗方法以及预后等方面均有明显的不同。由于其中 HCC 占到 90% 以上，故本文所指的“肝癌”主要是指 HCC。

一、流行病学

原发性肝癌（以下简称为肝癌）是我国常见的恶性肿瘤之一。根据 1999 年上海市肿瘤流行病学调查，肝癌的发病率在男性 40.0/10 万，在女性为 14.8/10 万，分别列恶性肿瘤发病率第 3 位和第 5 位。

据 1998 年统计，全球肝癌死亡率为 10.3/10 万，在全球男性中占第 7 位，女性中占第 9 位。在我国，根据 1997 年报道 27 个省、市、自治区 1990—1992 年抽样地区分析，肝癌死亡率为 20.37/10 万（男性 29.01/10 万，女性 11.21/10 万），占恶性肿瘤死亡率的第 2 位，在男性中仅次于胃癌，在女性则次于胃癌和食管癌居第 3 位。

二、病因

目前肝癌的病因尚未最后阐明，且不同国家和地区其病因因素也不尽相同。我国肝癌的主要病因因素为病毒性肝炎、黄曲霉毒素和饮水污染。

1．病毒性肝炎

肝炎病毒与肝癌的关系日益受到重视。与肝癌有关的肝炎病毒主要为乙型和丙型肝炎病毒（HBV、HCV）。

（1）HBV 与肝癌的关系

①流行病学研究

自 20 世纪 60 年代发现乙型肝炎表面抗原（HbsAg）以来，HBV 与肝癌的密切关系就被人们所认识。我国江苏省启东地区的资料表明，HBsAg（＋）病人中发生肝癌的相对危险性是 HBsAg 阴性病人的 202 倍。上海崇明地区也观察到在 HBsAg（＋）携带者中肝癌的发生率高达 699.0/10 万，而非携带者中则为 86.9/10 万。血清学检测表明，肝癌病人具有强烈的 HBV 感染背景。我国肝癌患者中 HBV 标记阳性率高达 90%。启东肝癌病人中 97% 具有 HBV 感染的血清学依据，其中 HBsAg 阳性率为 80%，抗 HBc 阳性率为 87%。

②病理学和分子生物学研究

肝癌组织和癌周肝组织的免疫组化检测可显示 HBsAg 和 HBcAg 染色。应用电子显微镜可观察到肝癌及癌周组织超微结构中存在 HBV 样颗粒，其直径为 22 ~ 24nm 或 40 ~ 60nm。在肝癌切除的标本中发现宿主肝细胞 DNA 中有整合的 HBV DNA，在肝癌细胞中也发现有整合的 HBV DNA 存在，它可激活肝细胞基因组 DNA 中的原癌基因。最近发现 HBV 的 X 基因与肝癌癌变有关。HBV-X 转基因鼠的肝癌发生率高达 86%。HBV-X 可通过上调白介素 -6 导致肝脏炎症并最终发生肝癌。X 蛋白能与 p53 基因结合，阻止 p53 进入细胞核。

③动物模型研究

在幼龄土拨鼠接种类似于 HBV 的土拨鼠肝炎病毒Ⅲ致土拨鼠慢性活动性肝炎，约二年后可发生土拨鼠肝细胞癌，整合于宿主细胞的 WHV DNA 具有极强的致癌性，在其肝癌组织中也已证实有 WHV DNA 的整合。

我国国内也发现，用人 HBV 接种树鼩（Tree Shrew）可诱发肝细胞癌，而同时接受黄曲霉毒素 B1 则肝癌诱发率显著增高，表明两者对肝癌的发生有协同作用。肝组织及肝癌中可检出 HBV DNA，并可整合于宿主肝 DNA。

目前大量的资料均证实 HBV 感染与肝癌的发生密切有关，但迄今仍缺乏直接致癌的分子生物学证据。对于两者之间是否存在因果关系，仍有待深入探讨。

（2）HCV 与肝癌的关系

①流行病学研究

近年来的资料表明，与 HCV 相关的肝癌病例不断增多，肝癌病人中 HCV 抗体的检出率明显增高。HCV 感染易致慢性肝损害，肝炎慢性化率达 50% 以上。在 HBV 不呈流行的欧美国家及 HBV 感染明显减少的日本，大部分肝癌病人存在慢性 HCV 感染，据日本的资料报道，HBV 阴性和阳性的肝癌病人中 HCV 抗体的检出率分别为 94% 和 34%，而献血员中的检出率仅 1.5%。在意大利的肝癌病人中，HCV 抗体的检出率为 65%，在正常人及非肝癌的肿瘤等为 8%，而献血员中的检出率则为 1.4%，提示在这些国家 HCV 比 HBV 对肝癌的发生起更重要的作用。

在 HBV 感染高发区，肝癌患者的丙型肝炎病毒抗体检出率相对较低，但仍明显高于一般人群及献血员，如台湾一组报道肝癌病人中 HCV 病毒抗体检出率为 24%，而一般人群仅 0.5% ~ 0.8%。国内上海报道肝癌病人中 HCV 抗体的阳性率为 11.1%，而 HCV 与 HBV 混合感染则占 6%。由此说明在 HBV 感染高发区，HBV 仍为肝癌发生的重要危险因素，但 HCV 感染亦与肝癌的发生有一定的相关关系。

②分子病理学研究

应用 HCV 核心抗原的单抗作 HCV 免疫组化研究，可见部分肝癌标本中呈阳性，且均见于癌旁组织，少数可同时又在散在性癌细胞中表达。免疫组化定位研究表明，HCV 抗原弥漫分布于全核，部分核仁可显色。HCV 阳性细胞多数散在分布于癌组织，少数集中分布。

2．黄曲霉毒素

黄曲霉（AF）毒素是在炎热和潮湿的气候条件下由黄曲霉菌产生的毒素，其中尤以 AFB1 毒性大，致癌性强。动物实验表明黄曲霉毒素对多种动物具有致癌性。以 AFB1 喂饲大鼠可发生肝癌或癌前病变，其口服毒性比奶油黄高 1000 倍。用 AFB1 喂饲树鼩可引起肝癌。其急性毒性表现为肝脏坏死、出血、肾炎和肺出血，慢性中毒包括细胞破坏、致癌、致畸和致突变作用，非致死剂量引起胆管上皮细胞增生和肝细胞坏死。研究表明，AFB1 与 HBV 对肝癌的发生有协同作用。目前已有足够的资料提示 AFB1 是人类的致癌剂。

我国肝癌高发区的研究表明，由于南方的气候条件，黄曲霉毒素污染较为普遍，高污染区肝癌的死亡率显著增高。

3．饮水污染

流行病学调查表明，肝癌高发区居民大多饮用沟塘水，饮用污染严重的沟塘水或宅沟水者死于肝癌明显增多。改用深井水后肝癌死亡者减少。沟塘水的检测证实其含有较多的致突变、癌变、促癌物。近年研究发现，沟塘水或宅沟水中的淡水藻毒素是强促癌因素，最常见的为蓝绿藻毒素，其中微囊藻毒素和节球藻毒素与人类关系最为密切。动物实验证实，微囊藻毒素在二乙基亚硝胺（DEN）的起始作用后具有强烈的促肝癌作用，且与 AFB1 具有协同作用，而节球藻毒素则无须 DEN 的起始作用亦能促癌。

4．其他因素

肝癌的发生在高发区具有明显的家族聚集性，提示除了乙型肝炎的家族传播因素外，遗传易感性可能密切相关。我国北方地区和欧美的研究提示饮酒可能与肝癌有关。乙醇可损害肝脏，并可能增强其他致癌物的致癌作用。

三、临床分期

1．国际抗癌联盟（UICC）的 TNM 分期

1987 年 UICC 根据原发肿瘤（T）、区域淋巴结（N）和远处转移（M）的情况，提出肝癌的 TNM 分期，1997 年做了一些修改（表 11-1-1）。

表 11-1-1 UICC 肝癌的分期（1997）

T_0 无原发肿瘤的证据

T_1 单个肿瘤结节，最大直径 ≤2cm，无血管浸润

T_2 单个肿瘤结节，最大直径 ≤2cm，伴血管浸润；或单个肿瘤结节，最大直径 > 2cm，无血管浸润；或局限一叶的多个肿瘤结节，最大直径 ≤2cm，无血管浸润

T_3 单个肿瘤结节，最大直径 ≥2cm，伴血管浸润；或局限一叶的多个肿瘤结节，最大直径 ≤2cm，伴血管浸润；或局限一叶的多个肿瘤结节，最大直径 > 2cm，伴或无血管浸润

T_4 超过一叶的多发肿瘤；或肿瘤侵犯门静脉或肝静脉的主要分支

N_0 无局部淋巴结转移

N_1 有局部淋巴结转移

M_0 无远处转移

M_1 有远处转移

根据 T、N、M 的不同情况分为 Ⅰ—Ⅳ期：

Ⅰ期：$T_1N_0M_0$

Ⅱ期：$T_2N_0M_2$

ⅢA 期：$T_3N_0M_0$

ⅢB 期：$T_{1\text{-}3}N_1M_0$

ⅣA 期：$T_4N_{0\text{-}1}M_0$

ⅣB 期：$T_{1\text{-}4}N_{0\text{-}1}M_1$

2．我国新的分期标准

2001 年第八届全国肝癌学术会议上参照 UICC 的分期标准并结合肝功能情况拟定新的分期标准（表 11-1-2）：

表 11-1-2 第八届全国肝癌会议分期（2001）

Ⅰa

单个肿瘤最大直径 ≤3cm，无癌栓、腹腔淋巴结及远处转移；肝功能分级 Child A

Ⅰb

单个或两个肿瘤最大直径之和 ≤5cm，位于半肝，无癌栓、腹腔淋巴结及远处转移；肝功能分级 Child A

Ⅱa

单个或两个肿瘤最大直径之和 ≤10cm，位于半肝，或单个或两个肿瘤最大直径之和 ≤5cm，在左、右两半肝，无癌栓、腹腔淋巴结及远处转移；肝功能分级 Child A

Ⅱb

单个或两个肿瘤最大直径之和 >10cm，位于半肝，或单个或两个肿瘤最大直径之和 >5cm，在左、右两半肝，或多个肿瘤无癌栓、腹腔淋巴结及远处转移；肝功能分级 Child A；

肿瘤情况不论，有门静脉分支、肝静脉或胆管癌栓和（或）肝功能分级 Child B

Ⅲa

肿瘤情况不论，有门静脉主干或下腔静脉癌栓、腹腔淋巴结或远处转移之一；肝功能分级 Child A 或 B

Ⅲb

肿瘤情况不论，癌栓、转移情况不论，肝功能分级 Child C

3．一般健康状态（PS）评分

评价患者的体力活动状态（performance status，PS），即从患者的体力来了解其一般

健康状况和对治疗耐受能力。HCC 通常也采用美国东部肿瘤协作组（ECOG）评分系统，具体如下：

0 分：活动能力完全正常，与起病前活动能力无任何差异。

1 分：能自由走动及从事轻体力活动，包括一般家务或办公室工作，但不能从事较重的体力活动。

2 分：能自由走动及生活自理，但已丧失工作能力，日间不少于一半日间时间可以起床活动。

3 分：生活仅能部分自理，日间一半以上时间卧床或坐轮椅。

4 分：卧床不起，生活不能自理。

5 分：死亡。

4．肝脏储备功能评估。

通常采用 Child-Pugh 分级（表 11-1-3）和吲哚氰绿（ICG）清除试验等综合评价肝实质功能。肝脏体积可作为反映肝脏储备功能的一项重要指标，能够客观反映肝脏的大小和肝实质的容量，间接反映肝脏的血流灌注和代谢能力，客观评估患者肝脏对手术的承受能力，有助于指导选择合适的手术方式。对于肿瘤直径 >3cm 的肝癌，可以采用 CT 和 / 或 MRI 扫描，计算预期切除后剩余肝脏的体积。标准残肝体积则是评估肝切除术患者肝脏储备功能的有效且简便的方法，对预测患者术后发生肝功能损害的程度及避免患者术后发生肝功能衰竭有重要的临床指导作用。已有研究表明，采用 CT 扫描测定国人的标准残肝体积（Standard remnant liver volume，SRLV）< 416ml/m^2 者，肝癌切除术后中、重度肝功能代偿不全发生率比较高。

表 11-1-3　肝功能 Child-Pugh 分级

	评分		
	1	2	3
总胆红素（μmol/L）	< 34	34 ~ 51	> 51
人血白蛋白（g/L）	> 35	28 ~ 35	< 28
凝血酶原时间延长	1 ~ 3 秒	4 ~ 6 秒	> 6 秒
腹水	无	轻度	中等量
肝性脑病（级）	无	1 ~ 2	3 ~ 4

注：按积分法，5 ~ 6 分为 A 级，7 ~ 9 分 B 级，10 ~ 15 分 C 级。

ICG 清除试验主要是反映肝细胞摄取能力（有功能的肝细胞量）及肝血流量，重复性较好。一次静脉注射 0.5mg/kg 体重，测定 15 分钟时 ICG 在血中的潴留率（ICG-R15），正常值 < 12%，或通过清除曲线可测定肝血流量。

第二节　诊断与鉴别诊断

一、临床表现

原发性肝癌起病隐匿，在早期（亚临床肝癌）并无明显的症状和体征。若具有典型的症状和体征，则已为中晚期。

1．症状

肝癌的主要症状为肝痛、腹胀、腹块、食欲缺乏、乏力、消瘦等。

肝区疼痛是肝癌最常见的症状，表现为右上腹钝痛或刺痛，可呈间歇性或持续性，常以夜间为重，并可向右肩背部放射。此系肿瘤迅速增大刺激肝包膜所致。若腹痛剧烈，多提示有包膜下破裂或出血。

食欲缺乏是肝癌常见的消化道症状，可伴腹胀、恶心、呕吐或腹泻，系由肿瘤引起肝功能损害或压迫胃肠道所致，但有时与肝病活动甚难鉴别。若伴有腹水、腹腔胀气或肿瘤巨大，则腹胀极为明显。

乏力消瘦是肝癌常见的全身症状，目前认为此与肝癌病人进食甚少及肝癌代谢产物有关。患者常呈全身衰竭，晚期多见恶病质表现。

腹块系明显增大的癌结节所致。如肿块较大且位于右肋下或剑突下多可扪及。

发热在肝癌病人中多见，由肿瘤坏死、合并感染或代谢产物所引起。如无感染证据，多为肿瘤热。

肝癌其他症状还有黄疸（多由肝胆管受压或合并肝细胞损伤所致）、出血倾向（多表现为牙龈出血或鼻衄，系因肝功能障碍使凝血因子生成减少所致）、腹泻（与消化吸收功能障碍或感染、腹水所致肠功能紊乱有关，门脉癌栓所致者表现为大便次数增多）、右肩痛（系肿瘤刺激横膈所致）、急腹症（肝癌破裂出血刺激腹膜）及转移灶症状（肺转移表现为咳嗽、咯血，骨转移表现为局部剧痛）。

2．体征

肝癌的常见体征除直接扪及肿块结节外，多为伴随的肝硬化表现，包括肝大、黄疸、腹水、脾肿大及其他肝硬化表现，但多属晚期表现。

肝癌肿块可致不同部位的肝大，肝癌位于肝脏下部常可直接扪及肿块结节。

黄疸表现为巩膜和皮肤黄染，通常均属晚期表现。

腹水可由不同原因所引起，由静脉系统（门静脉主干、肝静脉、下腔静脉）癌栓引起者常较严重，腹水增长迅速。肝静脉和下腔静脉癌栓常伴肢肿和腹痛。单纯肝硬化引起的腹水为肝硬化失代偿的表现，一般程度较轻。如伴有肝癌结节破裂或肝癌浸润则常表现为血性或癌性腹水。脾肿大由门静脉癌栓或肝硬化门脉高压所致。肢肿可由低白蛋白血症、腹水等引起。肝癌患者也常伴肝硬化的其他表现如肝掌、蜘蛛痣、腹壁静脉曲张等。

3．伴癌综合征

肝癌常见的伴癌综合征有低血糖症、红细胞增多症和高血钙症等。

肝癌伴低血糖常发生在巨大肿瘤患者。其机理目前尚不完全清楚，可能与以下因素有关：①肝癌细胞异位分泌胰岛素样活性物质；②肿瘤巨大使残存肝组织中肝糖原贮存量显著减少；③癌组织生长旺盛，消耗和摄取较多的葡萄糖；④肝功能障碍影响其他非糖物质转化为肝糖原。

肝癌伴红细胞增多症的发病率一般在 2% ~ 10% 之间，其机理不明。可能与肝癌细胞异位产生促红细胞生成素有关，或因肝癌合并肝硬化，肝脏灭活功能降低，使红细胞生成刺激因子（ESF）半衰期延长，进而刺激骨髓产生过多的红细胞。

肝癌伴高血钙症是较严重的一种，其发生是由于肝癌组织分泌异位甲状旁腺激素，表现为骨骼疼痛、多尿、口渴、四肢肌肉松弛和胃肠道症状，化验呈高血钙和低血磷，与肿瘤骨转移的高血钙和高血磷不同。

肝癌伴纤维蛋白原增高可能与肝癌有异常蛋白合成有关，肝癌切除后纤维蛋白原可降至正常。肝癌伴血小板增多症可能与促血小板生成素的增加有关，患者除血小板计数增高外，红细胞计数一般正常，多无脾肿大，血栓栓塞及出血亦不常见。

二、实验室和辅助诊断

1．血清肿瘤标记

（1）甲胎蛋白（AFP）

AFP 由胎肝和卵黄囊产生，存在于早期胚胎血清中，出生后即迅速消失，在成人血清中重现则提示肝细胞癌或生殖腺胚胎癌等。此外，在部分妊娠、肝病活动、继发性肝癌及消化道癌肿也可测得。AFP 是目前诊断肝细胞癌最特异的血清标记物，其对肝癌的诊断和临床价值为：①专一性仅次于病理诊断。正常人放免法测定 AFP<20μg/L，而我国肝癌中 60% ~ 70%AFP 高于正常值。如 AFP>400μg/L 持续一个月以上或 200μg/L 持续 2 个月以上，并排除妊娠、活动性肝病、生殖腺胚胎性肿瘤等即可诊断为肝癌。②症状出现前 6 ~ 12 个月即可做出早期诊断。③反映病情和疗效的敏感指标。④有利于发现亚临床期复发和转移。

肝细胞癌（HCC）、转移性肝癌、胚胎细胞癌及活动性肝病时均可产生 AFP，但不同来源的 AFP 其糖链结构不同，与植物凝集素（如刀豆凝聚素 ConA、扁豆凝集素 LCA）反应时出现不同的亲和性。HCC 血清 AFP 的结构特点为二条糖链上均有较多岩藻糖，与 LCA 有较大的亲和性。采用 LCA 亲和电泳或层析技术能将病人血清 AFP 分为 LCA 结合型与非结合型 AFP 异质体。其测定有助于：①鉴别原发性肝癌与活动性肝病，绝大多数 HCC 中 LCA 结合型 AFP>25%，而活动性肝病中则 <25%；②检测小肝癌及 AFP 阴性或低浓度增高的 HCC；③监测肝硬化中发生癌变。在亚临床肝癌和小肝癌中 AFP 异质

体的诊断率均 >70%，如与单纯 AFP 检测和 B 超检查互补结合，小肝癌诊断率可提高到 97.5%。

AFP 是一种单分子糖蛋白，其结构中含有多种抗原决定簇。目前临床使用的多克隆 AFP 抗体难以区别不同来源的 AFP，对早期和低浓度 AFP 肝癌的诊断带来困难。选用针对 AFP 分子上主要抗原决定簇的单克隆抗体，可建立特异性强、灵敏度高的检测方法。采用 AFP 单抗 ELISA 法测定可检出 80%HCC 病人血清 AFP>9μg/L，而其他肿瘤及良性肝病均 <9μg/L。由此可识别不同脏器或疾病来源的 AFP，有助于与转移性肝癌及良性肝病的鉴别，此对 HCC 高危人群的普查有较高的使用价值。

（2）异常凝血酶原（γ- 脱羧凝血酶原，DCP）

DCP 系肝脏合成的凝血酶原前体，肝癌病人不能转化为具有凝血活性的凝血酶原而释放入血，其与正常凝血酶原的结构差异在于分布在 N 端上的氨基酸残基未经羧基化，因而不能与钙及磷脂结合而失去凝血活性。肝癌组织丧失羧化酶基因的表达，致使 DCP 急剧增加。1984 年 Liebman 首次报道用放射免疫法测定 76 例肝癌患者，91%DCP 升高（平均 900μg/L），其中 51 例 >300μg/L 为阳性，阳性率达 67%，而慢性活动性肝病中无 1 例阳性。但近年发现转移性肝癌中 65%DCP 升高。国内报告 DCP 诊断肝癌的阳性率为 64% ~ 69%，AFP 阴性肝癌中为 60%。DCP 与 AFP 联合应用可提高 AFP 阴性或低浓度阳性肝癌的检出率。

（3）γ- 谷氨酰转肽酶同工酶Ⅱ（GGT- Ⅱ）

肝癌病例中 40% 以上 GGT 活性升高，但缺乏特异性。根据 GGT 糖链成分的不同，肝癌组织中有膜结合性和肝癌特异性两种分子形式，其中肝癌特异性 GGT 存在于肝癌和胚胎组织的上清液和微粒体部分及病人的血清中，而在肝硬化中不出现。用聚丙烯酰胺凝胶电泳可分出肝癌特异性区带 GGT- Ⅰ’，Ⅱ，Ⅱ’，其阳性率为 27% ~ 63%。南通大学应用聚丙烯酰胺凝胶垂直平板电泳发现肝癌特异性 GGT- Ⅱ在 125 例 HCC 病例中阳性率达 86%，而 128 例良性肝病中仅 4 例（3%）阳性，45 例肝外肿瘤病人中仅 1 例（2%）阳性，250 名正常人和 21 名孕妇均为阴性。有人认为，肝癌时 GGT 蛋白质合成基因脱抑制，导致富含唾液酸的 GGT 产生，电泳中表现为特殊的 GGT- Ⅱ。近年发现在 14 例小肝癌中，GGT- Ⅱ阳性率达 79%。对在 GGT- Ⅱ持续阳性而无占位证据的病例追踪随访，最终 87% 的病人发生肝癌，表明其有早期诊断价值。GGT- Ⅱ的出现与 AFP 的水平无关，两者联合检测可使肝癌阳性率高达 94%。

（4）α-L- 岩藻糖苷酶（AFU）

AFU 是一种富含唾液酸的糖蛋白，属溶酶体酶，广泛存在于机体各种组织器官及体液中，参与糖蛋白、糖脂等多种生物活性物质的分解代谢。当肿瘤组织中岩藻糖转换增加，可导致血清中 AFU 水平增高。1980 年 Deugnier 首先发现 HCC 患者血清 AFU 升高，其敏感性达 75%，特异性 90%。沈鼎明报道敏感性为 78%，特异性为 90%，AFP 阴性肝癌中检出率达 87%，并发现肝癌组织中 AFU 低于癌旁组织，提示肝癌组织产生 AFU 很快分泌入血导致血清中 AFU 升高。

（5）碱性磷酸酶同工酶 - Ⅰ（ALP- Ⅰ）

ALP 对肝癌诊断特异性不强，因为各种肝病及阻塞性黄疸均可伴有 ALP 活性的增高。应用聚丙烯酰胺凝胶电泳可将血清 ALP 分为 Ⅰ - Ⅶ区带，其中 ALP-I 几乎仅见于 HCC 和极少数转移性肝癌，但阳性率甚低，仅 17% ~ 25%，可用作原发性肝癌与转移性肝癌或良性肝病的鉴别。

（6）酸性同功铁蛋白（HIF）

肝脏富含铁蛋白，也是清除循环中铁蛋白的主要场所。肝病时铁蛋白自受损肝组织逸出，而肝脏处理铁蛋白的能力也减退，可致血清铁蛋白的升高。肝癌比良性肝病患者增高更明显，但两者有重叠，故血清总铁蛋白测定对肝癌的特异性不强。应用聚丙烯酰胺及等电聚焦法可将铁蛋白分为碱性、中性和酸性三部分。其中酸性（或癌胚）同功铁蛋白（HIF）多认为系肝癌细胞所产生，对肝癌有较高的特异性。用火箭电泳自显影法测定 HIF，正常人为 16-210mg/L，肝癌患者中 72% 阳性（>300mg/L），其中 AFP 阴性或低浓度 AFP 肝癌中 67%，小肝癌 62.5% 为阳性。但转移性肝癌中亦有明显升高。

（7）5’- 核苷酸磷酸二酯酶同工酶 V（5’-NPD-V）

聚丙烯酰胺凝胶电泳可将 5’-NPD 分成 5 条区带，其中 V 带在肝癌病人中出现。据国内报道，AFP 阳性肝癌中 5’-NPD-V 阳性率为 85% ~ 86%，在 AFP 阴性肝癌中为 56% ~ 91%。但该区带检测特异性差，在良性肝病和转移性肝癌时亦可出现阳性，前者可达 83%，后者可达 72% ~ 98%。有报道认为以 5’-NPD-V 迁移系数（RF）0.58 作为判断依据，可筛选出大量非肝癌病例。

（8）醛缩酶同工酶 A（ALD-A）

醛缩酶同工酶（ALD-A）主要催化 1，6- 二磷酸果糖（FDP）和 1- 磷酸果糖（FIP）起作用。ALD 有三种同工酶：肌型（ALD-A）主要存在于肌肉组织和胎肝；肝型（ALD-B）主要存在于正常肝脏和肾脏；脑型（ALD-C）主要存在于脑组织中。肌型、肝型、脑型三种 ALD 同工酶对 FDP 和 FIP 两种果糖的催化活性不同，其 FDP/FIP 活性比值分别为 50、1.10。肝细胞癌患者血清和癌组织中 ALD-A 明显增高，提示胚胎型 ALD 在肝癌组织中重现，其诊断阳性率为 72%，但与良性肝病及其他恶性肿瘤仍有一定重叠。原发性肝癌、继发性肝癌、良性肝肿瘤中 FDP/FIP 的活性比分别为 14.19 ± 9.30，4.83 ± 2.94 和 5.13 ± 4.12。近年采用 ALD-A 单克隆抗体免疫法检测表明 HCC 明显高于胆管细胞癌、消化道肿瘤和良性肝病。AFP 阳性和阴性肝癌的阳性率分别为 73.9% 和 81.8%，与 AFP 联合检测，其阳性率可达 96.5%。

（9）α1- 抗胰蛋白酶（AAT）及其异质体

人肝癌细胞具有合成、分泌 AAT 的功能，当肿瘤合并细胞坏死和炎症时 AAT 可明显升高，阳性率为 51% ~ 97%，但特异性不强。AAT 异质体主要表现为糖链的变异，可依据与外源凝集素之间的亲和力不同而区别，用于鉴别诊断。肝癌中 LCA 亲和性 AAT 明显增高，可能与糖链中含岩藻糖基有关，但其不能区别原发性抑或继发性肝癌。

（10）M2 型丙酮酸激酶同工酶（M2-PK）

丙酮酸激酶（PK）可分为 L、R、M1、M2 四型同工酶。正常肝脏中主要为 L 型（95%），而在肝癌中则96%为M2型。应用ELISA法测定M2-PK表明肝癌患者阳性率达95%，比正常人高5倍，在区别良恶性肿瘤方面有一定临床价值。但其特异性不强，难以鉴别原发性肝癌与其他恶性肿瘤。

（11）胎盘性谷胱甘肽S转移酶（GST-π）

GST是一种多功能酶。人类GST有碱性（α-ξ）、中性（μ）、和酸性（π、ω、β）三大类，其中酸性的π型GST是人胎盘中GST的唯一形式。正常人血清GST-π含量甚低，而肝癌患者血清中GST-π均值为正常人25倍，阳性率89.5%，有助于肝癌的诊断。

（12）其他实验室检查

除上述标记外，尚有转铁蛋白（Tf）、唾液酸、α_1-抗糜蛋白酶（AAC）、异柠檬酸脱氢酶（ICD）、谷胱甘肽过氧化物酶（GSH-Px）、铜氧化酶（CP）、降钙素、血浆神经紧张素、血浆维生素B12结合力、绒毛膜促性腺激素等可能有助于肝癌的诊断。

癌胚抗原虽在多数肝癌患者中可升高，但转移性肝癌、结肠癌、乳腺癌、前列腺癌、肝硬化、慢性肝炎均可显著升高，故缺乏特异性。

肝功能（胆红素、白/球蛋白、谷丙转氨酶、γ-谷氨酰转肽酶、凝血酶原时间等）、乙肝和丙肝感染标志的测定有助于肝病背景的判断，为肝癌的诊断提供辅助依据。

2．影像学诊断

（1）超声显像

超声显像是目前最常用最有效的肝癌影像诊断方法。超声显像的价值为：①可确定肝内占位性病变的存在，目前一般已可检出直径1cm的小肝癌结节；②提示肝占位病变的性质，特别是液性或实质性占位，及实质性占位中良性血管瘤与肝癌的鉴别；③明确肝癌在肝内的确切部位及与重要结构（门静脉、肝静脉、下腔静脉、胆道、肝门区等）的关系，用以指导手术及选择其他治疗方法；④了解肝癌的播散和转移，包括卫星结节和门静脉内癌栓；⑤用于超声导引下行肝穿刺或局部瘤内注射治疗；⑥肝癌普查和随访中与AFP联用，提高小肝癌的检出率。

超声显像对肝癌的诊断不仅具有定位价值，而且具有定性意义。国内报道超声显像对肝癌的确诊率为44% ~ 85%。肝癌的声像图表现为：①圆形或椭圆形结节回声灶，小肝癌多为低回声（>80%），少数回声增强（<20%）。大肝癌中回声分布不均匀；②肿瘤包膜内层呈一片晕圈；③肝癌占位内部形成“失结构”病灶；④肿瘤周围血管移位呈环状围绕；⑤门静脉主干或分支内出现癌栓，少数可见于肝静脉和/或下腔静脉。

应用彩色多普勒血流成像可在肝占位病灶基础上，显示、分析并测量进出肿瘤的血流，以鉴别血供情况推断肿瘤性质。肝癌血供丰富，可见多支细小动脉进入瘤内，再分出较多的更细分支，而转移性肝癌一般在结节周围有血流围绕而较少进入瘤内。

应用术中超声显像可测出术中肉眼或触诊未能发现或术前漏诊的肿瘤，显示门静脉小分支或肝静脉癌栓，指导亚肝段切除，并可作为术中结节穿刺活检及非切除治疗的确切定位手段。

超声显像的优点为灵敏度高、无创伤性、可重复使用，检查费用较低，故广泛应用于肝癌诊断。但也存在以下缺点：①存在扫查的盲区：肝右叶膈下（右前上段）和左外叶上段；②肝病背景（肝硬化、脂肪肝）及肝癌术后的干扰；③与操作人员的手法或经验密切有关，有时可发生漏检。

（2）CT 扫描

CT 是目前极有价值的影像检查技术，能全面反映肝癌的病理形态表现（部位、大小、形态、数目、出血坏死、钙化等），也可了解其浸润性及门静脉癌栓侵犯情况。CT 常用的检查技术为普通扫描（即平扫）和增强扫描（即静注造影剂后扫描）。

肝癌的 CT 表现为：平扫呈局限性低密度病灶，部分病灶周围呈更低密度的晕圈样改变。动态增强扫描早期呈高密度增强，历时约 10 ~ 30 秒，其后病灶密度迅速下降至与肝组织等密度，随后密度继续下降成为低密度病灶，持续数分钟。部分病例早期增强不明显，始终为低密度。门脉癌栓表现为门静脉内对比增大的条状充盈缺损影及血管明显扩张。但 CT 检查难以显示密度与正常肝组织近似的病灶或直径 <2cm 的病灶，对弥漫性病灶不易发现，对原发性或继发性肝癌难以鉴别。应用增强扫描有助于鉴别肝血管瘤。

采用肝动脉插管直接注射造影剂增强扫描（CTA）、肠系膜上动脉或脾动脉内直接注射造影剂门静脉期扫描（CTAP）、延续 CT 扫描（DCT）等方法可提高小病灶的检出率，但损伤较大和安全性尚待解决。

（3）磁共振成像（MRI）

MRI 是近年迅速发展的影像学检查方法。MRI 可获得横切、矢状和冠状三维图像，可检出直径 2cm 以上的病灶，无放射线损害，对软组织的分辨率和血管瘤的鉴别可能优于 CT。

肝癌的 MRI 表现为 T1 和 T2 弛豫时间延长，T1 加权图显示低信号强度，T2 加权图显示不均匀的高信号强度。肿瘤包膜表现为 T1 加权图像上病灶周围低信号强度环，T2 加权图显示内层低信号外层高信号的环状阴影，而血管瘤和转移性癌一般均无包膜存在。

MRI 可清晰显示出门静脉和肝静脉的分支，被肿瘤侵犯的血管可显示血管的受压推移。癌栓形成时表现为 T1 加权图的中等信号强度和 T2 加权图的高信号强度。但 MRI 对病灶的数目、部位、肿瘤内间隔、疤痕、坏死及钙化的定性诊断价值较小。

（4）放射性核素显像

放射性核素显像是一种安全、准确的诊断方法，肝脏显像可以显示肝脏的大小、位置、形状和功能，发现占位性病变。目前常用的检查技术为 γ 照相机和单光子发射计算机断层仪（SPECT）。临床常用的肝脏显像药物分为：①放射性胶体（能为肝脏枯否氏细胞摄取）；②肝胆显像剂（肝脏多角细胞摄取分泌，经胆系排泄）；③放射性药物（可浓聚在恶性肿瘤组织内）；④血池显像剂。

原发性肝癌核素显像的典型表现为局限性放射性缺损区，应用 SPECT 的检测率较肝平面显像高 10% 以上。肝占位性病变的定性和鉴别诊断可进行阳性显像或肝血池显像。应用 99mTc-PMT（吡哆醛 -5- 甲基色氨酸）、67Ga- 柠檬酸盐等可显示原发性肝癌的阳性显像。应用肝血池显像剂扫描可显示肝血管瘤的过度填充而与原发性肝癌鉴别。近年应用放射性核素标记抗体的放射免疫显像可提高肝癌的定性定位诊断水平。由于超声、CT、

MRI 等影像诊断的发展，对于较小的肝癌病灶放射性核素显像已不常用。

（5）肝动脉造影

肝动脉造影是一种创伤性检测手段。随着超声、CT、MRI 等非侵入性诊断方法的分辨率的提高和广泛应用，肝动脉造影已不作为肝癌临床常规检测手段。目前主要适用于以下情况：①确定占位性病变的存在；②确定病变的性质；③确定肿瘤的部位和数目，用以术前估计肿瘤切除率；④经导管行肝动脉化学栓塞疗法。

肝癌的肝动脉造影表现为：①肿瘤血管；②肿瘤染色；③肝内动脉移位、扭曲、拉直或扩张；④肿瘤包绕动脉；⑤动静脉瘘；⑥“湖样”造影剂充盈区；⑦肝内充盈缺损或不规则斑驳区；⑧门静脉癌栓。其中肿瘤血管和肿瘤染色是小肝癌的特征性的表现。

肝动脉造影分辨率高，低限为 1cm，为各种定位诊断方法之冠。对于其他影像学方法不能证实的小肝癌，本法具有突出的定性定位价值，经肝动脉注入栓塞剂和 / 或化学药物尚有治疗作用。但本法系侵袭性诊断方法，且对肝左叶占位或少血管型肝癌显示较差。近年应用数字减影血管造影可提高其分辨率。

三、肝癌的诊断标准

1．病理学诊断标准

肝脏占位病灶或者肝外转移灶活检或手术切除组织标本，经病理组织学和 / 或细胞学检查诊断为 HCC，此为金标准。

2．临床诊断标准

在所有的实体瘤中，唯有 HCC 可采用临床诊断标准，国内、外都认可，非侵袭性、简易方便和可操作强，一般认为主要取决于三大因素，即慢性肝病背景，影像学检查结果以及血清 AFP 水平；但是学术界的认识和具体要求各有不同，常有变化，实际应用时也有误差，因此，结合我国的国情、既往的国内标准和临床实际，专家组提议宜从严掌握和联合分析，要求在同时满足以下条件中的（1）+（2）a 两项或者（1）+（2）b+（3）三项时，可以确立 HCC 的临床诊断：

（1）具有肝硬化以及 HBV 和 / 或 HCV 感染（HBV 和 / 或 HCV 抗原阳性）的证据；

（2）典型的 HCC 影像学特征：同期多排 CT 扫描和 / 或动态对比增强 MRI 检查显示肝脏占位在动脉期快速不均质血管强化（Arterial hypervascularity），而静脉期或延迟期快速洗脱（Venous or delayed phase washout）。

a 如果肝脏占位直径 ≥2cm，CT 和 MRI 两项影像学检查中有一项显示肝脏占位具有上述肝癌的特征，即可诊断 HCC；

b 如果肝脏占位直径为 1 ～ 2cm，则需要 CT 和 MRI 两项影像学检查都显示肝脏占位具有上述肝癌的特征，方可诊断 HCC，以加强诊断的特异性。

（3）血清 AFP≥400μg/L 持续 1 个月或 ≥200μg/L 持续 2 个月，并能排除其他原因引起的 AFP 升高，包括妊娠、生殖系胚胎源性肿瘤、活动性肝病及继发性肝癌等。

3．注意事项和说明

（1）国外的多项指南（包括 AASLD，EASL 和 NCCN 的 CPGs）都强调对于肝脏占位进行多排 CT 扫描和 / 或动态对比增强 MRI 检查，并且应该在富有经验的影像学中心进行；同时，认为确切的 HCC 影像学诊断，需要进行平扫期、动脉期、静脉期和延迟期的四期扫描检查，病灶局部应 5mm 薄扫，并且高度重视影像学检查动脉期强化的重要作用。HCC 的特点是动脉早期病灶即可明显强化，密度高于正常肝组织，静脉期强化迅速消失，密度低于周围正常肝组织。如果肝脏占位影像学特征不典型，或 CT 和 MRI 两项检查显像不一致，应进行肝穿刺活检，但即使阴性结果并不能完全排除，仍然需要随访观察。

（2）近年来，国内外临床观察和研究结果均提示，血清 AFP 在部分 ICC 和胃肠癌肝转移患者中也可升高，并且 ICC 也多伴有肝硬化。尽管 ICC 的发病率远低于 HCC，但两者均常见于肝硬化患者，因此，肝占位性病变伴 AFP 升高并不一定就是 HCC，需要仔细地加以鉴别。在我国和亚太区大部分国家，AFP 明显升高患者多为 HCC，与 ICC 相比仍有鉴别价值，故在此沿用作为 HCC 的诊断指标。

（3）对于血清 AFP≥400μg/L，而 B 超检查未发现肝脏占位者，应注意排除妊娠、生殖系胚胎源性肿瘤、活动性肝病及胃肠道肝样腺癌等；如果能够排除，必须及时进行多排 CT 和 / 或动态对比增强 MRI 扫描。如呈现典型的 HCC 影像学特征（动脉期血管丰富，而在门静脉期或延迟期消退），则即可诊断 HCC。如检查结果或血管影像并不典型，应采用其他的影像模式进行对比增强检查，或对病灶进行肝活检。单纯的动脉期强化而无静脉期的消退对于诊断 HCC 证据不充分。如果 AFP 升高，但未达到诊断水平，除了应该排除上述可能引起 AFP 增高的情况外，还必须严密观察和追踪 AFP 的变化，将 B 超检查间隔缩短至 1 ~ 2 个月，需要时进行 CT 和 / 或 MRI 动态观察。如果高度怀疑肝癌，建议进一步做选择性肝动脉造影（DSA）检查，必要时可酌情进行肝穿刺活检。

（4）对于有肝脏占位性病变，但是血清 AFP 无升高，且影像学检查无肝癌影像学特征者，如果直径 <1cm，可以严密观察。如果肝脏占位在动态显像中未见血管增强，则恶性的可能性不大。如果占位逐渐增大，或达到直径 ≥2cm，应进行 B 超引导下肝穿刺活检等进一步检查。即使肝活检结果阴性，也不宜轻易否定，要追踪随访；应每间隔 6 个月进行影像学随访，直至该病灶消失、增大或呈现 HCC 诊断特征；如病灶增大，但仍无典型的 HCC 改变，可以考虑重复进行肝活检。

（5）需要指出的是：我国的 HCC 中，5% ~ 20% 的患者并没有肝硬化背景，约 10% 的患者无 HBV/HCV 感染的证据，约 30% 的患者血清 AFP 始终 <200μg/L；同时，影像学上 HCC 大多数具有富血管性特征，但是确有少数表现为乏血管性。另外，在欧美国家，非酒精性脂肪性肝炎（NASH）患者可发展为肝硬化，进而发生 HCC（NASH 相关 HCC），已有较多报道，而我国尚缺乏有关数据。

四、鉴别诊断

1．血清 AFP 阳性时，HCC 应该与下列疾病进行鉴别

（1）慢性肝病：如肝炎、肝硬化，应对患者的血清 AFP 水平进行动态观察。肝病活动时 AFP 多与 ALT 同向活动，且多为一过性升高或呈反复波动性，一般不超过 400μg/L，时间也较短暂。应结合肝功能检查，做全面观察分析，如果 AFP 与 ALT 两者的曲线分离，AFP 上升而 SGPT 下降，即 AFP 与 ALT 异向活动和 / 或 AFP 持续高浓度，则应警惕 HCC 的可能。

（2）妊娠、生殖腺或胚胎型等肿瘤：鉴别主要通过病史、体检、腹盆腔 B 超和 CT 检查。

（3）消化系统肿瘤：某些发生于胃肠以及胰腺的腺癌也可引起血清 AFP 升高，称为肝样腺癌（hepatoid adenocarcinoma）。鉴别诊断时，除了详细了解病史、体检和影像学检查外，测定血清 AFP 异质体有助于鉴别肿瘤的来源。如胃肝样腺癌时，AFP 以扁豆凝集素非结合型为主。

2．血清 AFP 阴性时，HCC 应该与下列疾病进行鉴别

（1）继发性肝癌：多见于消化道肿瘤转移，还常见于肺癌和乳腺癌。患者可以无肝病背景，了解病史可能有便血、饱胀不适、贫血及体重下降等消化道肿瘤表现，血清 AFP 正常，而 CEA、CA199、CA50、CA724 以及 CA242 等消化道肿瘤标志物可能升高。影像学检查特点：

①常为多发性占位，而 HCC 多为单发；

②典型的转移瘤影像，可见“牛眼征”（肿物周边有晕环，中央缺乏血供而呈低回声或低密度）；

③增强 CT 或 DSA 造影可见肿瘤血管较少，血供没有 HCC 丰富；

④消化道内窥镜或 X 线造影检查可能发现胃肠道的原发癌灶病变。

（2）肝内胆管细胞癌（ICC）：是原发性肝癌的少见病理类型，好发年龄为 30 ～ 50 岁，临床症状无特异性，患者多无肝病背景，多数 AFP 不高，而 CEA 和 CA199 等肿瘤标志物也可能升高。影像学检查 CT 平扫表现常为大小不一的分叶状或类圆形低密度区，密度不均匀，边缘一般模糊或不清楚，但是最有意义的是 CT 增强扫描可见肝脏占位的血供不如 HCC 丰富，且纤维成分较多，有延迟强化现象，呈“快进慢出”特点，周边有时可见肝内胆管不规则扩张；还可有局部肝叶萎缩，肝包膜呈内陷改变，有时肝肿瘤实质内有线状高密度影（线状征）。影像学检查确诊率不高，主要依赖手术后病理检查证实。

（3）肝肉瘤：常无肝病背景，影像学检查显示为血供丰富的均质实性占位，不易与 AFP 阴性的 HCC 相鉴别。

（4）肝脏良性病变：包括：

①肝腺瘤：常无肝病背景，女性多，常有口服避孕药史，与高分化的 HCC 不易鉴别，对鉴别较有意义的检查是 99mTc 核素扫描，肝腺瘤能摄取核素，且延迟相表现为强阳性

显像；

②肝血管瘤：常无肝病背景，女性多，CT增强扫描可见自占位周边开始强化充填，呈“快进慢出”，与HCC的“快进快出”区别，MRI可见典型的“灯泡征”；

③肝脓肿：常有痢疾或化脓性疾病史而无肝病史，有或曾经有感染表现，有发热、外周血白细胞和中性粒细胞增多等，脓肿相应部位的胸壁常有局限性水肿，压痛及右上腹肌紧张等改变。B超检查在未液化或脓稠时常与肝癌混淆，在液化后则呈液性暗区，应与肝癌的中央坏死鉴别；DSA造影无肿瘤血管与染色。必要时可在压痛点作细针穿刺。抗阿米巴试验治疗为较好的鉴别诊断方法。

④肝包虫：肝脏进行性肿大，质地坚硬和结节感、晚期肝脏大部分被破坏，临床表现极似肝癌；但本病一般病程较长，常具有多年病史，进展较缓慢，叩诊有震颤即“包虫囊震颤”是特征性表现，往往有流行牧区居住及与狗、羊接触史，包虫皮内试验（Casoni试验）为特异性试验，阳性率达90%～95%，B超检查在囊性占位腔内可发现漂浮子囊的强回声，CT有时可见囊壁钙化的头结。由于可诱发严重的过敏反应，不宜行穿刺活检。

五、病理学诊断

病理组织学和/或细胞学检查是肝癌的诊断金标准的依据，但是在进行病理学诊断时仍然必须重视与临床证据相结合，全面了解患者的HBV/HCV感染情况、血清AFP和其他肿瘤标志物的检测结果以及肝占位的影像学特征等情况。目前，基于基因组学、蛋白组学和代谢酶学等现代分子生物学新技术的检查手段正在建立和应用，将具有更高的特异性和准确性，并可能有助于预测肿瘤对治疗反应、转移复发倾向以及预后。在病理诊断时，应明确以下三种主要病理类型以及注意到其他少见类型癌：

1．肝细胞癌（HCC）

肝细胞癌占原发性肝癌的90%以上，是最常见的一种病理类型。

（1）大体分型：可分为结节型，巨块型和弥漫型；也可以参考中国肝癌病理研究协作组1977年制定的“五大型六亚型”分类。对瘤体直径<1cm称为微小癌，1～3cm称为小肝癌，3～5cm称为中肝癌，5～10cm称为大肝癌，>10cm称为巨块型肝癌，而全肝散在分布小癌灶（类似肝硬化结节）称为弥漫型肝癌。目前，我国的小肝癌标准是：单个癌结节最大直径≤3cm；多个癌结节数目不超过2个，其最大直径总和≤3cm。小肝癌除了体积小，多以单结节性、膨胀性生长为主，与周围肝组织的分界清楚或有包膜形成，具有生长较慢、恶性程度较低、发生转移的可能性小以及预后较好等特点。

（2）组织学特点：以梁索状排列为主，癌细胞呈多边形，细胞质嗜酸性，细胞核圆形，梁索之间衬覆血窦，也可出现多种细胞学和组织学上的特殊类型，若出现假腺管结构可类似肝内胆管癌和转移性腺癌，需要注意鉴别。癌细胞的分化程度，可以采用经典的Edmondson-Steiner肝癌四级分级法，或分为好、中、差三级。

（3）代表性免疫组化标志物：肝细胞抗原（Hep Par1）示细胞质阳性，多克隆性癌胚抗原（pCEA）示细胞膜毛细胆管阳性，CD34示肝窦微血管弥漫性分布，磷脂酰肌醇蛋

白 -3（GPC-3）通常在 HCC 癌细胞的细胞质内表达。对于小病灶的肝活检组织病理学检查，应由经验丰富的病理学家实施和评估；可以进行 GPC-3，热休克蛋白 70（HSP）和谷氨酰胺合成酶（GS）染色，如 3 项中有 2 项阳性可以诊断为 HCC。

2．肝内胆管癌（ICC）

肝内胆管癌较少见，起源于胆管二级分支以远肝内胆管上皮细胞，一般仅占原发性肝癌的 ≤5%。

（1）大体分型：可分为结节型、管周浸润型、结节浸润型和管内生长型。

（2）组织学特点：以腺癌结构为主，癌细胞排列成类似胆管的腺腔状，但腺腔内无胆汁却分泌黏液。癌细胞呈立方形或砥柱状，细胞质淡染，胞质透明，纤维间质丰富，即癌细胞周围含有较多的纤维组织。也可出现多种细胞学和组织学上的特殊类型，若出现梁索状排列可类似肝细胞癌，需要注意鉴别。癌细胞分化程度可分为好、中、差三级。

（3）代表性的标志物：免疫组化检查细胞角蛋白 19（CK19）和粘糖蛋白 -1（MUC-1），可显示细胞质阳性。

3．混合型肝癌

混合型肝癌即 HCC-ICC 混合型肝癌，比较少见，在一个肝肿瘤结节内，同时存在 HCC 和 ICC 两种成分，二者混杂分布，界限不清，分别表达各自的免疫组化标志物。

4．其他类型

原发性肝癌中还有些少见类型肝癌，如透明细胞型、巨细胞型、硬化型和肝纤维板层癌（fibrolamellar carcinoma of liver，FLC）等。其中，FLC 为 HCC 的一种特殊和少见的组织学亚型；其特点是多见于 35 岁以下的年轻患者，通常没有乙型肝炎病毒感染及肝硬化背景，恶性程度较 HCC 低，且肿瘤常较局限，因此本病通常可有手术切除的机会，预后较好。肿瘤大多位于肝左叶，常为单个，境界清晰，边缘呈扇形质地硬，剖面见纤维间隔横贯瘤体；镜下可见：瘤细胞呈巢团状，部分呈相互吻合的瘤细胞索，周围有致密的纤维组织呈板层样包绕，瘤细胞较大，呈立方形或多角形，胞质丰富，呈强嗜酸性，核仁明显，瘤组织内血窦丰富。

5．病理报告的主要内容

肝癌的病理报告强调规范化和标准化。内容应包括肿瘤大小和数目、生长方式、病理分型、血管癌栓、组织学类型、分化程度、包膜侵犯、卫星灶、手术切缘、癌旁肝组织（慢性肝炎的病理分级与分期以及肝硬化的类型）、免疫组化以及分子病理学指标等。此外，还可附有与肝癌药物靶向治疗、生物学行为以及判断预后等相关的分子标志物的检测结果，提供临床参考。

第三节 治 疗

原发性肝癌的治疗已取得很大的进展，与其他恶性肿瘤一样，根据具体病情对原发性肝癌采取各种不同治疗方法的综合治疗。一般而言，手术切除为首选治疗手段，肝动脉结扎、插管，冷冻，激光放疗等姑息性治疗也有较好的疗效。但我国肝癌大多合并明显的肝硬化及肿瘤的早期播散，能获手术治疗的病例仅占 20% 左右。对大多数不能手术的病人，可采取各种非手术治疗的方法。决定治疗方案的关键因素为：①肝功能代偿程度；②肝脏肿瘤大小；③肿瘤累及部位；④门脉主干有无癌栓。根据不同的病情，采取早期、积极、综合的治疗原则，达到消除肿瘤、延长生存期、改善生活质量等目的。

一、外科治疗

肝癌的手术治疗主要包括肝切除术和肝移植术。

（一）肝切除术

1．肝切除术的基本原则

（1）彻底性，最大限度地完整切除肿瘤，使切缘无残留肿瘤；

（2）安全性，最大限度地保留正常肝组织，降低手术死亡率及手术并发症。术前的选择和评估、手术细节的改进及术后复发转移的防治等是中晚期肝癌手术治疗的关键点。在术前应对肝功能储备进行全面评价，通常采用 Child-Pugh 分级和 ICG 清除试验等综合评价肝实质功能，采用 CT 和 / 或 MRI 去计算余肝的体积。

中晚期 HCC 多为直径 > 10cm 的单发肿瘤、多发肿瘤、伴门静脉或肝静脉癌栓或伴胆管癌栓。因为仅在患者一般情况好，且肝储备功能满意时才考虑肝切除手术，故无论采用何种分期，只有小部分中晚期 HCC 适于手术。肝功能（Child-Pugh）评分和吲哚氰绿 15 分钟潴留率（ICG15）是常用的肝储备功能评估方法。BCLC 学组还提倡使用肝静脉压力梯度（HVPG）评估门静脉高压程度。对于中晚期 HCC，一般 Child-Pugh 为 A 级、HVPG < 12mmHg 且 ICG15 < 20% 代表肝储备功能良好且门静脉高压在可接受范围。在此基础上，再利用影像学技术估算预期切除后的余肝体积，余肝体积须占标准肝体积的 40% 以上，才可保证手术安全。可手术切除的中晚期 HCC 患者术后长期生存率显著高于非手术或姑息治疗者。

2．肝切除术方法分类

肝切除术包括根治性切除和姑息性切除。一般认为，根据手术完善程度，可将肝癌根治切除标准分为 3 级。其中，Ⅰ级标准：完整切除肉眼所见肿瘤，切缘无残癌。Ⅱ级标准：在Ⅰ级标准基础上增加 4 项条件：

（1）肿瘤数目 ≤2 个；

（2）无门脉主干及一级分支、总肝管及一级分支、肝静脉主干及下腔静脉癌栓；

（3）无肝门淋巴结转移；

（4）无肝外转移。Ⅲ级标准：在Ⅱ级标准基础上，增加术后随访结果的阴性条件，即术前血清 AFP 增高者，术后 2 个月内 AFP 应降至正常和影像学检查未见肿瘤残存。

3．肝切除术的适应证

（1）患者的基本条件：主要是全身状况可以耐受手术；肝脏病灶可以切除；预留肝脏功能可以充分代偿。具体包括：一般情况良好，无明显心、肺、肾等重要脏器器质性病变；肝功能正常，或仅有轻度损害（Child-Pugh A 级），或肝功能分级属 B 级，经短期护肝治疗后恢复到 A 级；肝储备功能（如 ICGR15）基本在正常范围以内；无不可切除的肝外转移性肿瘤。一般认为 ICG15 < 14%，可作为安全进行肝大块切除术而肝功衰竭发生概率低的界限。

（2）根治性肝切除的局部病变，必须满足下列条件：

①单发肝癌，表面较光滑，周围界限较清楚或有假包膜形成，受肿瘤破坏的肝组织 <30%；或受肿瘤破坏的肝组织 >30%，但是无瘤侧肝脏明显代偿性增大，达到标准肝体积的 50% 以上；

②多发性肿瘤，结节 <3 个，且局限在肝脏的一段或一叶内。对于多发性肝癌，相关研究均显示，在满足手术条件下，肿瘤数目 <3 个的多发性肝癌患者可从手术显著获益；若肿瘤数目 > 3 个，即使已手术切除，其疗效也并不优于肝动脉介入栓塞等非手术治疗。

（3）腹腔镜肝切除术：目前腹腔镜肝癌切除术开展日趋增多，其主要适应证为孤立性癌灶，<5cm，位于 2-6 肝段；具有创伤小、失血量和手术死亡率低的优点。故有学者认为对于位置较好的肝癌，尤其是早期肝癌者，腹腔镜肝切除术表现较好；但是仍然需要与传统的开腹手术进行前瞻性的比较研究。

（4）姑息性肝切除的局部病变，必须符合下列条件：

① 3 ～ 5 个多发性肿瘤，超越半肝范围者，行多处局限性切除；

②肿瘤局限于相邻的 2 ~ 3 个肝段或半肝内，无瘤肝组织明显代偿性增大，达到标准肝体积的 50% 以上；

③肝中央区（中叶或Ⅳ、Ⅴ、Ⅷ段）肝癌，无瘤肝组织明显代偿性增大，达到标准肝体积的 50% 以上；

④肝门部有淋巴结转移者，切除肿瘤的同时行淋巴结清扫或术后治疗；

⑤周围脏器受侵犯者一并切除。

（5）姑息性肝切除还涉及以下几种情况：肝癌合并门静脉癌栓（PVTT）和（或）腔静脉癌栓、肝癌合并胆管癌栓、肝癌合并肝硬化门脉高压、难切性肝癌的切除。每种情况均有其对应手术治疗适应证（参见表 11-3-1）。肝癌伴门静脉癌栓是中晚期 HCC 的常见表现。在这部分患者中，若肿瘤局限于半肝，且预期术中癌栓可取净，可考虑手术切除肿瘤并经门静脉取栓，术后再结合介入栓塞及门静脉化疗。肝癌侵犯胆管形成胆管癌栓也较常见，致使患者黄疸明显。须注意鉴别黄疸性质，对于癌栓形成的梗阻性黄疸，如能手术切除肿瘤并取净癌栓，可很快解除黄疸，故黄疸不是手术的明显禁忌证。此外，对于不适宜姑息性切除的肝癌，应考虑姑息性非切除外科治疗，如术中肝动脉结扎和（或）肝动脉、门静脉插管化疗等。对于肝内微小病灶的治疗值得关注。部分微小病灶经影像学检查或术中探查都不能发现，致使肝切除后的复发率升高。如果怀疑切除不彻底，那么术后采用 TACE 是理想的选择，除了治疗的意义外，还有检查残留癌灶的意义。如有残留癌灶，应及时采取补救措施。此外，术后病例应作肝炎病毒载量（HBV DNA 和 / 或 HCV RNA）检查；如有指征，应积极进行抗病毒治疗，以减少肝癌再发的可能。

表 11-3-1　原发性肝癌姑息性肝切除适应证

肝癌病变情况	姑息性肝切除适应证
肝癌合并门静脉癌栓（PVTT）和（或）腔静脉癌栓	1. 门静脉主干切开取癌栓术，同时作姑息性肝切除 （1）按原发性肝癌肝切除手术适应证的标准判断，肿瘤是可切除的 （2）癌栓充满门静脉主支或 / 和主干，进一步发展，很快将危及患者生命 （3）估计癌栓形成的时间较短，尚未发生机化 2. 如作半肝切除，可开放门静脉残端取癌栓 3. 如癌栓位于肝段以上小的门静脉分支内，可在切除肝肿瘤的同时连同该段门静脉分支一并切除 4. 如术中发现肿瘤不可切除，可在门静脉主干切开取癌栓术后，术中作选择性肝动脉插管栓塞化疗或门静脉插管化疗、冷冻或射频治疗等 5. 合并腔静脉癌栓时，可在全肝血流阻断下，切开腔静脉取癌栓，并同时切除肝肿瘤
原发性肝癌合并胆管癌栓	患者一般情况： 1. 基本要求同肝切除术 2. 这种患者有阻塞性黄疸，不能完全按 Child-Pugh 分级判断肝功能，应强调患者全身情况、A/G 比值和凝血酶原时间等 局部病变情况： 3. 胆总管切开取癌栓术，同时作姑息性肝切除 （1）按原发性肝癌肝切除手术适应证的标准判断，肿瘤是可切除的 （2）癌栓位于左肝管或右肝管、肝总管、胆总管 （3）癌栓未侵及健侧二级以上胆管分支 （4）估计癌栓形成的时间较短，尚未发生机化 4. 如癌栓位于肝段以上小的肝管分支内，可在切除肝肿瘤的同时连同该段肝管分支一并切除 5. 如术中发现肿瘤不可切除，可在切开胆总管取癌栓术后，术中作选择性肝动脉插管栓塞化疗、冷冻治疗或射频治疗等

续 表

肝癌病变情况	姑息性肝切除适应证
原发性肝癌合并肝硬化门静脉高压症	可切除的肝癌 1. 有明显脾肿大、脾功能亢进表现者，可同时作脾切除术 2. 有明显食道胃底静脉曲张，特别是发生过食道胃底曲张静脉破裂大出血者，可考虑同时作贲门周围血管离断术 3. 有严重胃黏膜病变者，可考虑作脾肾分流术或其他类型的选择性门腔分流术不可切除的肝癌 1. 有明显脾肿大、脾功能亢进表现，无明显食道胃底静脉曲张者，作脾切除的同时，在术中作选择性肝动脉栓塞化疗、冷冻治疗或射频治疗等 2. 有明显食道胃底静脉曲张，特别是发生过食道胃底静脉破裂大出血，无严重胃黏膜病变，可作脾切除，或脾动脉结扎加冠状静脉缝扎术；是否作断流术，根据患者术中所见决定。肝癌可术中作射频或冷冻治疗，不宜做肝动脉插管栓塞化疗

4．改进手术技术

原则上肝脏储备功能足够，没有肝外转移、大血管侵犯和门静脉癌栓的单发肿瘤应考虑肝切除术；技术上可行、符合上述条件的多发肿瘤，也应考虑肝切除术。但是中晚期肝癌，尤其是巨大或多发肿瘤的手术复杂且根治性切除率仍然比较低。

提高肝肿瘤可切除性的手段有：术前经肝动脉化疗栓塞可使部分患者的肿瘤缩小后再切除；经门静脉栓塞主瘤所在肝叶，使余肝代偿性增大后再切除，临床报告其毒副反应不多，较为安全有效。对于巨大肿瘤，可采用不游离肝周韧带的前径路肝切除法，直接离断肝实质及肝内管道，最后再游离韧带并移除肿瘤。对于多发性肿瘤，可采用手术切除结合术中消融（如术中射频等）方式治疗，切除肝脏边缘肿瘤，射频处理深部肿瘤。对于门静脉或肝静脉癌栓者，行门静脉取栓术时须阻断健侧门静脉血流，防止癌栓播散。对于肝静脉癌栓者，可行全肝血流阻断，尽可能整块去除癌栓。对于肝癌伴胆管癌栓者，在去除癌栓的同时，若肿瘤已部分侵犯胆管壁，则应同时切除受累胆管并重建胆道，以降低局部复发率。

5．防止术后转移复发

中晚期肝癌手术切除后复发转移率很高，这与术前可能已存在微小播散灶或者多中心发生有关。一旦复发，往往难有再切除机会，可以采取局部非手术治疗和系统治疗等控制肿瘤发展，延长患者生存期。对于高危复发者，临床研究证实术后预防性介入栓塞治疗有一定的效果，能发现并控制术后肝内微小残癌。尽管有临床随机研究提示，α 干扰素可预防复发，但是其对远期复发率及不同类型肝炎患者的影响仍有争议，目前还不是公认的预防复发的标准治疗方法。

6．手术禁忌证

（1）心肺功能差或合并其他重要器官系统严重疾病，不能耐受手术者；

（2）肝硬化严重，肝功能差 Child-Pugh C 级；

（3）已经存在肝外转移。

（二）肝移植术

1．肝移植术的选择标准

目前，在我国对于肝癌进行肝移植手术多是作为补充治疗，用于无法手术切除、不能进行或微波消融和 TACE 治疗以及肝功能不能耐受的患者。选择合适的适应证是提高肝癌肝移植疗效，保证极为宝贵的供肝资源得到公平有效利用的关键。关于肝移植适应证，国际上主要采用米兰（Milan）标准，还有美国加州大学旧金山分校（UCSF）标准和匹兹堡（Pittsburgh）改良 TNM 标准。

（1）米兰（Milan）标准：1996 年，由意大利 Mazzaferro 等提出。具体标准：单个肿瘤直径不超过 5cm；多发肿瘤数目 ≤3 个、最大直径 ≤3cm；不伴有血管及淋巴结的侵犯。1998 年，美国器官分配网（UNOS）开始采用 Milan 标准（加 MELD/PELD 评分，又称 UNOS 标准）作为筛选肝癌肝移植受体的主要依据，Milan 标准逐渐成为世界上应用最广泛的肝癌肝移植筛选标准。其优点是疗效肯定，5 年生存率 ≥75%，复发率 <10%，仅需考虑肿瘤的大小和数量，便于临床操作。但是，Milan 标准过于严格，使许多有可能通过肝移植得到良好疗效的肝癌患者被拒之门外。由于供体的紧缺，原来符合 Milan 标准的肝癌患者很容易在等待供肝的过程中由于肿瘤生长超出标准而被剔除。其次，符合 Milan 标准的小肝癌行肝移植与肝切除相比，总体生存率无明显差异，只是前者的无瘤生存率明显高于后者，考虑到供体的缺乏和高昂的费用等因素，对于符合该标准的可耐受肝切除的肝癌是否直接行肝移植治疗广受争议，特别是在一些多发展中国家受到质疑。此外，Milan 标准很难适用于活体供肝肝移植以及中晚期肝癌降期后进行肝移植受体的筛选。

（2）加州大学旧金山分校（UCSF）标准：2001 年，由美国 Yao 等提出，在米兰标准的基础上对肝移植适应证进行了一定程度的扩大，包括：单个肿瘤直径不超过 6.5cm；多发肿瘤数目 ≤3 个、最大直径 ≤4.5cm、总的肿瘤直径 ≤8cm；不伴有血管及淋巴结的侵犯。UCSF 标准同样扩大了 Milan 标准的适应证范围，但又不明显降低术后生存率；因此，近年来，支持应用 UCSF 标准来筛选肝癌肝移植受体的文献有所增多，也可以存在争议；比如该标准提出的淋巴结转移、肿瘤血管侵犯（特别是微血管侵犯）的情况在术前难以确诊。经专家组充分讨论，本指南倾向于推荐采用 UCSF 标准。

（3）匹兹堡（Pittsburgh）改良 TNM：2000 年，美国 Marsh 等提出，只将有大血管侵犯、淋巴结受累或远处转移这三者中出现任一项作为肝移植禁忌证，而不将肿瘤的大小、个数及分布作为排除的标准，由此显著扩大了肝癌肝移植的适用范围，并可能有近 50% 患者可以获得长期生存，近年来，支持 UCSF 标准的研究报告越来越多。但是，该标准也存在明显的缺陷。比如，在术前很难对微血管或肝段分支血管侵犯情况做出准确评估，且许多有肝炎背景的肝癌患者，其肝门等处的淋巴结肿大可能是炎性的，需要行术中冰冻切片才能明确诊断。其次，由于肝脏供需矛盾的日益加深，虽然扩大了的肝癌肝移植指征可使一些中晚期肝癌患者个人可能由此受益，但其总体生存率却显著降低，并由此减少了可能获得长期生存的良性肝病患者获得供肝的机会。

（4）国内标准：现在我国尚无统一标准，已有多家单位和学者陆续提出了不同的标准，包括杭州标准、上海复旦标准、华西标准和三亚共识等。各家标准对于无大血管侵犯、淋巴结转移及肝外转移的要求都比较一致，但是对于肿瘤的大小和数目的要求不尽相同。上述国内的标准扩大了肝癌肝移植的适应证范围，可使更多的肝癌患者因肝移植手术受益，并未明显降低术后累积生存率和无瘤生存率，可能更为符合我国国情和患者的实际情况。但有待于规范的多中心协作研究以支持和证明，从而获得高级别的循证医学证据达到公认和统一。

2．肝移植术后复发的预防

上述国内、外肝癌肝移植受者选择标准的共同特点都是以肿瘤大小作为主要的判定指标，虽较为客观和便于掌握，但对肝癌的生物学特性考虑多有不足。一般认为肿瘤的生物学行为是决定患者预后最主要的因素。因此，随着分子生物学的不断发展，一些能更好反映肝癌生物学行为并预测患者预后的分子标志物将被发掘，可能有助于完善现行的肝癌肝移植标准，提高总体生存率。目前认为，肝移植术后可以进行适当的药物治疗（包括抗病毒治疗以及化疗等），有可能会减少和推迟肝癌复发、改善生存，但是需要进一步研究以获得充分的循证医学证据。

3．肝移植和肝切除的选择

外科治疗手段主要是肝切除和肝移植手术，应该如何选择，目前尚无统一的标准。一般认为，对于局限性肝癌，如果患者不伴有肝硬化，则应首选肝切除术；如果合并肝硬化，肝功能失代偿（Child-Pugh C 级），且符合移植条件，应该首选肝移植术。但是，对于可切除的局限性肝癌且肝功能代偿良好（Child-Pugh A 级），是否进行肝移植，目前争议较大。如欧洲的专家支持首选肝移植，理由是肝切除的复发率高，符合 Milan 标准肝移植患者的长期生存率和无瘤生存率显著优于肝切除患者。本指南对于肝脏功能较好，能够耐受肝切除手术的患者暂不列入肝移植适应证中。就某一患者而言，强调根据具体情况，综合评价分析，制定手术方案。

二、局部治疗

尽管外科手术是肝癌的首选治疗方法，但是在确诊时大部分患者已达中晚期，往往失去了手术机会，据统计仅约 20% 的患者适合手术。因此，需要积极采用非手术治疗，可能使相当一部分患者的症状减轻、生活质量改善和生存期延长。

（一）局部消融治疗

局部消融治疗是借助医学影像技术的引导对肿瘤靶向定位，局部采用物理或化学的方法直接杀灭肿瘤组织一类治疗手段。主要包括射频消融（RFA）、微波消融（MWA）、冷冻治疗（Cryoablation）、高功率超声聚焦消融（HIFU）以及无水乙醇注射治疗（PEI）；具有微创、安全、简便和易于多次施行的特点。而影像引导技术包括 US、CT 和 MRI，而治疗途径有经皮、经腹腔镜手术和经开腹手术三种。

1．适应证和禁忌证

（1）适应证：通常适用于单发肿瘤，最大径 ≤5cm；或肿瘤数目 ≤3 个，且最大直径 ≤3cm。无血管、胆管和邻近器官侵犯以及远处转移。肝功能分级为 Child-Pugh A 或 B 级，或经内科护肝治疗达到该标准。有时，对于不能手术切除的直径 > 5cm 的单发肿瘤，或最大直径 > 3cm 的多发肿瘤，局部消融可以作为姑息性综合治疗的一部分，但是需要严格掌握。

（2）禁忌证：

①肿瘤巨大或弥漫型肝癌；

②合并门脉主干至二级分支癌栓或肝静脉癌栓、邻近器官侵犯或远处转移；

③位于肝脏脏面，其中 1/3 以上外裸的肿瘤；

④肝功能分级为 Child-Pugh C 级，经护肝治疗无法改善者；

⑤治疗前 1 个月内有食管胃底静脉曲张破裂出血；

⑥不可纠正的凝血功能障碍和明显的血象异常，具有明显出血倾向者；

⑦顽固性大量腹水，恶病质；

⑧合并活动性感染，尤其是胆管系统炎症等；

⑨肝肾、心肺和脑等重要脏器功能衰竭；

⑩意识障碍或不能配合治疗的患者。

同时，第一肝门区肿瘤应为相对禁忌证；肿瘤紧贴胆囊、胃肠、膈肌或突出于肝包膜为经皮穿刺路径的相对禁忌证；伴有肝外转移的肝内病灶不应视为绝对禁忌，有时仍可考虑采用局部消融治疗控制局部病灶发展。

2．常见消融手段的选择和应用

（1）射频消融（adio frequency ablation，RFA）：是肝癌微创治疗的代表性治疗方式，也是应用最广泛的热消融手段；其优点是操作方便，可以避免开腹手术，住院时间短，疗效确切，花费相对较低。对于小肝癌患者，RFA 的远期疗效与肝移植和肝切除相似，且优于单纯的 TAE/TACE 治疗。与无水乙醇注射相比，RFA 对 3 ～ 5cm 的肿瘤具有根治率高、所需治疗次数少和远期生存率高的显著优势。

RFA 治疗的精髓是对肿瘤整体进行精准灭活并尽量减少正常肝组织损伤，其前提是对肿瘤浸润范围和卫星灶的确认。因此，十分强调治疗前精确的影像学检查，超声是引导 RFA 治疗的首选方法。近年来，超声造影技术（CEUS）发挥了重要作用；CEUS 有助于确认肿瘤的实际大小和形态，界定肿瘤浸润范围，检出微小肝癌、卫星灶，为制定消融方案灭活肿瘤提供了可靠的参考依据。RFA 治疗中晚期 HCC 主要有三大难题：大的肿瘤不易整体灭活；邻近心膈面、胃肠、胆囊和肝门等外周区域的肿瘤安全范围不足，易发生并发症；侵犯邻近大血管或肿瘤富血供致热量损失（即“热沉效应”），造成肿瘤易残留复发。对于 > 5cm 肿瘤，RFA 治疗难以获得根治性疗效；易遗漏小卫星灶，而造成复发率高；RFA 难以控制转移射频消融存在导致针道转移、穿刺所致周围脏器损伤及诱发肝癌破裂等问题，此外，也不适用于位于影像盲区的肝癌。

（2）微波消融（Microwave ablation，MWA）：我国常用的热消融方法，在局部疗效、并发症发生率以及远期生存方面与 RFA 相比都无显著差异。现在的 MWA 技术也能一次性灭活肿瘤。血供丰富的肿瘤，可先凝固阻断肿瘤主要滋养血管，再灭活肿瘤，可以提高疗效。建立温度监控系统可以调控有效热场范围，保证凝固效果。

（3）无水乙醇注射（ercutaneous ethanol injection，PEI）：适用于直径 ≤3cm 以内的小肝癌及复发小肝癌的治疗。对 >3cm 以上不适合手术的肝癌或复发灶，也可起到姑息治疗的作用。临床上，有的癌灶贴近肝门、胆囊及胃肠道组织，热消融治疗（RFA 和 MWA）可能容易造成损伤； 此时，可以考虑采用 PEI 或 PEI 与热消融并用，以防止并发症发生。

RFA 与 MWA 都是通过热效应使得局部肿瘤组织细胞坏死。MWA 导入的能量可能较大，消融的范围相对更大，不过两者之间无论是在局部疗效和并发症，还是生存率方面都无显著差异。消融治疗后应定期观察病灶坏死的情况，如有病灶残留，应积极治疗，提高消融治疗的疗效。

3．基本技术要求

（1）特别强调操作医师必须经过严格培训和细致负责，治疗前，应该全面而充分地评估患者的全身状况、病情、肿瘤生物学行为（预测可行性及效果，确定治疗及联合治疗措施、步骤）和影像学检查情况，根据肿瘤的大小、浸润范围、位置等，制定完整的治疗方案和策略，保证足够的安全范围，尽可能获得一次性、适形的完全消融治疗。

（2）强调选择适合的影像技术引导下进行操作，并监控治疗过程，以保证治疗的安全性、准确性和有效性。

（3）肿瘤距肝门部肝总管、左右肝管的距离应至少为 5mm。不推荐对 >5cm 的病灶单纯施行消融治疗。对于多个病灶或更大的肿瘤，根据患者肝功能状况，采取治疗前肝动脉化疗栓塞（TACE 或 TAE）+ 射频联合治疗明显优于单纯的射频治疗。

（4）消融范围应力求包括 5mm 的癌旁组织，以获得“安全边缘”，彻底杀灭肿瘤。对于边界不清晰、形状不规则的浸润型癌或转移癌灶，在邻近肝组织及结构条件许可的情况下，建议适当扩大消融范围。对于血供丰富的肿瘤，可以考虑先凝固阻断主要滋养血供再消融肿瘤以提高灭活效果。

（5）评估局部疗效的规范方法是在消融后 1 个月左右，治疗后 1 个月，复查肝脏三期 CT/MRI 扫描，或者超声造影，以评价消融疗效。疗效可分为：①完全消融（complete response，CR）：经肝脏三期 CT/MRI 扫描或者超声造影随访，肿瘤所在区域为低密度（超声表现为高回声），动脉期未见强化；②不完全消融（incomplete response，ICR）：经肝脏三期 CT/MRI 扫描或者超声造影随访，肿瘤病灶内局部动脉期有强化，提示有肿瘤残留。对治疗后有肿瘤残留者，可以进行再次消融治疗；若 2 次消融后仍有肿瘤残留，视为消融治疗失败，应放弃消融疗法，改用其他疗法。

（6）要有适宜的综合治疗方案和科学合理的随访计划。治疗后应定期随访复查，以及时发现可能的局部复发病灶和肝内新病灶，利用经皮消融微创安全和简便易于反复施行的优点，有效地控制肿瘤进展。

4．消融治疗与外科手术治疗 ≤5cm 肝癌的选择

目前，对于 ≤5cm 的肝癌是首选外科手术还是经皮消融治疗，临床上存在着争议。数项临床前瞻性随机对照和回顾性比较研究的结果显示局部消融治疗（主要是 RFA 与 MWA）可以获得与手术切除治疗小肝癌相近的远期生存疗效；但是两者相比，外科手术切除的优势是积累的经验丰富、普及率高和复发率低，可切除同一解剖区域内多病灶、微小灶及癌栓；而经皮局部消融具有并发症发生率低、恢复快和住院时间短的特点。两项随机对照研究已显示消融治疗与手术切除者的生存率并无明显差别，但在无瘤生存期（DFS）和复发率方面，手术具有优势。

在临床实践中，应该根据患者的体质和肝功能，肿瘤的大小、数目、位置，本单位的技术力量以及患者的意愿等，全面考虑后选择合适的初始治疗手段。

通常认为，如果患者能够耐受解剖性肝切除，应首选外科切除，可以同时清除相应肝段或肝叶的微小转移灶，有效地防止术后复发。因此，外科治疗仍是 ≤5cm 的肝癌治疗首选，对于同时满足局部手术治疗和消融治疗指征的 ≤5cm 肝癌，在有条件时还是进行手术治疗，而局部消融可作为手术切除之外的另一种治疗选择。对于 2 ～ 3 个癌灶位于不同区域、肝功能差不能进行切除手术者，包括肝功能 Child-Pugh B 级或经保肝治疗后可达 B 级者，可以考虑局部消融治疗。对于肝脏深部或中央型 ≤3cm 的肝癌，局部消融可以达到手术切除疗效，获得微创下根治性消融，可以优先选择；对于 3-5cm 的肝癌，通过选择适宜的仪器针具、掌握合理的消融技术和积累一定的治疗经验等，可以提高治疗效果。一般认为，局部消融后多数患者还需要采用综合性辅助治疗。

目前还缺乏局部消融治疗与肝移植、解剖性肝切除术相比较的研究数据。对于体积较大的肝癌（＞ 5cm），是否可以多位点或分次消融或开腹或腹腔镜下消融，也缺乏充分的循证医学证据可供参考，不做推荐。

（二）肝动脉介入治疗

1．基本原则

（1）要求在数字减影血管造影机下进行；

（2）必须严格掌握临床适应证；

（3）必须强调治疗的规范化和个体化。

2．适用人群

（1）不能手术切除的中晚期原发性肝癌患者；

（2）可以手术切除，但由于其他原因（如高龄、严重肝硬化等）不能或不愿接受手术的患者。对于上述患者，介入治疗可以作为非手术治疗中的首选方法。

国内的临床经验表明，肝动脉介入治疗对于包膜比较完整的巨块型肝癌和大肝癌具有一定的效果，但是对于可以手术切除的肝癌，优先选择外科切除。介入治疗的主要影响因素有：

①血清 AFP 水平；

②肿瘤病灶是否包膜完整、边界清楚；

③门静脉有无癌栓。

3．适应证

（1）TACE 的主要适应证为不能手术切除的中晚期 HCC，无肝肾功能严重障碍，包括：

①巨块型肝癌：肿瘤占整个肝脏的比例 < 70%；

②多发结节型肝癌；

③门静脉主干未完全阻塞，或虽完全阻塞但肝动脉与门静脉间代偿性侧支血管形成；

④外科手术失败或术后复发者；

⑤肝功能分级（Child-Pugh）A 或 B 级，ECOG 评分 0 ～ 2 分；

⑥肝肿瘤破裂出血及肝动脉—门脉静分流造成门静脉高压出血。

（2）肝肿瘤切除术前应用，可使肿瘤缩小，有利于二期切除，同时能明确病灶数目；

（3）小肝癌，但不适合或者不愿意进行手术、局部射频或微波消融治疗者；

（4）控制局部疼痛、出血以及栓堵动静脉瘘；

（5）肝癌切除术后，预防复发。

4．禁忌证

（1）肝功能严重障碍（Child-Pugh C 级）；

（2）凝血功能严重减退，且无法纠正；

（3）门静脉主干完全被癌栓栓塞，且侧支血管形成少；

（4）合并活动性感染且不能同时治疗者；

（5）肿瘤远处广泛转移，估计生存期 < 3 个月者；

（6）恶病质或多器官功能衰竭者；

（7）肿瘤占全肝比例 ≥70% 癌灶；如果肝功能基本正常，可考虑采用少量碘油乳剂分次栓塞；

（8）外周血白细胞和血小板显著减少，白细胞 <3.0 × 109/L（非绝对禁忌，如脾功能亢进者，与化疗性白细胞减少有所不同），血小板 <60 × 109/L。

表 11-3-2　肝动脉化疗（HAI）和肝动脉栓塞（HAE）的适应证和禁忌证

	适应证	禁忌证
肝动脉化疗	1. 失去手术机会的原发或继发性肝癌 2. 肝功能较差或难以超选择性插管者 3. 肝癌手术后复发或术后预防性肝动脉灌注化疗	1. 肝功能严重障碍者 2. 大量腹水者 3. 全身情况衰竭者 4. 白细胞和血小板显著减少者

续 表

	适应证	禁忌证
肝动脉栓塞	1. 肝肿瘤切除术前应用，可使肿瘤缩小，利于切除。同时能明确病灶数目，控制转移 2. 无肝肾功能严重障碍、无门静脉主干完全阻塞、肿瘤占据率小于 70% 3. 外科手术失败或切除术后复发者 4. 控制疼痛，出血及动静脉瘘 5. 肝癌切除术后的预防性肝动脉化疗栓塞术 6. 肝癌肝移植术后复发者	1. 肝功能严重障碍，属 Child-Pugh C 级 2. 凝血机能严重减退，且无法纠正 3. 门静脉高压伴逆向血流以及门脉主干完全阻塞，侧支血管形成少者（若肝功能基本正常可采用超选择导管技术对肿瘤靶血管进行分次栓塞） 4. 感染，如肝脓肿 5. 全身已发生广泛转移，估计治疗不能延长患者生存期 6. 全身情况衰竭者 7. 癌肿占全肝 70% 或以上者（若肝功能基本正常可采用少量碘油分次栓塞）

5．操作程序要点和分类

基本操作：肝动脉造影，通常采用 Seldinger 方法，经皮穿刺股动脉插管，导管置于腹腔干或肝总动脉造影，造影图像采集应包括动脉期、实质期及静脉期；应做肠系膜上动脉造影、注意寻找侧枝供血。

根据治疗操作的不同，通常分为：

（1）肝动脉灌注化疗（TAI）：仔细分析造影表现，明确肿瘤的部位、大小、数目以及供血动脉后，超选择插管至肿瘤供血动脉内给予灌注化疗，常用化疗药物有阿霉素（ADM）或表柔比星（EADM）、顺铂（PDD）、5- 氟尿嘧啶（5-Fu）、羟基喜树硷（HCPT）以及丝裂霉素（MMC）等。

（2）肝动脉栓塞（TAE）：临床上常用，应尽可能采取超选择插管，并且注意选择合适的栓塞剂。一般采用超液化乙碘油与化疗药物充分混合成乳剂，碘油用量应根据肿瘤的大小、血供情况、肿瘤供血动脉的多寡酌情掌握，也可以选用其他栓塞剂，如吸收性明胶海绵、永久性颗粒和微球等。对于肝癌合并动静脉瘘者，应该注意首先要有效地栓堵动静脉瘘，再进行针对肿瘤的 TAE，以防止引起肺栓塞等严重并发症和保证抗肿瘤 TAE 的效果；对于重度动静脉瘘者，一般主张仅采取 TAI 治疗。

（3）肝动脉栓塞化疗（TACE）：同时进行肝动脉灌注化疗（TAI）和肝动脉栓塞（TAE）治疗，以提高疗效。TACE 作为一线非根治性治疗，国内临床上最常用。TACE 治疗 HCC 主要是基于肝癌和正常肝组织血供的差异，即 95% ~ 99% 的肝癌血供来自肝动脉，而正常肝组织血供的 70% ~ 75% 来自门静脉，肝动脉血供仅占 20% ~ 25%。TACE 能有效阻断肝癌的动脉供血，同时持续释放高浓度的化疗药物打击肿瘤，使其缺血坏死并缩小，而对正常肝组织影响较小。循证医学证据业已表明 TACE 能有效控制肝癌生长，明显延长患者生存期，使肝癌患者获益，已成为不能手术切除的中晚期肝癌首选和最有效的治疗方法。

TACE 前应分析造影表现，明确肿瘤部位、大小、数目及供血动脉后，超选择插管至肝右动脉及肝左动脉分别给予灌注化疗。导管头端应越过胆囊、胃右动脉与胃网膜动脉等血管。化疗药物应适当稀释，缓慢注入靶血管，灌注时间不应 < 20min。大多数 HCC 的 95% 以上血供来自肝动脉，表现为供血动脉增粗、肿瘤血管丰富和肿瘤染色浓密。灌注化疗后应进行栓塞。提倡将超液化乙碘油与化疗药物充分混合成乳剂，用微导管超选择插入肿瘤的供血动脉支，经导管将混合物缓慢注入靶血管。栓塞时应尽量避免栓塞剂栓塞正常肝组织或进入非靶器官。在透视监视下依据肿瘤区碘油沉积是否浓密、瘤周是否已出现门静脉小分支影为界限，碘油用量通常为 5-20ml，一般不 > 30ml。对于供血动脉明显增粗的肝癌患者，通常主张在碘油乳剂栓塞后加用颗粒性栓塞剂（如吸收性明胶海绵或微球）。栓塞时应尽量栓塞肿瘤的所有供养血管，以使肿瘤去血管化。注意勿将肝固有动脉完全闭塞，以利于再次 TACE 治疗。

影响 TACE 远期疗效的主要因素包括肝硬化程度、肝功能状态和肿瘤情况（大小、分级、病理类型、门静脉癌栓以及动静脉瘘等）。此外，TACE 治疗本身有一定局限性，主要表现为：

①由于栓塞不彻底和肿瘤侧支血管建立等原因，TACE 常难以使肿瘤达到病理上完全坏死；

② TACE 治疗后由于肿瘤组织缺血和缺氧，残存肿瘤的缺氧诱导因子（HIF）水平升高，从而使血管内皮生长因子（VEGF）高表达。这些因素可导致肝内肿瘤复发和远处转移。

6．TACE 术后常见不良反应

栓塞后综合征是 TACE 治疗的最常见不良反应，主要表现为发热、疼痛、恶心和呕吐等。发热、疼痛的发生原因是肝动脉被栓塞后引起局部组织缺血、坏死，而恶心、呕吐主要与化疗药物有关。此外，还有穿刺部位出血、白细胞下降、一过性肝功能异常、肾功能损害以及排尿困难等其他常见不良反应。一般来说，介入治疗术后的不良反应会持续 5 ~ 7 天，经对症治疗后大多数病人可以完全恢复。

7．随访和治疗间隔

一般建议第一次肝动脉介入治疗后 4 ~ 6 周时复查 CT 和 / 或 MRI 等；至于后续复查则视患者的具体情况，可间隔 1 ~ 3 个月。介入治疗的频率应依随访结果而定，若介入术后 4 ~ 6 周时，影像学检查显示肝脏的瘤灶内的碘油沉积浓密、瘤组织坏死并且无增大和无新病灶，暂时不再做介入治疗。最初 2 ~ 3 次介入治疗间隔可以较短，此后，在肿瘤无进展的情况下应延长治疗间隔，以保证肝功能的恢复。在治疗间隔期，可利用 CT 和 / 或 MRI 动态增强扫描评价肝脏肿瘤的存活情况，以决定是否需要再次进行介入治疗。如经过数次介入治疗后，肿瘤仍继续进展，应考虑换用或联合其他治疗方法，如外科手术、局部消融和系统治疗等。

三、放射治疗

放疗是恶性肿瘤的基本治疗手段之一，但在20世纪90年代以前，由于放疗的效果较差，且对肝脏损伤较大，因此对HCC患者较少进行放疗。20世纪90年代中期之后，现代精确放疗技术发展迅速，包括三维适形放疗（3-dimensional conformal radiation therapy，3DCRT）、调强适形放疗（intensity modulated radiation therapy，IMRT）和立体定向放疗（Stereotactic Radiotherapy，SBRT）等日益成熟和广泛应用，为采用放疗手段治疗肝癌提供了新的机会。国内、外学者已经陆续报告采用现代精确放疗技术治疗不能手术切除的HCC的临床实践和研究，对于经过选择的HCC患者，放疗后3年生存率可达25% ~ 30%。一般认为对于下述肝癌患者可考虑放疗：肿瘤局限，因肝功能不佳不能进行手术切除；或肿瘤位于重要解剖结构，在技术上无法切除；或患者拒绝手术。另外，对已发生远处转移的患者有时可行姑息治疗，以控制疼痛或缓解压迫等。

（一）肝癌的放疗指征

1．主要适用于：

（1）一般情况好，如KPS≥70分，肝功能Child-Pugh A级，单个病灶；

（2）手术后有残留病灶者；

（3）需要肝脏局部肿瘤处理，否则会产生严重的并发症，如肝门的梗阻，门静脉和肝静脉的瘤栓；

（4）远处转移灶的姑息治疗，如淋巴结转移、肾上腺转移以及骨转移时，可以减轻患者的症状，改善生活质量。

2．作为肝癌的综合治疗的重要手段，放疗的适应证：

（1）局限于肝内HCC：放疗联合肝动脉介入治疗，可以显著提高有效率和生存率；

（2）HCC伴癌栓：放疗可针对外科或介入治疗后出现的癌栓以及原发灶的癌栓（包括下腔静脉癌栓），可以延长患者生存期C级；

（3）HCC伴淋巴结转移：放疗可显著改善淋巴结转移的HCC患者的生存期；

（4）HCC肾上腺转移：放疗可缓解肾上腺转移灶出现的症状，但尚无证据说明放疗可以延长生存期；

（5）HCC骨转移：放射治疗的目标为缓解症状从而提高患者生存质量，但无证据说明能够延长患者生存期；

（6）ICC：放疗可延长切除术后切缘阳性和不能切除的ICC患者的生存期。上述对肝癌的放疗，大多是属于姑息性手段，疗效较差，即使能延长生存期，也比较短，尚不能取代肝癌的传统治疗；但是针对上述临床情况的其他疗法，也未能显示有更好的疗效和更强的循证医学证据，因此，目前放疗仍然是可供选择的重要治疗方法之一，特别是针对肝外的转移病灶。

（二）肝癌放疗的技术

1．放疗剂量的分割

已有的临床经验表明，大分割照射，如每次5Gy，每周照射3次，总剂量50Gy，对肿瘤的杀灭效应强，但是对正常肝脏的放射损伤也大。常规分割放射，如2Gy/次，每日1次，每周照射5次，总剂量50～62Gy，正常肝脏的耐受性好，对肿瘤也有明显的抑制。究竟哪种分割方法更好，还需进一步的临床实践和研究比较；但是对需要在短期缓解临床症状的患者，更适用于大分割放疗，因为肿瘤的退缩较快，症状改善明显。

2．放射计划

（1）放疗技术：剂量学比较的结果显示，与3DCRT比较，IMRT放疗的靶区剂量适形性更好，且正常肝脏的受照剂量减小。因此一般先用3DCRT技术； 如果达不到剂量学的要求，则用IMRT技术。IMRT更适用于下述患者：肝癌体积较大以致正常肝受到较大剂量照射时，或患者的肝硬化严重，不能耐受大剂量照射时。

（2）呼吸的控制：建议使用呼吸控制技术，如主动呼吸控制调节器（active breath coordinator，ABC）以限制肿瘤在放疗中的运动，从而减少对正常肝脏的放射剂量。

（3）靶区定位：建议采用CT和MRI图像融合技术，结合TACE后的碘油沉积来确定肝癌大体肿瘤的范围（GTV）。临床肿瘤体积（CTV）为GTV外加5mm～10mm，计划体积（PTV）在使用ABC装置条件下为CTV外加6mm。在没有使用ABC时更要根据患者的呼吸来确定。

目前，有些学者主张在实施放疗前先进行2次TACE，间歇3～6周后，再重新评估是否需要进一步放射治疗。这种方案可能具有以下好处：

①可发现和治疗小的肝癌病灶；

②有利于肿瘤靶区的认定；

③有利于完成放疗计划实施前的验证；

④有可能推迟肝内的局部播散，延缓肝内出现播散的时间。

（三）放疗的并发症

放疗的并发症包括急性期（放疗期间）毒副作用及放疗后期（4个月内）的肝损伤。

1．急性期（放疗期间）毒副反应

（1）厌食、恶心、呕吐，较严重的有上消化道出血，特别是放射野累及较大体积的十二指肠、空肠和胃的患者；

（2）急性肝功能损害：表现为胆红素上升，血清ALT上升；

（3）骨髓抑制，特别是在大体积的肝脏受照的患者，或伴脾功能亢进的患者。

2．放疗的后期损伤

主要是放射诱导的肝（radiation induced liver disease，RILD），其临床表现和诊断标准：

（1）已接受过肝脏高剂量的放疗；

（2）在放疗结束后发生；

（3）临床表现有 2 种：典型的 RILD：发病快，患者在短期内迅速出现大量腹水和肝脏肿大，伴 AKP 升高到 > 正常值的 2 倍，或 ALT 上升至 > 正常值的 5 倍；非典型 RILD：仅有肝脏功能的损伤：AKP > 正常值 2 倍，或 ALT 上升至 > 正常值的 5 倍，没有肝脏的肿大和腹水；

（4）能排除肝肿瘤发展造成的临床症状和肝功能损害。

RILD 是一种严重的放射并发症，一旦发生，70% 以上的患者可在短期内死于肝衰竭； 主要是对症治疗，包括使用肾上腺糖皮质激素和利尿剂，同时给予积极的保护肝脏的药物和支持疗法。避免 RILD 发生关键的是在设计放疗计划时，把正常肝脏受照剂量限制在能够耐受的范围内。我国肝癌患者肝脏的放射耐受剂量显著低于国外的报告，因为我国的肝癌多数具有肝硬化的基础。根据国内的资料。肝脏的耐受剂量（全肝平均剂量）是：Chlild-Pugh A 级患者为 23Gy，Chlild-Pugh B 级患者可能是 6Gy。对于容易发生 RILD 的患者更应小心，包括原有的肝脏功能差，如肝脏功能为 Child-Pugh B 级；正常肝脏的受照体积大，剂量高；患者同时伴发血管的癌栓，如门静脉和下腔静脉的癌栓。如果同时使用 TACE，则 TACE 和肝脏放疗的间隔时间短于 1 个月。另外，在放疗期间出现急性肝功能损坏的患者，如 ≥RTOG Ⅱ级肝损伤，如继续放疗，则以后发生 RILD 的几率可高达 60%。因此，对此类患者应停止放疗，以避免治疗后 RILD 的出现。

总之，急性肝损伤往往可逆、易修复；而后期肝损伤常常不可逆，是严重的放射性损伤，一旦发生，死亡率高达 80%。主要诱因包括肝脏基础病变重（Child B 级或 C 级）、正常肝组织照射体积过大、剂量过大等。预防是关键，照射剂量限制在耐受范围内（一般认为，国人为 22Gy）。

四、系统治疗

HCC 治疗棘手的重要原因在于同一位患者、同一脏器、同时存在着性质截然不同的两种疾病：恶性肿瘤和慢性肝病，往往相互影响，恶性循环。在我国 HCC 常见高发，而大多数患者具有乙肝和肝硬化背景，起病隐袭、进展迅速，确诊时往往已达晚期，不能手术、消融或 TACE 治疗的患者较多，生存期较短和预后极差；即使可以手术，术后复发率也较高，长期生存率低，因此，十分有必要去积极采用多种方法综合治疗，包括系统治疗（systemic therapy，全身治疗）。

多数情况下，在肝癌确诊时患者常有不同程度的肝功能异常。对于严重肝功能不全（Child-Pugh C 级）的患者，仅采取支持对症治疗是最常用和唯一的选择；肝功能基本正常或接近正常（Child - Pugh A 级或 B 级），而无手术、消融或 TACE 治疗指征者，可以进行系统治疗。现有证据表明，对于没有禁忌证的晚期 HCC 患者，系统治疗优于支持对症治疗；可以减轻肿瘤负荷，改善肿瘤相关症状和提高生活质量，还可延长生存时间和有其他获益。

一般认为，系统治疗主要适用于：已经发生肝外转移的晚期患者；虽为局部病变，但不适合手术切除、射频或微波消融和 TACE 治疗，或者局部治疗失败进展者；弥漫型肝癌；合并门静脉主干癌栓和 / 或下腔静脉者。

（一）分子靶向药物治疗

已知肝癌的发病机制十分复杂，其发生、发展和转移与多种基因的突变、细胞信号传导通路和新生血管增生异常等密切相关，其中存在着多个关键性环节，正是进行分子靶向治疗的理论基础和重要的潜在靶点。分子靶向药物治疗在控制 HCC 的肿瘤增殖、预防和延缓复发转移以及提高患者的生活质量等方面具有独特的优势。近年来，应用分子靶向药物治疗 HCC 已成为新的研究热点，受到高度的关注和重视。

索拉非尼是一种口服的多靶点、多激酶抑制剂，既可通过抑制血管内皮生长因子受体（VEGFR）和血小板源性生长因子受体（PDGFR）阻断肿瘤血管生成，又可通过阻断 Raf/MEK/ERK 信号传导通路抑制肿瘤细胞增殖，从而发挥双重抑制、多靶点阻断的抗 HCC 作用。多项国际多中心Ⅲ期临床研究证明，索拉非尼能够延缓 HCC 的进展，明显延长晚期患者生存期，且安全性较好；同时，不同的地域、不同的基线水平和不同的预后因素的 HCC 患者应用索拉非尼治疗都有临床获益，疗效相似。目前，索拉非尼已相继获得欧洲 EMEA、美国 FDA 和我国 SFDA 等批准，用于治疗不能手术切除和远处转移的 HCC。其常规用法为 400mg，po.Bid；应用时需注意对肝功能的影响，要求患者肝功能为 Child-Pugh A 或相对较好的 B 级；肝功能情况良好、分期较早、及早用药者的获益更大。索拉非尼与肝动脉介入治疗或系统化疗联合应用，可使患者更多地获益，已有一些临床观察和研究证实；至于与其他治疗方法（手术、射频消融和放疗等）联合应用，正在进行研究。其他新的分子靶向药物，采用单药或是联合手术、介入治疗和系统化疗等手段治疗肝癌的临床试验也正在陆续开展。

（二）系统化疗（全身化疗）

系统化疗（systemic chemotherapy，全身化疗）是指主要通过口服、肌肉或静脉途径给药进行化疗的方式。早在 20 世纪 50 年代起，系统化疗就开始用于治疗肝癌，是临床常用的姑息性治疗手段。多数传统的细胞毒性药物，包括 ADM/EADM、5-Fu、PDD 和 MMC 等，都曾试用于肝癌，但单药有效率都比较低（一般 <10%），缺乏高级别的循证医学证据表明具有生存获益；仅个别研究提示：与 BSC 相比，含 ADM 的系统化疗可能延长晚期 HCC 患者总的生存时间；同时，可重复性差，毒副反应明显，严重影响了其临床应用和疗效。因此，多年来有关研究较少，水平低下，停滞不前。

1．亚砷酸注射液

三氧化二砷（As_2O_3，亚砷酸）是中药砒霜的主要成分，我国学者首创应用其注射液（亚砷酸注射液）治疗早幼粒细胞白血病，取得了重大突破。2004 年，国内多中心协作临床研究的结果表明采用亚砷酸注射液治疗中晚期原发性肝癌具有一定的姑息治疗作用，可以控制病情进展，改善患者生活质量、减轻癌痛和延长生存期，同时不良反应较轻，患者的耐受性较好；因此，亚砷酸注射液已经获得国家食品药品监督管理总局（SFDA）批准增加晚期肝癌的适应证，成为第一个通过多中心临床研究证明有效而获得批准治疗肝癌的系统化疗药物。在临床应用时，应注意选择适当的患者，注意积极防治不良反应，特别是肝肾毒性。

2．FOLFOX 方案

近年来，奥沙利铂（OXA）等新一代的化疗药物相继问世和应用，使得胃肠癌化疗进步明显，预后显著改善，推动和启发了肝癌化疗的研究，使肝癌不适合系统化疗的传统观念受到挑战和质疑。国内外已进行了一系列的临床观察和Ⅱ期研究，均提示含 OXA 的方案治疗肝癌有效，客观有效率有所提高，能够控制病情发展，减轻症状，可能延长生存，因而广受重视。2010 年 FOLFOX4 方案与单药 ADM 对照用于不适于手术或局部治疗的晚期肝癌患者姑息性化疗的国际多中心Ⅲ期临床研究（EACH 研究）结果已经公布，已证明含 OXA 的联合化疗可以为晚期 HCC 患者带来较好的客观疗效、控制病情和生存获益，且安全性好。该项研究得到了国际国内学术界的高度重视，改变了晚期 HCC 系统化疗长期缺乏标准方案的现状，引起肝癌治疗观念的重大变革。

目前认为，HCC 是对含 OXA 等新型化疗方案具有一定敏感性的肿瘤。对于没有禁忌证的晚期 HCC 患者，系统化疗明显优于一般性支持治疗，不失为一种可以选择的治疗方法，其主要适应证：

（1）合并有肝外转移的晚期患者；

（2）虽为局部病变，但不适合手术治疗和肝动脉介入栓塞化疗者，如肝脏弥漫性病变或肝血管变异；

（3）合并门静脉主干或下腔静脉瘤栓者；

（4）多次肝动脉栓塞化疗（TACE）后肝血管阻塞以及或介入治疗后复发的患者。

当然，系统化疗应当严格掌握临床适应证，及时评估疗效，密切监测和防治不良反应。原则上，对于具有以下情况之一的患者不宜进行系统化疗：

ECOG>2 分，Child-Pugh>7 分；

②白细胞 $<3.0\times10^9$/L 或中性粒细胞 $<1.5\times10^9$/L，血小板 $<60\times10^9$/L，血红蛋白 <90g/L；

③肝、肾功能明显异常，氨基转移酶（AST 或 ALT）>5 倍正常值和 / 或胆红素显著升高 >2 倍正常值，人血白蛋白 <28g/L，肌酐（Cr）≥ 正常值上限，肌酐清除率（CCr）≥50mi/min；

④具有感染发热、出血倾向、中大量腹腔积液和肝性脑病。

3．其他药物

由于多项国际随机临床研究（RCT）都没有证明具有生存获益，不推荐应用三苯氧胺、抗雄性激素药物或奥曲肽作为抗肝癌的系统治疗。但是，奥曲肽可用于控制肝癌合并消化道出血和缓解肠梗阻除外。

（三）中医药治疗

中医药有助于减少放、化疗的毒性，改善癌症相关症状和生活质量，可能延长生存期，可以作为肝癌治疗的重要辅助手段。除了采用传统的辨证论治、服用汤药之外，多年来我国药监部门业已批准了若干种现代中药制剂，包括消癌平、康莱特、华蟾素、榄香烯和得力生注射液及其口服剂型等用于治疗肝癌，在临床上已经广泛应用和积累了许多实践经验，具有一定的疗效和各自的特点，患者的依从性、安全性和耐受性均较好，但是这些药物已上市多年，早期的实验和临床研究比较薄弱，尚缺乏高级别的循证医学证据加以充分支持，需要积极进行深入研究。

（四）其他治疗

一般认为生物治疗可以改善肝癌患者的生活质量，有助于提高抗肿瘤疗效，降低术后复发率。适当应用胸腺素 α_1 可以增强机体的免疫功能，具有辅助抗病毒和抗肿瘤作用；而乙型病毒性肝炎相关HCC患者切除术后，长期应用α干扰素及其长效制剂作为辅助治疗，可以有效地延缓复发和降低复发率。

对于具有乙型肝炎和/或丙型病毒性肝炎背景的HCC患者，应特别注意检查和监测病毒载量（HBV DNA/HCV RNA）以及肝炎活动。已知上述抗肿瘤药物治疗（包括TAI/TACE，分子靶向治疗和化疗等），均有激活肝炎病毒的潜在可能性；而病毒复制活跃及肝炎活动，往往损害患者的肝功能，并且明显地影响抗肿瘤治疗是实施和效果，应予高度重视。如果检查发现肝炎病毒复制活跃，必须及时地积极进行抗病毒治疗，可以选用核苷类似物、α干扰素及其长效制剂和胸腺素 α_1 等。此外，在肝癌的治疗全程中，都应该统筹考虑，加强支持对症治疗，包括镇痛、保护肝功能、利胆、纠正贫血、改善营养状况、对于合并糖尿病的患者控制血糖、纠正低蛋白血症、控制腹腔积液以及防治消化道出血等并发症。这些支持对症治疗措施对于减轻痛苦、改善患者的生活质量、保证抗肿瘤治疗的顺利实施及其效果是非常重要和必需的。

第十二章　胆道肿瘤

胆道系统分为肝内和肝外两部分。肝内部分由毛细胆管、小叶间胆管、左右肝管组成，肝外部分则由肝总管、胆囊和胆总管组成。胆道系统肿瘤中良性肿瘤较少见，以恶性肿瘤为主，恶性肿瘤中绝大多数又以上皮性肿瘤为主。从解剖学角度而言，发生于二级胆管（左内叶、左外叶、右前叶、右后叶）以上的胆管癌属肝癌范畴；发生于壶腹部的称为壶腹癌；而只有发生于左右肝管至胆总管下端的属于肝外胆管癌。因此本章主要讨论胆囊癌与肝外胆管癌（简称胆管癌）两类主要的胆道系统肿瘤。

第一节　胆囊癌

一、概述

（一）流行病学和病因

胆囊癌是胆道系统最常见的恶性肿瘤，据 1999 年上海市肿瘤发病率统计，胆囊癌的发病率男性为 5.0/10 万，女性为 8.9/10 万。

胆囊癌的病因尚不十分清楚，多数学者认为胆囊结石与胆囊癌有很强的相关性。有报道认为，90% 以上的胆囊癌中合并有慢性胆囊炎和胆石症，而且胆囊癌更常并发于单发大结石，少见于多发小结石。随着胆囊结石的增大，发生胆囊癌的风险则不断增高。据统计，结石直径为 2.0 ~ 2.9cm 时，发生胆囊癌的风险较常人高 2.4 倍，如结石直径大于 3cm，则风险增至 10.1 倍。因长期慢性胆囊炎而发生胆囊壁钙化（俗称瓷胆囊）的患者中 20% 可合并胆囊癌。提示胆囊的慢性炎症和感染可能会增加发生胆囊癌的风险。其他与胆囊癌发病有关的危险因素有年龄、性别、人种、饮食、激素、细菌感染、胆总管囊肿、异常胰胆管汇合等。

（二）病理

胆囊癌的大体形态因病期及扩散程度而异。早期多表现为黏膜粗糙、隆起、息肉样改变，常与慢性胆囊炎不易区分。晚期胆囊癌可累及肝脏、十二指肠和胃等其他邻近脏器。肿瘤切面为白色或灰色，质硬。如胆囊有钙化，则肿瘤质地异常坚硬，切片时有沙砾样质感。镜下观，90% 以上的胆囊癌为腺癌，少数为腺鳞癌、退行性癌、类癌、未分化癌、内分泌小细胞癌和巨细胞癌等等。

（三）分期

胆囊癌确诊时即常有局部晚期表现，病变仅局限于胆囊壁者不足 10%，69% ~ 83% 的病例都有局部肝脏的直接侵犯。由于肝脏受侵而无其他局部进展期病变者不足 12%，所以肝脏受累常常提示其他部位亦受累及。肝外胆管受侵者占 57%、十二指肠、胃或横结肠受侵者占 40%、胰腺受累者占 23%、肝动脉或门静脉为肿瘤所包裹者占 15%、胆囊、胆总管及胰十二指肠周围淋巴结有转移者占 42% ~ 70%、主动脉或下腔静脉周围等更远部位淋巴结转移者约占 25%。在临床上，肝及其他临近脏器未受侵者也可伴淋巴结转移。

胆囊癌主要沿着胆囊淋巴引流的三条途径发生转移，最主要的是胆囊胰腺后途径，这一途径的淋巴管位于胆囊的前后面，最后汇于大的门静脉后淋巴结，门静脉后淋巴结则与胆总管和胰十二指肠淋巴结相交通。另一条途径是胆囊腹腔动脉途径，来自胆囊前后壁的淋巴管通过肝十二指肠韧带向左汇入腹腔动脉周围。第三条途径是胆囊肠系膜途径，沿门静脉前左走行的淋巴管与胰十二指肠淋巴结或左肾静脉周围的主动脉腔静脉淋巴结相交通。

此外，胆囊癌尚可通过血道发生转移，如非邻近肝脏、肺及骨转移者分别占 66%、24% 及 12%。

UICC1992 年颁布了胆囊癌的 TNM 分期为（表 12-1-1）：

表 12-1-1　UICC 胆囊癌的分期（1992）

T——原发肿瘤：	T_x	原发肿瘤不能确定
	T_0	无癌瘤病理学证据
	T_{is}	原位癌
	T_1	肿瘤侵犯黏膜或肌层
	T_1a	肿瘤侵犯黏膜
	T_1b	肿瘤侵犯肌层
	T_2	肿瘤侵犯肌肉周围结缔组织
	T_3	肿瘤侵犯临近结构：肝、胰、十二指肠、胆囊、结肠、胃
N——区域淋巴结：	N_x	区域淋巴结不能确定
	N_0	无区域淋巴结转移
	N_1	胆囊管、胆总管周围和 / 或肝门淋巴结转移
	N_2	胰周（仅胰头）、十二指肠周围、肝门周围、腹腔和 / 或肠系膜上动脉周围淋巴结转移
M——远处转移：	M_x	不能确定远处转移的存在
	M_0	无远处转移
	M_1	远处转移
G——组织病理学分级：	G_1	高分化
	G_2	中度分化
	G_3	低分化
	G_4	未分化

续　表

S——分期：	0 期	T_{is}	N_0	M_0
	Ⅰ期	T_1	N_0	M_0
	Ⅱ期	T_2	N_0	M_0
	Ⅲ期	T_1	N_1、N_2	M_0
		T_2	N_1、N_2	M_0
	ⅣA 期	T_3	任何 N	M_0
	ⅣB 期	任何 T	任何 N	M_1

二、诊断和鉴别诊断

（一）临床表现

胆囊癌早期缺乏特异性的临床症状，常因合并胆石症或胆囊炎而未引起足够的重视。出现临床症状时的主要表现为右上腹隐痛、胀痛、不适、恶心呕吐、发热、嗳气、食欲缺乏、乏力等。一旦出现右上腹包块、黄疸、腹水、消瘦等症状，往往提示已属晚期表现。癌肿阻塞胆囊管时可引起胆囊积水、侵犯十二指肠可出现幽门梗阻症状、穿破结肠时可引起胆囊结肠瘘而反复发热、累及胆管或发生胆管内癌栓时可出现梗阻性黄疸。出现远处转移时常常表现出相应的症状。

（二）辅助诊断

1．声波检查

胆囊癌的早期诊断首选 B 超检查。通过超声检查，胆囊癌的术前诊断率可达 75%。5mm 左右的早期肿瘤可表现为突入胆囊腔的息肉样病变或胆囊壁的局部增厚。凡病变大于 10mm，形态不规则、基地宽、内部回声不均、呈单发性或合并结石者应高度怀疑胆囊癌。对于进展期胆囊癌病例，超声检查可以发现肝内外胆管梗阻、区域淋巴结情况、肿瘤对肝的直接侵犯或转移。胆囊癌的声像图改变有以下 5 种类型：即小结节型、蕈伞型、厚壁型、实块型、混合型。

电脑彩超能测及胆囊癌组织和胆囊壁的彩色血流和动脉频谱，可与最多见的胆固醇性息肉相鉴别。内镜超声则是经胃或十二指肠检测胆囊壁情况，图像更为清晰。

2．CT

CT 是胆囊癌重要的诊断手段，常表现为胆囊壁局限性、不对称、不规则增厚，可见突入胆囊腔内的单发或多发结节，增强后常可见肿瘤不同程度的强化。合并胆囊结石时尚可显示胆囊内的结石影。CT 还能显示胆囊癌浸润肝实质的深度、范围、肝内转移病灶、肝内胆管是否扩张以及周围转移情况。

3．磁共振成像（MRI）和磁共振胰胆管造影（MRCP）

MRI 对胆囊癌的诊断价值与 CT 相仿，而 MRCP 由于能清晰地显示肝内外胆道树图像。对于合并梗阻性黄疸的胆囊癌病人，可行 MRCP 检查以了解胆管是否受累及其程度。

4．内镜逆行胰胆管造影（ERCP）

对于中晚期胆囊癌，可行 ERCP 检查以确定肝外胆管是否受累。

5．清学标记

对于部分胆囊癌患者，可见癌胚抗原、CA19-9 水平异常升高，具有一定辅助诊断价值。

（三）胆囊癌的鉴别诊断

1．黄色肉芽肿性胆囊炎

该病最难与胆囊癌鉴别。其 CT 图像特征为胆囊壁极度增厚、外壁不规则、内壁光整，局部肝实质呈形态不规则低密度影，增强不明显。术中黄色肉芽肿性胆囊炎表现为胆囊壁增厚，与结肠肝曲、网膜、十二指肠紧密粘连。该病与胆囊癌的一个重要区别是胆囊床边缘处胆囊挛缩，而不是胆囊癌表现地向肝内的灰白色肿瘤浸润。

2．其他

该病尚需与 Mirizzi 综合征、胆囊腺瘤、腺肌瘤、炎性息肉、异位组织相鉴别。

三、治疗

1．手术治疗

胆囊癌的术前诊断率较低，治愈性切除率不足 30%，多数病例由于局部病变、非临近部位的肝转移和 / 或远处转移而失去治愈性切除机会。目前手术治疗有单纯胆囊切除、胆囊癌根治性切除、胆囊癌扩大根治性切除述以及姑息性手术几种。单纯胆囊切除术仅适用于病变局限于黏膜层或虽然累及肌层、但癌灶位于胆囊底、体部游离缘者。值得一提的是，对于位于胆囊颈、管的早期胆囊癌或累及肌层但位于胆囊床部位者，应将胆囊床上的纤维脂肪组织以及胆囊三角区、肝十二指肠韧带周围淋巴结清扫。胆囊癌根治性切除术适用于 Nevin Ⅲ、Ⅳ期患者。胆囊癌扩大根治性切除术适用于 Nevin Ⅴ期但无肝内多发转移、腹膜网膜种植的患者，手术方式视累及脏器不同而异。对于手术探查后已不能施行胆囊切除者可行姑息性手术，如胆道内放置支架、经胃网膜右动脉行胃十二指肠动脉插管术以解除胆道梗阻症状或作为局部化疗的重要途径。

2．化学治疗

有关失去手术机会或已发生转移的胆囊癌化学治疗方面的研究，皆因病例数少或包含肝门胆管癌而可靠性不强，常用化疗药物为 5-Fu、MMC、DDP 以及 AMD 类药物。由于大部分患者的病灶比较局限，现在已经比较重视对胆囊癌区域化疗的研究。

3．放射治疗

不能手术切除的胆囊癌病人，采用外放射治疗后，部分病例阻塞的肝外胆道可以再通。

4．综合治疗

胆囊患者即使是切除术后，多数因肿瘤复发或转移而死亡，非随机研究及病例报告表明，Ⅱ、Ⅲ、Ⅳ期患者可通过辅助放疗和 / 或化疗来改善生存情况。

第二节　胆管癌

一、概述

胆管癌患者大多在 50—70 岁，男女之比为 2 ～ 2.5：1，发病率在逐年上升。胆管癌的病因尚不清楚。

本节阐述的胆管癌是指发生于左右肝管至胆总管下端的癌肿。根据其发生部位又可分为：①上段胆管癌，又称高位胆管癌、肝门胆管癌，肿瘤位于肝总管、左右肝管及其汇合部，位于后者部位的又称 Klatskin 瘤。②中段胆管癌，肿瘤位于胆囊管水平以下、十二指肠上缘以上之胆总管。③下段胆管癌，肿瘤位于十二指肠上缘以下、肝胰壶腹以上之胆总管。在这三段胆管癌中，以上段胆管癌最为常见。

胆管癌的 95% 以上是腺癌，其他还有鳞癌、黏液表皮样癌、平滑肌肉瘤、横纹肌肉瘤、囊腺癌、类癌和粒细胞肿瘤。

胆管癌的分型分期与预后、术式选择有关，常用的分期标准是 1992 年 UICC 的分期标准（表 11-2-1）。

表 11-2-1　UICC 外胆管癌的分期（1992）

T——原发肿瘤：	T_x	原发肿瘤不能确定
	T_0	无癌瘤病理学证据
	T_{is}	原位癌
	T_1	肿瘤侵犯黏膜或肌层
	T_1a	肿瘤侵犯黏膜
	T_1b	肿瘤侵犯肌层
	T_2	肿瘤侵犯肌肉周围结缔组织
	T_3	肿瘤侵犯临近结构：肝、胰、十二指肠、胆囊、结肠、胃
N——区域淋巴结：	N_x	区域淋巴结不能确定
	N_0	无区域淋巴结转移
	N_1	胆囊管、胆总管周围和 / 或肝门淋巴结转移
	N_2	胰周（仅胰头）、十二指肠周围、肝门周围、腹腔和 / 或肠系膜上动脉周围淋巴结转移
M——远处转移：	M_x	不能确定远处转移的存在
	M_0	无远处转移
	M_1	远处转移
G——组织病理学分级：	G_1	高分化
	G_2	中度分化
	G_3	低分化
	G_4	未分化

续 表

S——分期：	0期	T_{is}	N_0	M_0	
	Ⅰ期	T_1	N_0	M_0	
	Ⅱ期	T_2	N_0	M_0	
	Ⅲ期	T_1	N_1、N_2	M_0	
		T_2	N_1、N_2	M_0	
	ⅣA期	T_3	任何N	M_0	
	ⅣB期	任何T	任何N	M_1	

二、诊断与鉴别诊断

（一）临床表现

胆管癌早期常无特异性症状，可表现为上腹部、右上腹部钝痛，食欲缺乏、恶心腹胀、轻度腹泻等症状，当引起胆管阻塞或侵犯胆管周围神经、出现进行性加深的黄疸或腹痛时，多已非早期。此时的临床症状主要有三种类型：①阻塞性黄疸型：黄疸进行性加重。②表现为急性梗阻性胆管炎型，可有发热、腹痛及黄疸。③表现为长期上腹部疼痛及胆管狭窄型。此型患者多有原发性胆管结石、肝门胆管狭窄或胆管囊状扩张症，有长期上腹痛，可进行过一次或数次胆道手术包括胆管取石、胆肠内引流术等。多在胆管狭窄处或囊状扩张的胆管发生癌变。胆管癌的体征因癌肿部位不同而有所差别，可有胆囊及肝脏肿大等表现。

（二）辅助诊断

对于有上述临床表现的患者，可行下列检查进一步明确病变的性质。

1．彩超

可了解肿瘤部位、血供情况，尚可了解肿瘤是否侵犯周围血管。

2．CT

可显示梗阻近端的胆管扩张、肝内转移灶和区域淋巴结情况，但对肝门部软组织的分辨率较差。

3．MRI和MRA、MRCP

磁共振对肝门部软组织的分辨率高于CT，可以显示扩张胆管的形态、胆管内肿瘤、胆管壁情况以及肝内有无转移。MRCP可以完整地显示肝脏内外胆道树图像，MRA则可以了解肿瘤周围血管特别是门静脉的侵犯情况。

4．经皮经肝胆管造影（PTC）

能清楚显示梗阻近端的胆管扩张。PTC主要显示胆管腔的情况，不能显示胆管壁的情况，难以与胆管的其他炎症性病变作鉴别诊断。

5．血清学标记

血清CA19-9、胆管癌相关抗原值显著升高对胆管癌的诊断具有一定的价值。

（3）胆管癌的鉴别诊断

许多病变可以引起与胆管癌类似的临床表现，如胆管炎性狭窄、畸形、结核、胆管损伤、Mirizzi 综合征、胰腺肿瘤和炎症、肝癌伴胆管癌栓或累积胆管、肝门部转移性肿瘤等。有时鉴别非常困难，必要时可剖腹探查。

三、治疗

胆管癌的治疗是以手术治疗为主的综合治疗。早期胆管癌，应行根治性切除术，不能根治性切除者应争取姑息性切除，术后辅以放射治疗及化学治疗。对于不能切除的晚期病例，可进行姑息性胆道引流以解除梗阻、控制胆道感染、改善肝脏功能，以期改善生活质量、延长生命。

第十三章　胰腺癌

第一节　概　况

胰腺癌是恶性程度较高的消化道肿瘤，分为原发性和继发性。其发病率逐年增高。胰腺癌可呈多中心播散，早期诊断困难，大多数患者出现症状时已出现转移或血管侵犯，丧失了手术机会。然而近年来由于诊断技术的发展，对于局限于胰腺内直径 ≤2cm 的小胰腺癌进行根治性切除术后，5 年生存率可提高至 19% ~ 41%，癌肿直径 ≤1cm 者，5 年生存率接近 100%。因此早期诊治对胰腺癌的预后至关重要。

一、发病因素

胰腺癌的发病因素尚不清楚，但与下列因素有关。

1．吸烟

动物试验已证明用烟草酸水饲喂动物可以引起胰腺癌，一组大样本调查结果显示吸烟者发生胰腺癌的机遇较不吸烟者高出 1.5 倍，吸烟量越大发生胰腺癌的机会越高，如每天吸烟 1 包者胰腺癌发生在男女两性各高出不吸烟者 4 及 2 倍，以上资料说明在一部分人中吸烟可诱发胰腺癌发生。

2．不适当的饮食

近年来有学者把胰腺癌发生增多归因于饮食结构不当之故，动物试验证明，用高蛋白，高脂肪饮食饲养之动物，可使动物胰腺导管细胞更新加速且对致癌物质敏感性增强，国内学者沈魁等明确提出：饮食结构与胰腺癌发生关系密切，食肉食多者易发生本病，日本学者指出近年来日本胰腺癌发病率增加与日本人饮食结构欧洲化有关，即进食高蛋白，高脂肪过多，还有学者认为食用咖啡者发生胰腺癌机会较多，但未得到进一步证实。

3．糖尿病与胰腺癌

有糖尿病者易患胰腺癌早已为人所知；但近年来的研究指出，糖尿病病人发生胰腺癌者为无糖尿病病人的 1 倍，且有增加的趋势；也有人认为其为正常人群的 2 ~ 4 倍，甚至有资料报道其发病率可达消化系统恶性肿瘤的 12.4%，但两者之间的真正关系不明确。

4．慢性胰腺炎与胰腺癌

早在 1950 年 Mikal 等就注意到慢性胰腺炎和胰腺癌的关系，1960 年 Panlino-Netto 又指出，只有胰腺钙化的慢性胰腺炎才和胰腺癌同时存在，1977 年 White 进一步指出，在原发性钙化的慢性胰腺炎中仅有 3 例合并胰腺癌，占 2.2%，慢性胰腺炎和糖尿病可能和胰腺癌的发生有一定关系，慢性胰腺炎常和胰腺癌同时存在，据 Mikal 等（1950）报道 100 例尸体解剖的资料，49% 在显微镜下有慢性胰腺炎的表现，84% 有胰腺间质纤维化，由于胰腺癌可使胰管梗阻，从而导致胰腺炎的发生，所以两者孰为因果很难确定，有人认为，伴有陈旧性钙化的慢性胰腺炎，其钙化灶有致癌作用，Panlino-Netto（1960）报道，只有胰腺钙化病人，胰腺炎才和胰腺癌同时存在，但在 White（1977）的胰腺炎病例中，有原发性钙化者，只有 3% 合并癌。

此外胰腺癌也偶可发生钙化，至于胰腺癌和糖尿病的关系，也不十分明确，胰腺癌病人约 5% ~ 20% 伴有糖尿病，其中有 80% 的病人是在同一年中先后发现糖尿病和胰腺癌的，大量病例也证明，糖尿病病人如发生癌，有 5% ~ 19% 位于胰腺，而非糖尿病病人只 4% 的癌发生在胰腺，说明糖尿病病人似乎倾向于发生胰腺癌，Sommers 等（1954）报道，28% 的糖尿病病人有胰管增生，而对照组只 9% 有胰管增生，设想在胰管增生的基础上可发生癌，Bell（1957）报道 40 岁以上男性的尸体解剖共 32508 例，糖尿病病人的胰腺癌发生率较非糖尿病病人高一倍以上，但也有一些证据说明，胰腺癌的发病和糖尿病并无明显关系，据 Lemass（1960）报道，胰腺癌合并糖尿病的病人，并无胰岛细胞受到破坏的病理变化，一些胰腺癌病人的糖代谢可以受到一定程度的损害，这可能是由于胰岛细胞尽管没有病理变化，但胰岛素的释放受到了某种干扰的缘故，也有人认为，胰腺癌合并糖尿病并无其特殊性，在一般居民中糖尿病的发生率也达 10%。

二、病因

胰腺癌的病因尚不十分清楚，胰腺癌发生与吸烟，饮酒，高脂肪和高蛋白饮食，过量饮用咖啡，环境污染及遗传因素有关；近年来的调查报告发现糖尿病人群中胰腺癌的发病率明显高于普通人群；也有人注意到慢性胰腺炎病人与胰腺癌的发病存在一定关系，发现慢性胰腺炎病人发生胰腺癌的比例明显增高；另外还有许多因素与此病的发生有一定关系，如职业，环境，地理等。

1．基因异常表达与胰腺癌

关于胰腺癌发生的基因学研究较多，基因异常表达与胰腺癌的发生密切相关，各种肿瘤的发生与细胞基因的关系是目前研究癌症发生原因的热点，在各基因家族中，K-ras 基因 12 位点的突变和胰腺癌的发生有密切关系，而抑癌基因 P53，以及最近克隆出来的 MTSl 等的失活也有影响，由于癌的发生是一个多因素过程，可能存在多种癌基因或抑癌基因的激活与失活，而且和家族遗传也不无关系。

1991 年 Tada 等对 12 例已确诊的胰腺癌病人，6 例慢性胰腺炎病人，用 PCR 检验技术进行检测，发现 12 例胰腺病人癌细胞 c-ki-ras 第 12 位密码子全部有癌基因突变，该作者进一步指出 c-ki-ras12 位密码子的变化主要是碱基的突变，Tada 等通过动物试验后又提出 c-ki-ras 的突变位置与致癌因素的不同而有所区别，吸烟者可诱发 c-ki-ras12 位点碱基突变，而其他一些致癌物如二甲基苯并蒽则引起 H-ras 基因 61 位点密码子突变，Tada 对胰腺癌病人的临床情况分析后认为 c-ki-ras 基因突变与肿瘤分化程度无明显关系，而与肿瘤的大小有关，从而提出 c-ki-ras 基因突变后主要促进肿瘤的进展，Lemocene 研究发现变化，说明胰腺导管上皮细胞中 c-ki-ras 基因变化在先，即 c-ki-ras 基因改变导致胰腺腺管上皮细胞发生癌变，而后癌细胞再向外浸润，有关胰腺癌的发生和基因改变研究资料尚少，许多问题有待进一步研究。

2．内分泌紊乱

胰腺癌的发生也可能和内分泌有关系，其根据是男性发病率较绝经期前的女性为高，女性在绝经期后则发病率增高，与男性相似，有自然流产史的妇女发病率也增高。

3．胆汁的作用

多年来有人认为，胆汁中含有致癌因素，因胆汁可逆流至胰管，而胰腺组织较胆管对致癌因素更为敏感，所以胰腺癌远较胆管癌多见，同时，在胰腺癌中，接触胆汁机会更多的胰头部分，癌发生率更高，而癌又多起源于导管而非腺泡，也说明这种看法有一定根据。

三、发病机制

1．病变部位

原发性胰腺癌可发生于胰腺的任何部位，但发生在胰头部者最为多见，据大量病例统计，发生于胰头者较胰腺体尾部约多一倍，即胰头癌占 60% ~ 70%，胰体尾部癌占 25% ~ 30%；另有少数病例，癌弥散于整个腺体，而难于确定其部位，Bramhall 等研究发现在手术治疗的胰腺癌中 80% ~ 90% 的肿块位于胰头部，中国抗癌协会胰腺癌专业委员会最近资料显示胰头癌占 70.1%，胰体尾部为 20.8%，全胰癌占 9.1%。

2．大体病理

肉眼观胰腺癌表现并不一致，胰腺癌时胰腺的大体形态取决于病程早晚及癌肿的大小，当癌肿不大时，瘤块深藏于胰腺内，不能从胰腺表面见之，只有在扪诊时有不规则结节的感觉，当癌肿增大后，则胰腺的外形发生改变，可在胰头部或体尾部有局限性肿块胀大，瘤块与其周围的胰腺组织分界不很清楚，在切面上胰腺癌肿多呈灰白或淡黄白不规则形态，亦可呈黄白色或灰白色，还可见有带棕色或棕红色的出血斑点或坏死灶，在有液化的癌瘤内可见有混浊的棕灰色黏液性液体，有的呈小囊腔样，胰腺本身常因伴有纤维组织增多，使其质地坚实，有的并有胰腺萎缩，在胰腺内可见有局限性脂肪坏死灶，这可能是由于癌肿使胰管梗阻，胰管破裂，胰液外溢，引起胰腺内局部脂肪坏死，胰腺癌的大小差别甚大，与病程长短有关，一般肿块直径常在 5cm 以上，位于胰头部的癌大多极为坚硬，癌组织与正常腺体组织无明显界限，有时这种硬性癌且可广泛浸润胰周组织，致胰腺黏结在一团癌肿组织中不能辨认；但有时癌组织也可位于胰腺的中心部分，外观与正常胰腺无异，仅胰头部特别坚硬，切面上亦可见纤维组织增生甚多而腺体组织明显减少，与慢性胰腺炎难以鉴别。

胰腺癌可来源于胰管，腺泡或胰岛，通常胰腺癌以源自胰管上皮者为多，约占总病例的 85%，源自腺泡及胰岛者较少；前者主要发生在胰头部，而后者则常在胰体或尾部。

3．组织学改变

胰腺癌的显微镜下所见主要取决于腺癌组织分化程度，高分化者，形成较成熟的胰腺腺管状组织，其细胞主要为高立方体，大小相近，胞质丰富，核亦相仿，多位于底部，呈极化分布，分化不良者可以形成各种形态甚至不形成腺管状结构，而成为实心的条索状，巢状，片状，团簇状弥漫浸润，细胞大小和形态不一，可呈球形，圆形，或多角形，边界不太清楚，核位置也不一，核大染色深，无核仁，胰腺癌的胰管样结构呈不规则排列，其上皮细胞呈复层排列，细胞核的位置不一，当胰管上皮增生而有乳头样突出时，可是乳头样结构，称乳头状胰腺癌，偶可见有杯状细胞化生，也可见鳞状细胞化生，电镜下，可见粘原颗粒（Mucinogen granules）但无酶原颗粒（zymogen granules），它们都来自较大的胰管上皮细胞，鳞状细胞变性明显时，称为腺样鳞状细胞癌（adenosquamous cell carcinoma），或腺棘皮癌（adenocanthoma），镜检尚可见程度不等的灶性出血，坏死和脂肪变，称囊性腺癌，如伴有胰管梗阻，则可见胰腺腺泡萎缩，伴乳头样增生。

四、癌的浸润和转移途径

胰腺癌的转移途径主要是淋巴结转移和直接浸润，其次为血道播散及沿神经鞘蔓延。胰腺癌确诊时，大约仅 10% 病人癌肿仍限于局部，而 90% 的患者已发生转移，其中 50% 以上转移至肝脏，25% 肠系膜转移，20% 以上者侵犯十二指肠。

1．直接浸润

是胰腺癌另一转移的主要形式。早期即可直接侵犯邻近的胆总管下端、门静脉、下腔静脉及肠系膜上血管。晚期通常浸润腹膜后纤维脂肪组织、小网膜囊、十二指肠、胃后壁等，癌肿与所受累的组织广泛融合连成一团，形成较大肿块，固定于腹腔。胰体及胰尾部肿瘤侵犯腹膜、大网膜后发生广泛的种植性转移并产生血性腹水。

2．沿神经鞘膜浸润转移

胰腺癌向后方浸润累及腹膜后神经鞘膜及神经根，产生持续性背部疼痛。根据 75 例胰腺癌尸检发现，胰腺癌直接侵犯的内脏有十二指肠、胃、脾、左肾上腺及横结肠。另据 7145 例尸检结果，胰腺癌转移的部位依次为区域性淋巴结、肝、肺、腹膜、十二指肠、肾上腺、胃、胆囊与脾脏等。

3．淋巴结转移

胰腺富含淋巴组织，淋巴结转移发生较早。位于胰头部的癌肿淋巴结及肝胆等脏器转移机会最多，通常肝门部及幽门下淋巴结群转移率最高，而胰体尾部肿瘤转移则更为广泛，除发生周围淋巴结转移外，常可广泛转移至肝、肺、骨骼等器官。按日本胰腺学会对胰腺淋巴结的分组，有学者报道一组胰头癌行胰十二指肠切除或全胰腺切除或廓清淋巴结的病理检查结果，胰头癌累及相关淋巴结的顺序依次为：①胰十二指肠后的胰头上部（第 13 组淋巴结）；②胰十二指肠后的胰头后下部（第 13 组）；③肠系膜根部淋巴结（第 14 组）；④胰头前部淋巴结（第 17 组）；⑤脾动脉干淋巴结（第 11 组）；⑥腹腔动脉周围（第 9 组）。远隔部位的淋巴结转移包括纵隔及支气管淋巴结，左锁骨上淋巴结，此时病期已相当晚期。

4．血道播散

胰腺癌可直接累及门静脉、肠系膜血管、脾静脉及下腔静脉。血道播散通常由门静脉转移至肝，再转移至肺，继而转移至肾上腺、肾、脾、脑及骨骼等组织。

五、临床分期

胰腺癌在世界范围内近年来发病率明显升高。为了比较各种诊治方法的结果及不同作者的疗效与预后，制定胰腺癌的国际统一分期标准已日趋重要。日本胰腺协会和美国癌症协会的分期方法可作为借鉴（表 13-1-1、表 13-1-2）。

表 13-1-1　日本胰腺学会胰腺癌分期

病期		肿瘤表现
Ⅰ期	T_1	肿瘤直径在 2cm 以下
	N_0	无区域淋巴结转移
	S_0	未浸润胰包膜
	Rp_0	未浸润后腹膜
	V_0	未浸润门静脉、肠系膜上静脉和脾静脉
Ⅱ期	T_2	肿瘤直径 2.1 ～ 4cm
	N_1	紧靠肿瘤的淋巴结有转移
	S_1	胰包膜有可疑侵犯
	Rp_1	后腹膜有可疑侵犯
	V_1	前述静脉有可疑侵犯
Ⅲ期	T_3	肿瘤直径 4.1 ～ 6cm
	N_2	第 1 站和第 3 站之间的淋巴结有转移
	S_2	胰包膜有浸润
	Rp_2	后腹膜有浸润
Ⅳ期	T_4	肿瘤直径大于 6.1cm
	N_3	第 3 站淋巴结（靠近区域淋巴结）有转移
	S_3	侵犯邻近内脏
	Rp2	后腹膜被广泛浸润
	V_3	前述静脉被广泛浸润

表 13-1-2 美国癌症协会胰腺癌 TNM 分期

分期	肿瘤表现
T	原发肿瘤
T_1	原发肿瘤位于胰膜内，未侵及包膜
T_2	肿瘤已侵及胰包膜，但仍可以切除
T3	肿瘤已侵及邻近脏器，手术不能切除
T_x	肿瘤的浸润范围记载不祥
N	区域淋巴结转移情况
N_0	区域淋巴结无转移
N_1	有区域淋巴结转移
N_x	区域淋巴结转移情况不详
M	远处转移
M_0	无远处转移
M_1	有远处转移
M_x	有无转移不祥
分期	TNM
Ⅰ	$T_1N_0M_0$
	$T_1N_xM_0$
	$T_2N_0M_0$
	$T_2N_xM_0$
	$T_xN_0M_0$
	$T_xN_xM_0$
	$T_{1,\ 2,\ x}N_2M_0$
Ⅱ	$T_3N_2M_0$
	$T_3N_xM_0$
	$T_3N_{0,\ x}M_0$
Ⅲ	T_1N_1M2
	$T_2N_1M_0$
	$T_3N_1M_2$
	$T_xN_1M_0$
	T-N_1M
Ⅳ	T-N-M_1
分期不祥	T-N-M_x

第二节 诊断与鉴别诊断

由于胰腺癌缺乏特异性的症状和体征，早期诊断比较困难。但是提高警惕仍能发现相对较早期的病人。

一、临床症状与体征

早期胰腺癌因病灶小且局限于胰腺内，可无任何症状。随病情进展，肿瘤逐渐增大，累及胆囊、胰管及胰周组织时，方可出现症状。此时病程往往已达半年或以上。

上腹部不适及隐痛系胰腺癌最常见的首发症状。肿瘤侵犯胆管和胰管，起初虽未梗阻，但由于胆汁、胰液汁引流不畅，胆管和胰管一定程度扩张，病人即可出现腹部不适及隐痛或胀痛的症状。当梗阻严重出现黄疸，由于胆囊增大胰包膜伸张，可出现持续性腹痛，进餐后食物刺激胆汁和胰汁分泌，胆管内压力增高，腹痛加剧。约 10% ~ 30% 的胰腺癌患者具有典型的无痛性黄疸，15% ~ 20% 患者由于肿瘤侵犯腹腔神经丛，可出现持续性腰背部痛，此时常提示病程进入晚期，切除概率较低。此外，在病情不同阶段，病人尚可出现上腹饱胀、胀气、食欲不振、全身乏力，消瘦等症状。消瘦与食欲缺乏发生率达 62% 及 68%，应引起足够重视。

阻塞性黄疸是胰头癌的突出表现，发生率在 90% 以上。病灶部位愈邻近壶腹部，黄疸发生率亦愈早。黄疸通常呈持续性且进行性加深。当完全梗阻时，大便可呈陶土色，而皮肤黄染可呈棕色或古铜色，伴瘙痒。有时部分病例由于肿瘤组织坏死和脱落，胆道梗阻症状可暂时减轻，约 10% ~ 20% 病人黄疸可出现波动，此时不应误诊为胆囊结石而延误治疗。体检时可发现病人肝脏肿大，上腹部包块或可触及无压痛胆囊。有时胰腺癌可伴发急性胆囊炎或胆管炎，出现高热及右上腹剧痛。晚期胰腺癌可出现腹部固定的肿块，腹水呈阳性，当肿瘤压迫十二指肠可出现上消化道梗阻。进一步发展可出现恶病质及肝肺及骨骼转移的表现。

二、辅助诊断

1．实验室检查

血清胆红素：是最常见的实验室检查指标。黄疸患者的血清胆红素约 256.5μmol/L，高于慢性胰腺炎、胆结石所致胆道梗阻，后两者大多在 68 ~ 85μmol/L 之间。当胆红素高于 171μmol/L，应考虑为胰腺癌所致的梗阻。碱性磷酸酶在血中的浓度往往大于正常值 5 ~ 7 倍或更高。尿胆红素试验呈阳性。血清谷丙转氨酶升高。部分患者血清淀粉酶可有一过性升高，是胰管梗阻所致。当胰岛组织受损失糖酶耐量试验可呈阳性。

2．肿瘤标志物检测

近年来对肿瘤相关抗原的研究发展很快，其中对胰腺癌诊断敏感性较高的有癌胚抗原（CEA）、糖链抗原（CA19-9）、CA195 及胰腺癌胚抗原（POA）等。目前用于胰腺癌诊断的肿瘤标志物有 10 种之多，其中有些已成为常用方法，但至今尚无一种标志物有足够的敏感性与特异性可用于普查的发现早期胰腺癌。目前应用的各种肿瘤相关抗原对胰腺癌诊断的敏感性与特异性见表 13-2-1。

表 13-2-1 肿瘤标志物对胰腺癌诊断的敏感性和特异性

肿瘤标志物	正常参考值	敏感性（%）	特异性（%）
CA19-9	<37u/ml	68 ~ 94	76 ~ 100
CA50	<17u/ml	60 ~ 96	89 ~ 99
CA242	<20u/ml	80 ~ 81	79 ~ 91
CA125	<35u/ml	45 ~ 59	76 ~ 94
CA195	<20u/ml	76 ~ 96	53
CA494	<400u/ml	90	94
CEA	<9.18μg/l	30 ~ 92	58 ~ 95
DU-PAN-2	<400u/ml	38 ~ 76	59 ~ 66
Span-1	<400u/ml	72- ~ 93	75 ~ 85
CAM17.1	<39u/ml	73 ~ 83	76 ~ 82

30% 胰腺癌患者血清 CEA 含量超过 10ng/ml，肿瘤增大或扩散时 CEA 含量可明显升高。肿瘤切除时降至正常，肿瘤复发时 CEA 含量可再度升高。早期局限的胰腺癌血清 CEA 大多正常，但胰液中含量可升高，一般高于 30μg/ml。CA19-9 是胰腺癌的主要标志物，血清上限为 37μ/ml，当发生胰腺癌时，平均值达 1 626μ/ml，慢性胰腺炎则为 22 ~ 36μ/ml。特异性较高。

近十年来分子生物学及病理学研究使癌基因和抑癌基因及其产物有望成为新的肿瘤学标志物，但目前用于临床尚缺乏实用价值，如 K-ras 基因、C-src 基因、her-2/neu 基因及抑癌基因 p53、p16、DPC4、端粒酶、CCK-A 受体基因等，还有组蛋白酶 E（CTSE）、肿瘤相关胰蛋白酶抑制物（TATI）、胰腺癌相关抗原（PCAA）、胰腺癌特异抗原（PaA）、α1 抗胰蛋白酶（α_1—AT）、碱性胎儿蛋白（BFP）等用于胰腺癌的诊断，但特异性均较低。

3．影像学诊断

（1）B 超扫描：超声显像是胰腺癌首选的无创性检查项目。可发现直径在 2cm 以上的局限性肿瘤。并可探查胰管及胆总管是否扩张，胆囊是否肿大及肝内腹膜后是否淋巴结转移等。新近发展的内镜超声（EVS）其探头可经内镜进入胃内紧贴胃后壁对胰腺做全面检查，诊断率大大提高至 90% 左右，但目前应用于临床并不普遍。

（2）CT 检查：对胰腺癌诊断有重要作用。CT 扫描可显示胰腺肿块的位置、大小、密度以及有无主胰管中断、狭窄、管壁僵硬、病灶局部扩散、血管受侵及淋巴结转移等情况。经内镜逆行胰胆管造影（ERCP）将造影剂注入胰管后CT扫描或经静脉注射对比造影剂后专门对胰腺区进行体层小距离动态扫描，可发现直径小于1cm的小肿瘤。CT影像学表现为胰腺增大、轮廓不规则、缺损、病变区域密度不均，常为低密度也可为高密度。胰头癌常有胰胆管扩张、胆囊肿大，胰尾部癌则往往有脾肿大并可压迫门静脉、下腔静脉，肠系膜上动静脉被压、推移、浸润、胰周脂肪浸润等征象，有时候胰腺肿块与慢性胰腺炎不易区别。

（3）磁共振成像（MRI）检查：能发现与CT大多相似的表现，但因成像原理及比例变化，对胰腺癌似无整体优越性。但磁共振胰十二指肠造影（MRCP）则可整体立体显示肝内外胆管及胰头区情况，对判断病变范围及手术切除率有一定帮助。

（4）内镜逆行胰胆管造影（ERCP）：对胰腺癌诊断有较大帮助。胰管造影可发现主胰管中断、狭窄、管壁僵硬、扩张或移位，这些均提示胰体尾部肿瘤可能。胰头癌常阻塞胰管开口，造影不易成功。经内镜可直接观察十二指肠乳头区，并进行活检，还可收集胰液进行细胞学、生化及酶学检查。ERCP诊断胰腺癌准确率较高，其敏感性接近95%，特异性85%。有时难与慢性胰腺炎相区别，假阳性可达21%。ERCP无阳性发现时，绝大多数可排除胰腺癌。

（5）经皮肝穿胆管造影（PTC）及引流（PTCD）：适合于有梗阻性黄疸的胰腺癌患者。一方面PTC能清楚地显示胆管梗阻部位及性质、胆管扩张程度，可见肝内外胆管扩张、狭窄、充盈缺损、中断移位、管壁僵硬等，有助于胰腺癌的诊断。另外PTCD可使胆道减压、黄疸减轻，增加手术治疗的安全性。

（6）选择性血管造影检查：对胰腺癌诊断与鉴别诊断有一定价值。经腹动脉选择性进行肠系膜上动脉、腹腔动脉造影，可判断胰腺肿瘤的部位、大小、浸润范围、血管是否受侵及肝内有无转移等，从而确定手术切除的可能性及术式选择。动脉期肿块局限于胰腺内者手术多能切除，若有动脉狭窄、受压移位、变细阻断，表明肿瘤已向胰外侵犯。固胰腺癌是缺血性肿瘤，毛细血管期的表现是在肿块区出现与之相一致的缺血区。静脉期表现主要是门—肠系膜上静脉及脾静脉受压、移位、狭窄与阻断等。若大血管受侵，则表明失去了手术切除的机会。

（7）常规的胃肠钡餐检查（GI）：对胰腺癌诊断价值并不高。当病变后期时，十二指肠圈扩大，或呈反“3”字改变。低张GI有利于观察十二指肠黏膜的变化，如纹理紊乱、黏膜中断、肠壁僵硬等。GI诊断胰腺癌往往只能发现晚期病例。

4．细胞学检查

有多种途径，如经内镜插入胰管，静脉注射胰泌素后收集胰液，离心沉淀，涂片经细胞学检查，阳性率86%左右。另外用细针穿刺细胞学检查，以0.7 ~ 0.9mm直径带芯细针在B超定位下直接穿刺于活检。阳性率达87% ~ 100%。是一简便易行快速安全的方法。个别发生出血及胰瘘，但均可经保守治疗而愈。

三、鉴别诊断

胰腺癌应与慢性胰腺炎、胰腺囊肿、胰腺囊腺瘤或囊腺癌及胰岛素瘤等鉴别。慢性胰腺炎一般多有急性胰腺炎发病的经过，可长期迁延不愈，CA19-9 大多正常。胰腺囊肿在影像学上表现多为边界清楚的单房囊性低密度病变，而胰腺囊腺癌的多房性是其特点。胰腺囊性肿瘤多见于女性，好发年龄为 40 ~ 50 岁，女性以良性居多，男性则多为恶性病变，肿瘤大多位于胰腺体尾部，胰头部少见。胰腺囊腺瘤或囊腺癌的临床症状很少，一般表现为上腹部胀，轻度腹痛和餐后痛加重等。多在出现腹块时就诊。B 超与 CT 均具可靠的诊断价值。胰岛素瘤典型的症状是空腹或劳累时的发作性低血糖表现，主要为乏力、精神恍惚、嗜睡或运动失调等。胰岛素瘤的 Whipple 三联症对诊断颇有价值，即空腹或体力活动时低血糖发作；发病时血糖低于 2.8μmol/l；提高血糖水平可缓解症状。

第三节　治　疗

一、治疗原则

胰腺癌的治疗主要包括手术治疗、放射治疗、化学治疗以及介入治疗等。综合治疗是任何分期胰腺癌治疗的基础，但对每一个病例需采取个体化处理的原则，根据不同患者身体状况、肿瘤部位、侵及范围、黄疸以及肝肾功能水平，有计划、合理的应用现有的诊疗手段，以其最大幅度的根治、控制肿瘤，减少并发症和改善病人生活质量。对拟行放、化疗的病人，应作 Karnofsky 或 ECOG 评分。

表 13-3-1　Karnofsky 评分（KPS，百分法）

100	健康状况正常，无主诉和明显客观症状和体征
90	能正常活动，有轻微症状和体征
80	勉强可进行正常活动，有一些症状或体征
70	生活可自理，但不能维持正常生活或工作
60	生活能大部分自理，但偶尔需要别人帮助，不能从事正常工作
50	生活大部分不能自理，经常治疗和护理
40	生活不能自理，需专科治疗和护理
30	生活完全失去自理能力，需要住院和积极的支持治疗
20	病情严重，必须接受支持治疗
10	垂危，病情急剧恶化，临近死亡
0	死亡

表 13-3-2 Zubrod-ECOG-WHO 评分（ZPS，5 分法）

0	正常活动
1	症状轻，生活自理，能从事轻体力活动
2	能耐受肿瘤的症状，生活自理，但白天卧床时间不超过 50%
3	肿瘤症状严重，白天卧床时间超过 50%，但还能起床站立，部分生活自理
4	病重卧床不起
5	死亡

二、外科治疗

外科治疗目前是唯一对胰腺癌有治愈可能的治疗措施。外科治疗的基本原则是切除肿瘤，重建胆道、肠道及处理胰腺残端。姑息性切除可减轻病人的痛苦，改善病人的生活质量，延长生命。胰腺由于位于腹膜后方，早期胰腺癌缺乏特异症状，相当多病人就诊时已属中晚期，已经失去了根治性切除的机会。胰头癌手术切除率一般在 30% 左右，而胰体尾部癌切除率更低，约在 5% 左右。

胰头癌根治性手术一般分两种方式，即胰十二指肠切除与全胰腺切除术。无论何种术式，手术范围很广，创伤及风险均较大，必须做好充分的术前准备。全身情况改善尤为重要，纠正贫血及脱水，使血细胞比容 >0.4，有黄疸者术前静脉补充维生素 K5 ~ 7 天，以改善凝血功能。肠道内外营养纠正营养不良与低蛋白血症，血浆白蛋白含量一般应在 35g/L 以上。对重度黄疸者，血清胆红素浓度 > 342μmol/L 者，若行 PTCD 胆道减压一周左右，则手术可望更安全，但由于 PTCD 有一定并发症如胆瘘、出血或感染等，故对于一般性情况尚好、黄疸不严重者，目前大多学者认为不必术前常规行减黄治疗。凡有以下情况者属于胰腺癌根治术的禁忌证：①患者一般情况差，如年高体弱伴有多器官疾病；②经体检、辅助检查或手术探查证实有远处转移；③同时伴有其他严重疾病，估计生存期不长的病人；④外科医师手术经验不足或条件设备不完全。

胰腺癌切除术式争论颇多，主要有传统的胰十二指肠切除术、保留幽门的胰十二指肠切除术（PPPD，全胰腺切除与部分胰腺切除术，以及能否行门静脉切除术（PVR），争论的焦点主要有几方面：即肿瘤根治的效果、术后并发症及远期疗效。

1．胰十二指肠切除术

胰十二指肠切除术，是胰头癌首选的根治性手术。由 Whipple 于 1935 年首创，因而命名为 Whipple 手术。手术范围包括胰头、远端 1/2 胃、全段十二指肠、胆总管下段 Treitz 韧带以下约 15cm 左右的空肠。

Whipple 手术的程序一般可分为探查、切除与重建几个步骤。全部而准确的探查是决定可否切除的关键。其步骤包括：胰腺肿瘤的部位与大小，是否存在肝脏与腹膜转移，结肠中动脉根部、小肠系膜根部或腹腔动脉旁淋巴结是否转移或肿瘤侵犯。是否侵犯门静脉下腔静脉、右肾及右肾静脉，肠系膜上静脉。

胰十二指肠切除术的切除顺序一般先从胃开始，整块切除胰头、远端 1/2 胃、胆总管下端、十二指肠及近端空肠。在各组部位切除时，应注意同时清扫其间相应的脂肪与淋巴组织、胰头前后、肠系膜上动脉周围、横结肠系膜根部、胆总管、腹腔动脉及腹主动脉旁、幽门上下与肝十二指肠韧带内等淋巴组织应一并清除。随后是消化道重建术。包括胆肠、胰肠及胃肠吻合。

胰十二指肠切除术手术死亡率为5%左右。现代麻醉学的发展，熟练的外科手术操作、ICU的围手术期处理等已使Whipple术后并发症发生率明显降低。

2．全胰腺切除术

全胰腺切除是胰腺癌的另一种根治性手术方式。该手术不仅彻底切除了胰腺内多中心癌灶，还可最大限度清除四周的淋巴结组织。由于切除了全胰腺，术后则不可能发生胰瘘。技术上手术并不比Whipple复杂，也不增加手术死亡率。经过几十年的研究表明，全胰腺切除术疗效与Whipple并无明显差别。但是病人彻底丧失了胰腺的内外分泌功能。严重的消化功能不良及难治性糖尿病，造成生活质量明显降低。有学者认为胰腺癌早期向外扩散是其术后生存期不长的主要原因，而并非因为胰腺内多中心病灶所致。故全胰腺切除术后的5年生存率与Whipple术相比无统计学差异。为此，全胰腺切除仅适用于胰十二指肠切除时残胰切端阳性或胰腺残端不宜做胰肠吻合者。

3．胰头癌扩大切除术与胰体尾部癌根治性切除

胰头癌扩大切除术是在Whipple或全胰腺切除的基础上，将癌肿侵犯的大血管一并切除的扩大手术方式。如将受累的肠系膜上静脉、门静脉或肝动脉的病变血管联合切除，再行血管吻合重建术和消化道重建。该术可提高胰头癌的切除率，但手术死亡率及术后并发症发生率较高，临床应酌情选用。胰体尾部癌的根治性手术是胰体尾部切除及脾切除。往往可行根治性切除的胰体尾部癌不到5%，大多数病例就诊时已属晚期。

4．姑息性手术

胰腺癌经手术探查证实已不能根治性切除时，为了缓解症状，提高生活质量，延长生命则可根据病变情况施行相应手术。对黄疸的病人，可行胆囊、胆总管空肠吻合术。针对十二指肠梗阻的病人，可行结肠前胃空肠吻合。结肠后吻合往往会受到浸润至横结肠系膜肿瘤的侵犯。有条件者可行术中放疗。关腹前用银夹标记于肿瘤四周以利术后放疗时定位。对腹和腰背部剧痛的病人，胆肠吻合可缓解胆汁淤积造成的疼痛。有作者提倡切除或切断大小内脏神经、腹腔神经节或腹腔神经丛节后纤维以缓解疼痛。但由于肿瘤广泛浸润腹膜后组织，手术操作十分困难。亦可用无水酒精破坏腹腔神经节以解除疼痛。一般止痛效果可达4个月，80%患者疼痛可得以缓解。

5．术后并发症

（1）早期并发症

①术中出血：主要原因是解剖游离时损伤邻接胰腺癌的门—肠系膜上静脉、动脉所致。破裂处可用Satinsky钳钳夹，或用无损伤血管钳阻断两端后予以缝合，也可取一段自体静脉移植修复缺损区。难以控制的脾血管损伤，可将脾摘除。

②术后出血：由于术中失血和输血过多，因而缺乏凝血因子导致弥漫性血管内凝血，致使创面出血。漏出胰液腐蚀大血管或血管结扎线脱落而引起腹腔内大出血。急性胃黏膜糜烂、应激性溃疡、吻合口出血或胰横断面大血管出血，均可导致消化道大出血，手术死亡原因的20%是术后出血。对引流管、胃肠减压管、胰管支撑管内引出的少量出血应提高警惕，在6h至10天内可继发大出血。大量出血经治疗停止后，在数小时至1 ~ 2天内有再度大出血的危险。由于消化道重建，纤维胃镜不能发现胰断面出血，B超、CT、ECT或高选择性腹腔血管造影也难以明确出血原因，因此应采取手术止血。

③心血管和肺部并发症：胰腺癌手术后约10%发生心、肺并发症。应加强术前准备，术后严密监护，及时处理。

④血管栓塞：约4%患者发生术后腹腔内大血管栓塞。门—肠系膜上静脉或肠系膜上动脉栓塞多有急腹症症状。手术探查取栓可挽救生命，肝动脉栓塞可引起肝衰。

⑤感染：术后切口、腹腔、肺和尿路均可发生感染。阻塞性黄疸并发胆道感染不予控制引流而手术，可污染手术野，或渗血形成血肿而继发腹腔感染，胰胆瘘引流不畅也可致腹腔感染。应用有效的广谱抗生素，及时行B超、CT检查和诊断性穿刺，早期切开引流。文献报告10%的手术死亡是由于腹腔感染导致腹膜炎、腹腔脓肿和败血症。

⑥肾衰：肾衰多继发于术中休克或胆汁淤积性肾病。应用血液透析和全静脉营养提高了肾衰的疗效。胰腺癌伴阻塞性黄疸发生肾衰的病死率很高。术中、术后及时补充血容量是预防肾衰的重要措施。

⑦胰瘘：胰瘘是与吻合技术缺陷有关。术中妥善放置引流，避免胰液腐蚀大血管，即使发生胰瘘经抗感染支持疗法和生长抑素治疗，多能自行愈合。近年来胆瘘发生率低于胰瘘，其处理方法相同，术后很少发生胃肠吻合口瘘。

⑧胃潴留：术后胃排空功能恢复较慢，需减压3 ~ 4天。保留幽门的手术胃潴留发生率高达50%。可能是十二指肠供血不足，胃窦幽门部迷走神经切断所致。排除机械性因素保守治疗均能治愈。

（2）晚期并发症

①黄疸：因肝内广泛转移和淋巴结压迫肝门而发生，少数患者可因胆肠吻合口狭窄引起。

②糖尿病：许多胰腺癌患者术前已有糖尿病。术后由于炎症、堵塞胰管空肠吻合口而导致胰腺实质萎缩所致，应根据血、尿糖含量给予胰岛素。

③胃空肠吻合口溃疡：发生率为2.4% ~ 5%。但是否应作迷走神经切断术仍无定论。

三、化疗

胰腺癌手术切除率较低（30%），且术后5年生存率不高在5% ~ 29%，就诊时患者多有全身播散，故化疗是综合治疗中重要一环。近年来已在仓鼠中建立了胰腺癌模型，人类胰腺癌细胞表面标记物及单克隆抗体亦研究成功，为筛选和研究抗胰腺癌药物提供理想途径。

化学治疗的目的是延长生存期和提高生活质量。

1．辅助化疗

胰腺癌术后辅助化疗可延长生存。常用化疗药物为吉西他滨 1000mg/m² 静脉滴注 >30 分钟，每周 1 次，用 2 周停 1 周，21 天一个周期，总共 4 周期（12 周）。

辅助化疗注意事项：胰腺癌的辅助化疗应当在根治术 1 月左右后开始；辅助化疗前准备包括腹部盆腔增强 CT 扫描，胸部正侧位相，外周血常规、肝肾功能、心电图及肿瘤标志物 CEA，CA19-9 等。化疗中及时观察并处理化疗相关不良反应。

2．姑息化疗

同辅助化疗。

3．治疗效果

化学治疗的疗效评价参照 WHO 实体瘤疗效评价标准或 RECIST 疗效评价标准。

四、放疗

以往认为胰腺癌对放射线低度敏感，但近年来大量研究表明放化疗联合治疗可以提高胰腺癌的疗效，明显延长病人的生命期。主要适用于术后辅助治疗和晚期无法切除肿瘤的局部治疗，单纯放疗者中位生存期明显低于放化疗联合治疗者。

放射治疗主要用于不可手术的局部晚期胰腺癌的综合治疗，术后肿瘤残存或复发病例的综合治疗，以及晚期胰腺癌的姑息减症治疗。

1．治疗原则

（1）采用 5- 氟尿嘧啶或健择为基础的同步化放疗。

（2）无远处转移的局部晚期不可手术切除胰腺癌，如果患者一般情况允许，应当给予同步化放疗，期望取得可手术切除的机会或延长患者生存时间。

（3）非根治性切除有肿瘤残存患者，应当给予术后同步化放疗。

（4）如果术中发现肿瘤无法手术切除或无法手术切净时，可考虑术中局部照射再配合术后同步化放疗。

（5）胰腺癌根治性切除术后无远处转移患者可以考虑给予术后同步化放疗。

（6）不可手术晚期胰腺癌出现严重腹痛、骨或其他部位转移灶引起疼痛，严重影响患者生活质量时，如果患者身体状况允许，通过同步化放疗或单纯放疗可起到很好的姑息减症作用。

（7）术后同步化放疗在术后 4 ～ 8 周患者身体状况基本恢复后进行。

（8）放疗应采用三维适形或调强适形放疗技术以提高治疗的准确性以及保护胰腺周围的重要的正常组织和器官，骨转移患者姑息减症治疗可考虑使用常规放疗技术。

2．防护

采用常规的放疗技术，应注意对肺、心脏、食管和脊髓的保护，以避免对身体重要器官的严重放射性损伤。

3. 治疗效果

化学治疗的疗效评价参照 WHO 实体瘤疗效评价标准或 RECIST 疗效评价标准。

五、分期治疗模式

1. 可手术切除胰腺癌，可以考虑术后 4 ～ 8 周辅以同步化放疗。

2. 可手术胰腺癌术后有肿瘤残存，建议术后 4 ～ 8 周同步化放疗。

3. 如果术中发现肿瘤无法手术切除或无法彻底手术时，可考虑术中局部照射再配合术后同步化放疗。

4. 不可手术切除局部晚期胰腺癌，无黄疸和肝功能明显异常，患者身体状况较好，建议穿刺活检，再给予同步化放疗。

5. 局部晚期不可手术患者，存在黄疸和肝功能明显异常者，胆管内置支架或手术解除黄疸梗阻，改善肝功能后，如果患者身体状况允许，建议（5-Fu/ 吉西他滨）同步化放疗 / 单纯化疗。

6. 术后局部复发患者，无黄疸和肝功能明显异常，身体状况较好，建议（5-Fu/ 吉西他滨）同步化放疗，存在胆道梗阻和肝功能异常者，先解除胆道梗阻，改善肝功能再考虑治疗。

7. 不可手术晚期胰腺癌出现严重腹痛、骨或其他部位转移灶引起疼痛，严重影响患者生活质量时，如果患者身体状况允许，可考虑同步化放疗或单纯放疗以减轻病人症状，改善生活质量。

六、介入治疗

1. 介入治疗原则

（1）具备数字减影血管造影机。

（2）必须严格掌握临床适应证。

（3）必须强调治疗的规范化和个体化。

2. 介入治疗适应证

（1）影像学检查估计不能手术切除的局部晚期胰腺癌。

（2）因内科原因失去手术机会的胰腺癌。

（3）胰腺癌伴肝脏转移。

（4）控制疼痛、出血等疾病相关症状。

（5）灌注化疗作为特殊形式的新辅助化疗。

（6）术后预防性灌注化疗或辅助化疗。

（7）梗阻性黄疸（引流术、内支架置入术）。

3．介入治疗禁忌证

（1）相对禁忌证：

①造影剂轻度过敏。

② KPS 评分 < 70 分。

③有出血和凝血功能障碍性疾病不能纠正及明显出血倾向者。

④白细胞 < 4000，血小板 < 7 万。

（2）绝对禁忌证：

①肝肾功能严重障碍：总胆红素 > 51μmol/L、ALT > 120U/L。

②大量腹水、全身多处转移。

③全身情况衰竭者。

4．介入治疗操作规范

（1）将导管分别选择性置于腹腔动脉、肠系膜上动脉行动脉造影，若可见肿瘤供血血管，经该动脉灌注化疗。

（2）若未见肿瘤供血动脉，则根据肿瘤的部位、侵及范围及供血情况确定靶血管。原则上胰头、胰颈部肿瘤经胃十二指肠动脉灌注化疗；胰体尾部肿瘤多经腹腔动脉、肠系膜上动脉或脾动脉灌注化疗。

（3）如伴有肝脏转移，需同时行肝动脉灌注化疗或 / 和栓塞治疗。

（4）用药：通常采用铂类、阿霉素类、吉西他滨单药或联合应用。药物剂量根据患者体表面积、肝肾功能、血常规等指标具体决定。

5．经动脉介入治疗（TAIT）为主的“个体化”方案

（1）伴有梗阻性黄疸的患者可行内支架置入术。

（2）伴有腹腔或腹膜后淋巴结转移且引起症状的患者，可联合放射治疗。

七、支持治疗

支持治疗的目的是减轻症状，提高生活质量。

1．控制疼痛

疼痛是胰腺癌最常见的症状之一。首先需要明确疼痛的原因，对于消化道梗阻等急症常需请外科协助。其次要明确疼痛的程度，根据患者的疼痛程度，按时、足量口服鸦片类止痛药。轻度疼痛可口服吲哚美辛、对乙酰氨基酚、阿司匹林等非甾体消炎药；中度疼痛可在非甾类抗炎药的基础上联合弱吗啡类如可卡因，常用氨芬待因、洛芬待因等，每日 3 ~ 4 次；重度疼痛应及时应用口服吗啡，必要时请放射治疗科协助止痛；避免仅仅肌肉注射哌替啶等。注意及时处理口服止痛药物的不良反应如恶心呕吐、便秘、头晕头痛等。

2．改善恶病质

常用甲羟孕酮或甲地孕酮以改善食欲，注意营养支持，及时发现和纠正肝肾功能不全和水、电解质紊乱。

结 语

现代社会，随着人们生活水平的不断提高，饮食结构也发生了巨大的变化，人们在追求着“美味”的食物也经受着“美味”食物带来的副作用。因为“美味”的食物一般是高蛋白、高脂肪、油炸、腌制、辛辣、烟熏、刺激性；而这些是导致消化系统肿瘤发生率增加的高危因素。在日常生活中人们不仅要重视防治那些可能引起消化系统恶性肿瘤的疾病，还要注意养成良好饮食习惯，做到饮食规律，清淡、易消化，注意不吃不干净、发霉变质、过于粗糙、过热过烫的食物，少吃腌制、煎烤、含高脂肪的食品，对降低消化系统恶性肿瘤的发生率具有极其重要的意义。